Le Routard

Madère

Directeur de collection et auteur
Philippe GLOAGUEN

Cofondateurs
Philippe GLOAGUEN
et Michel DUVAL

Rédacteurs en chef adjoints
Amanda KERAVEL
et Benoît LUCCHINI

Directrice de la coordination
Florence CHARMETANT

Directrice administrative
Bénédicte GLOAGUEN

Directeur du développement
Gavin's CLEMENTE-RUÏZ

Direction éditoriale
Catherine JULHE

Rédaction
Isabelle AL SUBAIHI
Mathilde de BOISGROLLIER
Thierry BROUARD
Marie BURIN des ROZIERS
Véronique de CHARDON
Fiona DEBRABANDER
Anne-Caroline DUMAS
Géraldine LEMAUF-BEAUVOIS
Olivier PAGE
Alain PALLIER
Anne POINSOT
André PONCELET

Conseiller à la rédaction
Pierre JOSSE

Administration
Carole BORDES
Éléonore FRIESS

2015/16

hachette

Remarque importante aux hôteliers et restaurateurs

Les enquêteurs du *Routard* travaillent dans le plus strict anonymat. Aucune réduction, aucun avantage quelconque, aucune rétribution n'est jamais demandé en contrepartie. Face aux aigrefins, la loi autorise les hôteliers et restaurateurs à porter plainte.

Avis aux lecteurs

Le Routard, ce n'est pas comme le bon vin, il vieillit mal. On ne veut pas pousser à la consommation, mais évitez de partir avec une édition ancienne. Les modifications sont souvent importantes.
Les réductions accordées à nos lecteurs ne sont jamais demandées par nos rédacteurs afin de préserver leur indépendance. Les hôteliers et restaurateurs sont sollicités par une société de mailing, totalement indépendante de la rédaction, qui reste donc libre de ses choix. De même pour les autocollants et plaques émaillées.

Avec routard.com, choisissez, organisez, réservez et partagez vos voyages !

✓ Rejoignez la plus grande communauté francophone de voyageurs : plus de **2 millions** de visiteurs !

✓ Échangez avec les routarnautes : forums, photos, avis d'hôtels.

✓ Retrouvez aussi toutes les informations actualisées pour choisir et préparer vos voyages : plus de 200 fiches pays, une centaine de dossiers pratiques et un magazine en ligne pour découvrir tous les secrets de votre destination.

✓ Enfin, comparez les offres pour organiser et réserver votre voyage au meilleur prix.

Pictogrammes du *Routard*

Établissements

- Hôtel, auberge, chambres d'hôtes
- Camping
- Restaurant
- Boulangerie, sandwicherie
- Glacier
- Café, salon de thé
- Café, bar
- Bar musical
- Club, boîte de nuit
- Salle de spectacle
- Office de tourisme
- Poste
- Boutique, magasin, marché
- Accès Internet
- Hôpital, urgences

Sites

- Plage
- Site de plongée
- Piste cyclable, parcours à vélo

Transports

- Aéroport
- Gare ferroviaire
- Gare routière, arrêt de bus
- Station de métro
- Station de tramway
- Parking
- Taxi
- Taxi collectif
- Bateau
- Bateau fluvial

Attraits et équipements

- Présente un intérêt touristique
- Recommandé pour les enfants
- Adapté aux personnes handicapées
- Ordinateur à disposition
- Connexion wifi
- Inscrit au Patrimoine mondial de l'Unesco

Le *Routard* est imprimé sur un papier issu de forêts gérées.

Tout au long de ce guide, découvrez toutes les photos de la destination sur • *routard.com* • Attention au coût de connexion à l'étranger, assurez-vous d'être en wifi !

I.S.B.N. 978-2-01-396036-6

TABLE DES MATIÈRES

COMMENT Y ALLER ?

MADÈRE UTILE

HOMMES, CULTURE, ENVIRONNEMENT

L'ÎLE DE MADÈRE

LES ENVIRONS DE FUNCHAL

LES MONTAGNES DU CENTRE

LA CÔTE NORD

VERS L'OUEST

VERS L'EST

LA ROUTE CÔTIÈRE PORTO MONIZ-RIBEIRA DA BRAVA

ITINÉRAIRE ORIENTAL : DE FUNCHAL À LA POINTE SAINT-LAURENT

BALADE À L'INTÉRIEUR DE LA PÉNINSULE

L'ÎLE DE PORTO SANTO

VERS LE NORD DE L'ÎLE

BALADES À L'EST DE L'ÎLE

☎ **112 :** c'est le numéro d'urgence commun à la France et à tous les pays de l'UE, à composer en cas d'accident, agression ou détresse. Il permet de se faire localiser et aider en français, tout en améliorant les délais d'intervention des services de secours.

IMPORTANT : DERNIÈRE MINUTE

Sauf rare exception, le *Routard* bénéficie d'une parution annuelle à date fixe. Entre deux dates, des événements fortuits (formalités, taux de change, catastrophes naturelles, conditions d'accès aux sites, fermetures inopinées, etc.) peuvent intervenir et modifier vos projets de voyage. Pour éviter les déconvenues, nous vous recommandons de consulter la rubrique « Guide » par pays de notre site • ***routard.com*** • et plus particulièrement les dernières ***Actus voyageurs.***

??? LES QUESTIONS QU'ON SE POSE LE PLUS SOUVENT

Quels sont les papiers indispensables pour se rendre à Madère ?
Une carte d'identité ou un passeport en cours de validité : c'est le Portugal, donc l'Europe.

Quel est le décalage horaire ?
Il y a 1h de décalage horaire entre Madère et le continent. Quand il est 11h à Madère, il est 12h en France.

Combien y-a-t-il d'îles ?
Deux îles principales, une très grande et une petite : Porto Santo. Plus quelques îlots et de nombreux rochers.

Quels sont les vaccins obligatoires ?
Aucun vaccin obligatoire. Juste vérifier qu'on est à jour de ses vaccins traditionnels.

Est-ce une destination pour les enfants ?
Oui. Les Portugais accueillent toujours très bien les enfants. Certes, beaucoup moins de plages qu'aux Canaries (sauf sur Porto Santo), mais ça sera compensé par une très riche découverte de la nature.

Peut-on se baigner toute l'année ?
Pas toute l'année bien sûr, mais vu la latitude, la saison pour se baigner se révèle plus longue. À Porto Santo, on se baigne encore sans problème en octobre.

La vie est-elle chère ?
Si l'on est malin, on peut se loger et manger bon marché. D'abord, traquer les promotions sur Internet. Ensuite, dès septembre et avant l'été, hôtels et pensions proposent des prix très intéressants, souvent jusqu'à deux fois moins chers pour la même qualité que chez nous. En général, super repas autour de 10 €.
Pas d'illusions, c'est bien sûr en relation avec les salaires locaux, beaucoup plus bas !

Des problèmes de sécurité ?
Quasiment pas ! Madère échappe à l'idée de tourisme de masse. Pas de dégradation de l'esprit civique. C'est un tourisme familial, de découverte de la nature et de randonnée. Les incidents, pickpockets, vols à la tire ou dans les voitures se révèlent très rares. Un seul conseil, valable pour tous les pays, pas d'ostentation dans la richesse et pas d'objets précieux visibles dans les véhicules (appareil photo, caméscope, etc.).

Et la culture, dans tout ça ?
Elle n'est évidemment pas absente. On y trouve de beaux musées, pas mal de ravissantes églises coloniales, des maisons d'écrivains comme celle de John Dos Passos, un riche patrimoine ethnographique et des traditions encore bien vivantes.

Peut-on randonner dans les montagnes ?
Madère, c'est l'ÎLE de la randonnée ! Très nombreuses, d'une diversité incroyable, tous niveaux de difficultés et longueurs possibles, et des ouvrages très complets pour les choisir et les préparer.

Comment se déplacer ?
Louer une voiture reste la meilleure solution (et plutôt bon marché par rapport au continent). Même si le réseau de bus locaux se révèle correct, nombre de sites insolites, de panoramas inoubliables, de villages en dehors des sentiers battus ne sont accessibles que de façon autonome.

Est-il vrai qu'on peut y découvrir un trésor ?
Oui ! Le pirate Captain Kidd aurait caché son butin sur les Ilhas Desertas à la fin du XVIIe s. Personne ne l'a jamais retrouvé. À vous de jouer !

LES COUPS DE CŒUR DU ROUTARD

- **Funchal la nuit en side-car,** sillonner les ruelles et regarder les hauteurs illuminées........... p. 85

- **Les brodeuses de la maison Bordal à Funchal,** il faut se perdre dans le travail de leurs petites mains... p. 94

- **Le *Reid's Palace* de Funchal,** pour prendre l'*afternoon tea* comme **Sissi l'impératrice** et **Winston Churchill.** Pas donné, mais quelle vue !.. p. 102

- **Les *quintas*,** dormir au moins une nuit dans ces demeures de charme traditionnelles. p. 34

- **Un *bolo do caco*,** une spécialité pas chère et locale à croquer en parcourant le marché des Laboureurs tout coloré de Funchal .. p. 94, 97

- ***Le Ritz*, à Funchal,** pour prendre le pouls de la ville depuis sa terrasse et payer à peine 1 € !.. p. 91

- **Le jardin botanique de Monte** et se prendre pour Alice au pays des merveilles avec ses topiaires aux formes étranges en grimpant en **téléphérique**.. p. 105

- **Une *poncha*** bien fraîche, l'apéro local. Variante : **la première gorgée de *Coral*,** la bière de Madère !.. p. 47

- **L'adorable petit port de Câmara de Lobos,** son vénérable quartier des pêcheurs aux blanches demeures, ses bars à *poncha* et ses barques colorées................................ p. 106

- **Cabo Girão :** une falaise abrupte de 600 m qui dégringole vertigineusement sous vos pieds grâce à un plancher de verre...... p. 109

- **La balade du Pico do Arieiro,** considérée, avec celle de son copain le Pico Ruivo, comme la plus fantastique de l'île..................... p. 110

- **Les randonnées au long des *levadas*,** ces petits canaux patiemment creusés à flanc de montagne pour recueillir les eaux de pluie et livrant paysages et panoramas exceptionnels .... p. 71

- **Le Penha d'Aguia,** immense rocher dominant des vallées quasi tropicales............ p. 110, 112

- **Le parc forestier des Queimadas,** pour se plonger dans les impressionnants massifs de fougères arborescentes et de rhododendrons et s'enivrer des senteurs de la vipérine de Madère, des hortensias sauvages et de l'agapanthe.. p. 116

- **La roseraie de Arco de São Jorge,** où l'on se noie dans une mer odorante de centaines de rosiers différents, parsemée d'essences d'arbres rares et de petites villas de rêve pour y séjourner .... p. 118

- **Seixal, charmant port de poche** en dehors des sentiers battus, étape paisible au pied d'une montagne tombant à pic dans les flots.. p. 122

- **Les piscines naturelles,** le must de Porto Moniz. Délicieuse immersion protégée entre des récifs volcaniques déchiquetés..... p. 126

- **Balade sauvage sur le plateau madérien,** au-dessus des nuages. Itinéraire en moraine (la ER 110) livrant, de belles *levadas* de Rabaçal au col d'Encumeada................................ p. 127

- **Jardim do Mar,** adorable village sur la côte sud, loin de tout, en bord de mer et gardant précieusement intact son lacis de bucoliques et romantiques ruelles piétonnes......... p. 132

- **La pointe Saint-Laurent,** au bout du bout de l'île, une merveilleuse promenade sans difficultés, le long de sereins paysages minéraux .... p. 143

- **La praia Dourada,** dans l'île de Porto Santo. Près de 9 km de sable blond avec des sections encore sauvages. Pour nous, la plus belle plage de Madère.. p. 155

- **La verada Fonte da Areia,** à Porto Santo. Un pittoresque sentier qui court à flanc de falaises de calcaire totalement sculptées par les vents et les pluies... Un pathétique et fascinant phénomène d'érosion !.............................. p. 157

Remerciements

– Jean-Pierre Pinheiro et Rui Manuel, de l'office de tourisme du Portugal à Paris ;
– Ricardo Beon et Marta Henriques, au Bureau de Promotion à Madère ;
– Eduardo Bonal Silva ;
– Oksana et Jean-Claude Garin, et également Alexis Willer ;
– Enfin, last but not least, Filipe Freitas, « friendly guide » et son side-car magique à Funchal.

Nous tenons à remercier tout particulièrement Loup-Maëlle Besançon, Thierry Bessou, Gérard Bouchu, François Chauvin, Grégory Dalex, Stéphanie Déro, Fabrice Doumergue, Cédric Fischer, Carole Fouque, Michelle Georget, David Giason, Claude Hervé-Bazin, Emmanuel Juste, Dimitri Lefèvre, Fabrice de Lestang, Romain Meynier, Éric Milet, Pierre Mitrano, Jean-Sébastien Petitdemange, Thomas Rivallain et Dominique Roland pour leur collaboration régulière.

Emmanuelle Bauquis
Mathilde Blanchard
Jean-Jacques Bordier-Chêne
Michèle Boucher
Mathilde Bouron
Sophie Cachard
Jeanne Cochin
Agnès Debiage
Jérôme Denoix
Joséphine Desfougères
Tovi et Ahmet Diler
Clélie Dudon
Sophie Duval
Alain Fisch
Cécile Gastaldo
Bérénice Glanger
Adrien et Clément Gloaguen
Bernard Hilaire
Sébastien Jauffret
Blanche-Flore Laize
Virginie Leibel
Jacques Lemoine
Julien Léopold
Jacques Muller
Caroline Ollion
Martine Partrat
Odile Paugam et Didier Jehanno
Julia Pouyet
Émilie Pujol
Maud Régent
Anaïs Rougale
Prakit Saiporn
Jean-Luc et Antigone Schilling
Alicia Tawil
Caroline Vallano
Juliana Verdier

Direction: Nathalie Bloch-Pujo
Contrôle de gestion: Jérôme Boulingre et Alexis Bonnefond
Secrétariat: Catherine Maîtrepierre
Direction éditoriale: Catherine Julhe
Édition: Matthieu Devaux, Géraldine Péron, Olga Krokhina, Gia-Quy Tran, Julie Dupré, Pauline Fiot, Camille Loiseau, Béatrice Macé de Lépinay, Emmanuelle Michon, Martine Schmitt et Marion Sergent
Préparation-lecture: Véronique Rauzy
Cartographie: Frédéric Clémençon et Aurélie Huot
Fabrication: Nathalie Lautout et Audrey Detournay
Relations presse France: COM'PROD, Fred Papet. ☎ 01-70-69-04-69. • *info@comprod.fr* •
Direction marketing: Adrien de Bizemont, Lydie Firmin et Laure Illand
Contacts partenariats: André Magniez (EMD). • *andremagniez@gmail.com* •
Édition des partenariats: Élise Ernest
Informatique éditoriale: Lionel Barth
Couverture: Clément Gloaguen et Seenk
Maquette intérieure : le-bureau-des-affaires-graphiques.com, Thibault Reumaux et npeg.fr
Relations presse: Martine Levens (Belgique) et Maureen Browne (Suisse)
Régie publicitaire: Florence Brunel-Jars • *fbrunel@hachette-livre.fr* •

NOS NOUVEAUTÉS

CANARIES (paru)

Un air de perpétuel printemps, du sable blond et des criques anthracite, quatre parcs nationaux somptueux... Voici à peine les hors-d'œuvre qu'offrent les sept îles des Canaries. Du soleil (même en hiver) et, bien plus encore, une riche palette de couleurs, d'odeurs et de paysages, née de l'activité volcanique. La nature se pare ici de tous les visages : aridité sauvage et dunes solaires de Fuerteventura, forêts humides alimentées par les alizés sur La Palma et La Gomera, majestueux sommet du Teide à Ténérife, côtes déchiquetées et profonds ravins à Gran Canaria, délires de couleurs sur El Hierro... La main de l'homme a parsemé le tout de multiples sentiers, de villes coloniales et d'églises baroques. Sans compter les étonnantes fantaisies architecturales de César Manrique à Lanzarote. Loin des clichés et si proche de nous, un univers à part entière, à la croisée de l'Europe et de l'Afrique, où le farniente se savoure entre randonnées et plongées.

LA LOIRE À VÉLO (paru)

Eh oui, 800 km de voies aménagées pour les vélos de la région Centre à la côte Atlantique ; l'occasion de pédaler le long des berges d'un fleuve encore sauvage, au rythme de la petite reine. Découvrez, le nez au vent, les richesses des régions Centre et Pays de la Loire : lavoirs anciens, îles éphémères, villages troglodytiques, châteaux Renaissance, mais aussi réserves naturelles abritant toute une faune et une flore spécifiquement ligériennes. Le fleuve royal ne ménage pas ses effets pour vous séduire d'étapes en étapes. Un trajet qui serpente aussi à travers des vignobles réputés et permet ainsi de goûter aux richesses d'un terroir béni des dieux.
Un guide pratique : à chaque étape sa carte en couleurs et les sites à visiter. Accompagné d'un carnet d'adresses pour se loger, se restaurer, louer des vélos et bichonner sa monture à deux-roues.

ITINÉRAIRES CONSEILLÉS

EN 4 JOURS

L'île se révèle peu étendue. Même si ça fait quelque peu séjour « *tourisme fast food* » (et c'est dommage), on peut voir un maximum de chose en 4 jours... Pour ceux, celles qui auraient réussi à se dégoter un vol, genre milieu de semaine et retour le week-end.

– ***1er jour :*** visite de ***Funchal,*** la capitale, et de ses principaux points d'intérêt : la cathédrale, le musée d'Art sacré, la Quinta das Cruzes, le marché des Laboureurs, ***Monte*** et le jardin botanique.

– ***2e jour :*** de Funchal, aller directement à la ***pointe Saint-Laurent*** (petite rando jolie et facile), puis remonter vers ***Porto da Cruz*** par le spectaculaire belvédère de Portela. Trempette dans la piscine naturelle de Porto da Cruz et visite de l'ancien moulin à sucre, avant de partir pour visiter ***Santana*** et ses maisons traditionnelles à toit de chaume et, à peine plus loin, la superbe roseraie de ***Quinta do Arco.*** Retour par la belle route de montagne qui passe par ***Ribeiro Frio,*** haut lieu touristique, capitale de la truite et offrant de courtes et intéressantes balades.

– ***3e jour :*** côte sud, vers l'ouest. Pour ceux qui ne conduisent pas, une *poncha* à déguster dans l'adorable petit port de pêche de ***Câmara de Lobos,*** puis cap sur ***Cabo Girão,*** vertigineuse falaise de 580 m de haut. À ***Ribeira Brava,*** visite du superbe musée ethnographique. À ***Calheta,*** dégustation de *mel de cana* dans l'un des deux derniers moulins à sucre fonctionnant dans l'île (production de rhum, miel de canne à sucre et eau de vie). Juste à côté, l'église paroissiale aguiche le voyageur avec son beau plafond peint. Puis, petite promenade dans le charmant village de ***Jardim do Mar,*** au long de ses ruelles rêveuses et bucoliques, à moins que vous n'ayez décidé de dormir au retour dans l'une de ses paisibles chambres d'hôtes... Enfin, se débarrasser de la poussière de la journée dans les célèbres piscines naturelles de ***Porto Moniz.*** Retour par la côte nord par de beaux tunnels tout neufs. On gagne en temps ce qu'on perd en pittoresque avec l'ancienne route côtière sculptée dans la falaise, jadis une œuvre pharaonique (mais on peut y faire quelques pas pour admirer l'incroyable exploit). Se dégourdir aussi les jambes dans le vieux village de ***São Vicente,*** remarquablement restauré. Retour rapide par la route de Ribeira Brava (ou nuit au gentil petit port de Seixal).

– ***4e jour :*** repassant par Ribeira Brava, on peut prendre un peu de temps pour découvrir la route sauvage reliant le col d'Encumeada à Porto Moniz. L'occasion de tester aussi quelques pittoresques *levadas* de différentes longueurs, à votre rythme, notamment du côté de ***Paul da Serra*** et de ***Rabaçal.*** De même, à partir de Funchal, possibilité de prendre sa journée et d'effectuer la randonnée au ***Pico do Arieiro,*** probablement la plus fascinante de l'île pour la beauté des panoramas.

EN 7 JOURS

– ***1er jour :*** même programme que précédemment.

– ***2e jour :*** on reste sur Funchal et l'on affine en visitant d'autres sites, incluant l'institut du Vin de Madère, le couvent Santa Clara, la vieille ville à fond et les environs, comme la découverte de l'adorable village de ***Curral das Freitas.*** Petite excursion vers l'ouest à ***Câmara de Lobos*** (capitale de la *poncha*) et le vertigineux ***Cabo Girão.***

– ***3e jour :*** cap vers l'est et, pour les amateurs de séduisantes églises coloniales, petits arrêts à ***Santa Cruz*** et ***Machico,*** puis visite du *musée de la Baleine de Caniçal.* Tout au bout, la **pointe Saint-Laurent** offrant une adorable balade de santé dans un poétique paysage minéral et iodé. Route pour ***Porto da Cruz,*** les chaumières de ***Santana,*** la roseraie d'***Arco de São Jorge,*** jusqu'au joli village de ***São Vicente*** par la spectaculaire route de la côte nord. Retour à Funchal ou dodo dans l'une de nos bonnes adresses du coin.

– ***4e jour :*** le charmant petit port de ***Seixal,*** les fameuses piscines de ***Porto Moniz,*** le téléphérique d'***Achadas da Cruz,*** la vertigineuse falaise de ***Ponta do Pargo, Paul do Mar*** et, enfin, le croquignolet village de ***Jardim do Mar,*** un authentique jardin sur la mer, tel que le découvrirent les premiers colons. D'ailleurs, c'est une bonne idée d'y passer la nuit !

– ***5e jour : Calheta*** et ***Ribeira Brava,*** deux intéressantes étapes, avant d'aborder la montagne avec le ***Pico do Arieiro,*** l'incontournable et époustouflante randonnée de l'île. Retour possible par ***Ribeiro Frio*** pour déguster la bonne truite locale et les bourgades à l'air frais et pur que sont ***Santo da Serra*** et ***Camacha*** (dans cette dernière, on effectue le plein de paniers et autres objets farfelus en osier)...

– ***6e et 7e jours :*** approfondissement des itinéraires précédents, avec, de temps à autre, de fantastiques randonnées au long des *levadas* (un choix énorme, de toutes les longueurs et difficultés). Un dénominateur commun : de spectaculaires paysages et une flore exceptionnelle. Sinon, possibilité d'accorder 1 ou 2 jours à l'***île de Porto Santo*** : dépaysement assuré et la plus belle plage de Madère.

EN 14 JOURS

Pour le coup, possibilité de réaliser tout ce que notre guide propose à un rythme souriant, dolent, sans stress, et d'effectuer les plus pittoresques randonnées de *levadas* et en revenir avec un record de fabuleux panoramas dans les mirettes. Surtout, surtout, l'occasion de consacrer 2 à 3 jours à ***Porto Santo,*** un vrai havre de paix et de découvertes surprenantes. À commencer par la ***Praia Dourada,*** près de 9 km de sable doré, dont une bonne portion n'est pas encore urbanisée, ***Ponta da Calheta*** et les ***Morenos*** pour les amateurs de sauvages finisterres, l'étonnant minizoo botanique de la ***Quinta das Palmeiras,*** la balade des moulins à vent et, pour finir en beauté, la falaise torturée de la ***vereda da Fonte da Areia*** pour une émouvante et romantique balade (par jour de grand vent, on joue ainsi les sœurs Bronté du Sud...). Mon tout, piqueté de belles adresses gastronomiques.

COMMENT Y ALLER ?

EN AVION

Les lignes régulières

▲ **AIGLE AZUR**
Rens et résas au ☎ 0810-797-997 (prix d'un appel local). • aigle-azur.fr •
➢ La compagnie française dessert Funchal (1 vol/j.) au départ de Paris-Orly-Sud.

▲ **TAP PORTUGAL**
Rens et résas au ☎ 0820-319-320 (0,15 €/mn). • flytap.com •
➢ La compagnie portugaise dessert Funchal plusieurs fois/sem depuis Paris-Orly-Sud.

Les compagnies *low-cost*

Ce sont des compagnies dites « à bas prix ». Elles desservent les capitales européennes ainsi que de nombreuses villes de province. Plus vous réserverez vos billets à l'avance, plus vous aurez de chances d'avoir des tarifs avantageux, mais il ne faut pas trop espérer trouver facilement des billets à prix plancher lors des périodes les plus fréquentées (vacances scolaires, week-end...). N'hésitez pas à combiner les offres, d'autant plus que les compagnies *low-cost* permettent des vols simples. La résa se fait souvent par Internet et parfois par téléphone (pas d'agence, juste un numéro de réservation et un billet à imprimer soi-même). Des frais de dossier ainsi que des frais pour le paiement par carte bancaire peuvent vous être facturés. En outre, les pénalités en cas de changement d'horaires sont assez importantes. Afin de réduire les files d'attente dans les aéroports, certaines font même payer l'enregistrement aux comptoirs d'aéroport. Pour l'éviter, vous avez intérêt à vous enregistrer directement sur Internet où le service est gratuit. Il faut aussi rappeler que plusieurs compagnies facturent maintenant les bagages en soute ou limitent leurs poids. En cabine, également, le nombre de bagages est strictement limité (attention, même le plus petit sac à main est compté comme un bagage à part entière). À bord, c'est service minimum, et tous les services sont payants (boissons, journaux...). Ne pas oublier non plus d'ajouter le prix du bus pour se rendre à ces aéroports, souvent assez éloignés du centre-ville ou dans des aéroports secondaires quand il s'agit des capitales. Attention également, au moment de la résa par Internet, à décocher certaines options qui sont automatiquement sélectionnées (assurances, etc.). Au final, même si les prix de base restent très attractifs, il convient de prendre en compte tous ces frais annexes pour calculer le plus justement son budget.

▲ **TRANSAVIA FRANCE**
– Centre d'appel : ☎ 0892-058-888 (0,34 €/mn). Depuis l'étranger, ☎ 00-352-27-00-27-28. Lun-ven 8h-22h, sam 9h30-18h. • transavia.com •
➢ La compagnie *low-cost* du groupe Air France-KLM dessert de nombreuses destinations vers l'Europe et le Bassin méditerranéen. Possibilité de se rendre à Funchal (Madère), souvent avec escale à Porto, au départ de Paris-Orly-Sud, Nantes et Lyon, à raison de 1 vol/j. en été, de plusieurs vols/sem en hiver.

NOUVEAUTÉ

SAN FRANCISCO (paru)

Très différente du reste des États-Unis, Frisco a, depuis la conquête de l'Ouest, fait figure de pionnière. Creuset de la Beat Generation puis de la révolution hippie, capitale gay, elle reste aujourd'hui encore un symbole de tolérance et un modèle de diversité culturelle. San Francisco est l'une des plus belles villes du monde. Elle enchante avec ses fameuses rues en pente bordées de petites maisons victoriennes et parcourues par d'antiques *cable cars.* Ici, des dimensions à taille humaine et une mosaïque de quartiers très divers : Russian Hill et ses célèbres collines surplombant l'Alcatraz, North Beach la bohème, Haight-Ashbury l'*hippyland* devenu branché, Castro la Mecque des homos et Mission la latino… Sans oublier les grands parcs où se nichent la plupart des musées, le mythique Golden Gate Bridge dominant la baie et un peu plus au sud, la Silicon Valley, berceau des nouvelles technologies, de Google à Facebook en passant par Apple. À une heure de route, on entre dans le pays du vin (Wine Country). L'occasion de faire la tournée des domaines et de goûter au vin de Francis Ford Coppola !

LES ORGANISMES DE VOYAGES

– Ne pas croire que les vols à tarif réduit sont tous au même prix pour une même destination à une même époque : loin de là. On a déjà vu, dans un même avion partagé par deux organismes, des passagers qui avaient payé 40 % plus cher que les autres... De plus, une agence bon marché ne l'est pas forcément toute l'année (elle peut n'être compétitive qu'à certaines dates bien précises). Donc, contactez tous les organismes et jugez vous-même.
– Les organismes cités sont classés par ordre alphabétique, pour éviter les jalousies et les grincements de dents.

EN FRANCE

▲ EVANEOS.COM

☎ 01-84-17-73-35. Lun-ven 8h-12h, 13h30-17h30.

Evaneos.com permet d'entrer directement en contact avec des agences de voyages locales, à Madère et partout dans le monde. Vous échangez en direct sur Internet avec un agent local, véritable spécialiste de son pays qui construira avec vous un voyage unique. Evaneos.com apporte une proximité, une expertise et une liberté nouvelle dans l'organisation du voyage. Vous avez un accès direct à une agence locale à Madère sélectionnée par Evaneos.com et la possibilité de faire établir un devis. Les bénéfices sont immédiats : un prix sans intermédiaires, une prestation sur mesure de qualité. Personnel, respectueux et serein : ces valeurs de voyage sont au cœur de l'activité d'Evaneos.com depuis 2009.

▲ NOMADE AVENTURE

☎ 0825-701-702 (0,15 €/mn). • nomade-aventure.com •

– Paris : 40, rue de la Montagne-Sainte-Geneviève, 75005. Ⓜ Maubert-Mutualité. Lun-sam 9h30-18h30.

– Lyon : 10, quai Tilsitt, 69002. Lun-sam 9h30-18h30.

– Marseille : 12, rue Breteuil, 13001. Lun-sam 9h30-18h30.

– Toulouse : 43, rue Peyrolières, 31000. Lun-sam 9h30-18h30.

Nomade Aventure propose des circuits inédits partout dans le monde à réaliser en famille, entre amis, avec ou sans guide. Également hors de groupes constitués, ils organisent des séjours libres en toute autonomie et sur mesure. Spécialiste de l'aventure avec plus de 600 itinéraires (de niveau tranquille, dynamique, sportif ou sportif +) faits d'échanges et de rencontres avec des hébergements chez l'habitant, Nomade Aventure donne la priorité aux expériences authentiques à pied, à VTT, à cheval, à dos de chameau, en bateau...

▲ NOUVELLES FRONTIÈRES

Rens et résas au ☎ 0825-000-747 (0,15 €/mn), sur • nouvelles-frontieres.fr •, dans les agences de voyages, et agences Nouvelles Frontières et Marmara.

Depuis plus de 45 ans, Nouvelles Frontières fait découvrir le monde au plus grand nombre au travers de séjours aussi merveilleux qu'insoupçonnés, à la découverte de nouveaux paysages et de nouveaux visages ainsi que de rencontres riches en émotions. Selon votre budget ou vos désirs, plus de 100 destinations à choisir parmi 240 circuits ou bien en séjours et voyages à la carte à personnaliser selon vos envies. Rendez-vous sur le Web ou en agence où les conseillers Nouvelles Frontières seront à votre écoute pour mettre le voyage d'exception à votre portée et composer votre voyage selon vos souhaits.

▲ PROMOVACANCES.COM

☎ 0899-860-878 (1,35 € l'appel puis 0,34 €/mn), lun-ven 8h-minuit, sam 9h-23h, dim 10h-23h. • promovacances.com •

N° 1 français de la vente de séjours sur Internet, Promovacances a fait voyager plus de 2 millions de clients en 10 ans. Le site propose plus de 10 000 voyages actualisés chaque jour sur 300 destinations : séjours, circuits, week-ends, thalasso, plongée, golf, voyages de noces, locations, vols secs... L'ambition du voyagiste : prouver chaque jour

que le petit prix est compatible avec des vacances de qualité. Grâce aux avis clients publiés sur le site et aux visites virtuelles des hôtels, vous réservez vos vacances en toute tranquillité.

▲ TOP OF TRAVEL

• topoftravel.fr • ☎ 0820-550-262.
Top of Travel, spécialistes de terres choisies, propose des séjours et des circuits sur près de 14 destinations dont Madère. Selon vos envies, différentes catégories d'hôtels vous sont proposées : les Top clubs avec leurs activités, leurs sports et un encadrement pour les enfants ; les Top Astuce pour leur rapport qualité-prix ; et les Top charme pour des vacances authentiques ; sans oublier les Top confort et les Top sélect. Possibilités également d'autotours et de voyage à la carte pour une découverte plus libre. Départ possible de 37 villes françaises.

▲ VISIT EUROPE

• visiteurope.fr • ☎ 0821-100-20-22.
Spécialiste du voyage en Europe, Visit Europe propose des destinations sélectionnées en fonction de leurs forts patrimoines touristiques naturels ou culturels mais aussi des thèmes qui permettent aux amateurs pointus de trouver leur bonheur. Pour les découvrir, Visit Europe propose une gamme complète de circuits, d'autotours, ainsi que des week-ends dans les grandes capitales et des séjours en villages clubs. Nombreuses propositions sur l'île de Madère dont une randonnée guidée ainsi que des vols secs sur Funchal.

▲ VOYAGES-SNCF.COM

– Infos et résas depuis la France : • voyages-sncf.com • et sur tablette et mobile avec les applis V. (trains) et V. Hôtel (hôtels).
– Réserver un vol, un hôtel, une voiture : ☎ 0899-500-500 (1,35 € l'appel, puis 0,34 €/mn).
– Une question ? Rubrique « Contact » ou au ☎ 09-70-60-99-60 (n° non surtaxé).
Voyages-sncf.com, distributeur de voyages en ligne de la SNCF, vous propose ses meilleurs prix de train, d'avion, d'hôtel et de location de voitures en France et en Europe. Accédez aussi à ses services exclusifs : billets à domicile (en France), Alerte Résa, calendrier des prix, offres de dernière minute...

▲ VOYAGEURS DU MONDE EN ESPAGNE ET AU PORTUGAL

Le spécialiste du voyage en individuel sur mesure. • voyageursdumonde.fr •
– Paris : La Cité des Voyageurs, 55, rue Sainte-Anne, 75002. ☎ 01-42-86-17-20. Ⓜ Opéra ou Pyramides. Lun-sam 9h30-19h. Avec une librairie spécialisée sur les voyages.
– Également des agences à Bordeaux, Grenoble, Lille, Lyon, Marseille, Montpellier, Nantes, Nice, Rennes, Rouen, Strasbourg et Toulouse. Également à Bruxelles et Genève.
Parce que chaque voyageur est différent, que chacun a ses rêves et ses idées pour les réaliser, Voyageurs du Monde conçoit, depuis plus de 30 ans, des projets sur mesure. Les séjours proposés sur 120 destinations sont élaborés par leurs 180 conseillers voyageurs. Spécialistes par pays et même par région, ils vous aideront à personnaliser les voyages présentés à travers une trentaine de brochures d'un nouveau type et sur le site internet où vous pourrez également découvrir leurs hébergements exclusifs et consulter votre espace personnalisé. Au cours de votre séjour, vous bénéficiez des services personnalisés Voyageurs du Monde, dont la possibilité de modifier à tout moment votre voyage, l'assistance d'un concierge local, la mise en place de rencontres et de visites privées et l'accès à votre carnet de voyage via une application iPhone et Androïd.
Chacune des 15 Cités des Voyageurs est une invitation au voyage : accessoires de voyage, expositions-ventes d'artisanat et conférences. Voyageurs du Monde est membre de l'association ATR (Agir pour un tourisme responsable) et a obtenu sa certification Tourisme responsable AFAQ AFNOR.

Comment aller à Roissy et à Orly ?

Conservez, dans votre bagage en cabine, vos médicaments, vos divers chargeurs et appareils, ainsi que vos objets de valeurs (clefs et bijoux). Et l'on ne sait jamais, ajoutez-y de quoi vous changer si vos bagages n'arrivaient pas à bon port avec vous.

Bon à savoir :
- le ***pass Navigo*** est valable pour Roissy-Rail (RER B, zones 1-5) et Orly-Rail (RER C, zones 1-4). Les week-ends et j. fériés, le *pass Navigo* est dézoné, ce qui permet à ceux qui n'ont que les zones 1 à 3 d'aller tout de même jusqu'aux aéroports sans frais supplémentaires ;
- le ***billet Orly-Rail*** permet d'accéder sans supplément aux réseaux métro et RER.

À Roissy-Charles-de-Gaulle 1, 2 et 3

Attention : si vous partez de Roissy, pensez à vérifier de quelle aérogare votre avion décolle, car la durée du trajet peut considérablement varier en fonction de cette donnée.

En transports collectifs

Les cars Air France : ☎ *0892-350-820 (0,34 €/mn).* • *lescarsairfrance.com* • *Paiement par CB possible à bord.*

Le site internet diffuse les informations essentielles sur le réseau (lignes, horaires, tarifs...) permettant de connaître en temps réel le trafic afin de mieux planifier son départ. Il permet d'acheter à un tarif spécial et d'imprimer les billets électroniques pour accéder aux bus.

➢ *Paris-Roissy :* départ pl. de l'Étoile (1, av. Carnot), avec un arrêt pl. de la Porte-Maillot (bd Gouvion-Saint-Cyr). Départs ttes les 30 mn, 5h45-23h. Durée du trajet : env 1h. Tarifs : 17 € l'aller simple, 29 € l'A/R ; réduc enfants 2-11 ans.

Autres départs depuis la gare Montparnasse (arrêt rue du Commandant-Mouchotte, face à l'hôtel *Pullman*), ttes les 30 mn, 6h-22h, avec un arrêt gare de Lyon (20 bis, bd Diderot). Tarifs : 17 € l'aller simple, 28,50 € l'A/R ; réduc enfants 2-11 ans.

➢ *Roissy-Paris :* les cars *Air France* desservent la pl. de la Porte-Maillot, avec un arrêt bd Gouvion-Saint-Cyr, et se rendent ensuite au terminus de l'av. Carnot. Départs ttes les 30 mn, 5h45-23h, des terminaux 2A et 2C (porte C2), 2E et 2F (niveau « Arrivées », porte E8 ou F9), 2B et 2D (porte B1), et du terminal 1 (porte 32, niveau « Arrivées »). À destination de la gare de Lyon et de la gare Montparnasse, départs ttes les 30 mn, 6h-22h, des mêmes terminaux. Durée du trajet : env 1h15.

Roissybus : ☎ *32-46 (0,34 €/mn).* • *ratp.fr* • Départs de la pl. de l'Opéra (angle rues Scribe et Auber) ttes les 15 mn (20 mn à partir de 20h, 30 mn à partir de 22h), 5h15-0h30. Durée du trajet : 1h. De Roissy, départs 6h-0h30 des terminaux 1, 2A, 2B, 2C, 2D et 2F, et à la sortie du hall d'arrivée du terminal 3. Tarif : 10,50 €.

Bus RATP n° 351 : de la pl. de la Nation, 5h35-20h20. Solution la moins chère mais la plus lente. Compter 3 tickets ou 5,70 € et 1h40 de trajet. Ou ***bus n° 350,*** de la gare de l'Est (1h15 de trajet). Arrivée Roissypôle-gare RER.

RER ligne B + navette : ☎ *32-46 (0,34 €/mn).* Départs ttes les 15 mn, 4h53-0h20 depuis la gare du Nord et à partir de 5h26 depuis Châtelet. À Roissy-Charles-de-Gaulle, descendre à la station (il y en a 2) qui dessert le bon terminal. De là, prendre la navette adéquate. Compter 50 mn de la gare du Nord à l'aéroport (navette comprise), mais mieux vaut prendre de la marge. Tarif : 10,90 €. *Pass Navigo* valable sans frais supplémentaires pour les aéroports.

- Si vous venez du Nord, de l'Ouest ou du Sud de la France en train, vous pouvez rejoindre les aéroports de Roissy sans passer par Paris, la gare SNCF Paris-Charles-de-Gaulle étant reliée aux réseaux TGV.

En taxi

Pensez aussi aux nouveaux services de transport qui se développent dans la capitale, et qui pourraient être adaptés à vos besoins :

– **WeCab :** ☎ *01-41-27-66-77.* • *wecab.com* • *Remise de 10 % pour nos lecteurs avec le code « routard2015 » au paiement.* Une formule de taxi partagé (avoir un peu de souplesse horaire donc, max 2 arrêts) fonctionnant entre les aéroports parisiens et Paris, ainsi qu'une quarantaine de villes en Île-de-France. Tarifs forfaitaires (paiement à l'avance en ligne).

– **Marcel :** ☎ *0892-230-300.* • *marcel.cab* • *Appli Marcel Chauffeur sur iPhone et Android. 15 % de réduc pour toute résa effectuée plus de 48h à l'avance. Remise supplémentaire de 10 % pour nos lecteurs avec le code promo « routard ».* Service sur Paris et Île-de-France. Tarifs fixes avantageux et connus à la réservation. Aucun frais en sus pour les bagages, passagers supplémentaires ou l'approche. Réservation gratuite par Internet ou via l'application, payante par téléphone.

En voiture

Chaque terminal a son propre parking. Compter 36 € par tranche de 24h. Également des parkings longue durée (PR et PX), plus éloignés des terminaux, qui proposent des tarifs plus avantageux (forfait 24h à 26 €, forfait 7 j. à 158 €). Possibilité de réserver sa place de parking via le site • *aeroportsdeparis.fr* • Stationnement au parking Vacances (longue durée) dans le P3 Résa (terminaux 1 et 3) situé à 2 mn du terminal 3 à pied, ou dans le PAB (terminal 2). Formules de stationnement 1-30 j. (115-230 €) pour le P3 Résa. Résa w-e 4 j. au PAB : 49 €. Réservation sur Internet uniquement. Les P1, PAB et PEF accueillent les deux-roues : 15 € pour 24h.

Comment se déplacer entre Roissy-Charles-de-Gaulle 1, 2 et 3 ?

Les rames du CDG-VAL font le lien entre les 3 terminaux en 8 mn. Fonctionne tlj, 24h/24. Gratuit. Accessible aux personnes à mobilité réduite. Départs ttes les 4 mn, et ttes les 20 mn minuit-4h. Desserte gratuite vers certains hôtels, parkings, gares RER et gares TGV. *Infos au ☎ 39-50.*

À Orly-Sud et Orly-Ouest

En transports collectifs

🚌 **Les cars Air France :** ☎ *0892-350-820 (0,34 €/mn).* • *lescarsairfrance.com* • *Tarifs : 12,50 € l'aller simple, 21 € l'A/R ; réduc 2-11 ans. Paiement par CB possible dans le bus.*

➢ *Paris-Orly :* départs de l'Étoile, 1, av. Carnot, ttes les 30 mn, 5h-22h40. Arrêts au terminal des Invalides, rue Esnault-Pelterie (Ⓜ Invalides), gare Montparnasse (rue du Commandant-Mouchotte, face à l'hôtel *Pullman* ; Ⓜ Montparnasse-Bienvenüe, sortie « Gare SNCF ») et porte d'Orléans (arrêt facultatif uniquement dans le sens Orly-Paris). Compter env 1h.

➢ *Orly-Paris :* départs ttes les 20 mn, 6h30-23h40, d'Orly-Sud porte L, et d'Orly-Ouest porte D, niveau « Arrivées ».

🚆 **RER C + navette :** ☎ *01-60-11-46-20.* • *transdev-idf.com* • Prendre le RER C jusqu'à Pont-de-Rungis (un RER ttes les 15-30 mn). Compter 25 mn depuis la gare d'Austerlitz. Ensuite, navette pdt 15-20 mn pour Orly-Sud et Orly-Ouest. Compter 6,60 €. Très recommandé les jours où l'on piétine sur l'autoroute du Sud (w-e et jours de grands départs) : on ne sera jamais en retard. Pour le retour, départs de la navette ttes les 15 mn depuis la porte G à Orly-Ouest (5h40-23h14) et la porte F à Orly-Sud (4h45-0h55).

🚌 **Orlybus :** • *ratp.fr* • Compter 20-30 mn pour rejoindre Orly (Ouest ou Sud) et 7,50 € l'aller simple.

➢ *Paris-Orly :* départs ttes les 15-20 mn de la pl. Denfert-Rochereau. Orlybus fonctionne tlj 5h35-23h, jusqu'à minuit ven, sam et veilles de fêtes.

➢ *Orly-Paris :* départ d'Orly-Sud porte H, quai 4, ou d'Orly-Ouest porte J, niveau « Arrivées ». Fonctionne tlj 6h-23h20, jusqu'à 0h20 ven, sam et veilles de fêtes.

🚆 **Orlyval :** ☎ *32-46 (0,34 €/mn).* • *ratp.fr* • Compter 11,65 € l'aller

simple entre Orly et Paris. La jonction se fait à Antony (ligne B du RER) sans aucune attente. Permet d'aller d'Orly à Châtelet et vice versa en 40 mn env, sans se soucier de la densité de la circulation automobile.
➢ *Paris-Orly :* départs pour Orly-Sud et Ouest ttes les 6-8 mn, 6h-23h.
➢ *Orly-Paris :* départs d'Orly-Sud porte K, zone livraison des bagages, ou d'Orly-Ouest porte A, niveau 1.

En taxi

Pensez aussi aux nouveaux services de transport de personnes qui se développent dans la capitale et pourraient être adaptés à vos besoins (voir plus haut les solutions en taxi proposées pour se rendre à Roissy).

En voiture

– ***Parkings aéroports :*** à proximité d'Orly-Ouest, parkings P0 et P2. À proximité d'Orly-Sud, P1, P2 et P3 (à 50 m du terminal, accessible par tapis roulant). Compter 28,50 € pour 24h de stationnement. Les parkings P0 et P2 (Orly-Ouest) ainsi que P6 (Orly-Sud), à proximité immédiate des terminaux, proposent des forfaits intéressants, dont le « Week-end ». Forfaits disponibles aussi pour les P4 et P5 (éloignés) : 24-27 € pour 24h. Il existe des forfaits « Vacances » intéressants à partir de 6 j. et jusqu'à 45 j. (100-300 €) aux P2 et P6. Les P4, P7 (en extérieur) et P5 (couvert) sont des parkings longue durée, plus excentrés, reliés en 10 mn par navettes gratuites aux terminaux. *Rens : ☎ 01-49-75-56-50.* Comme à Roissy, possibilité de réserver en ligne sa place de parking (P0 et P7) sur *• aeroportsdeparis.fr •* Les frais de résa (en sus du parking) sont de 8 € pour 1 j., de 12 € pour 2-3 j. et de 20 € pour 4-10 j. de stationnement pour le P0. Les parkings P0-P2 à Orly-Ouest et P1-P3 à Orly-Sud accueillent les deux-roues : 6,20 € pour 24h.
– À proximité, ***Econopark*** : possibilité de laisser sa voiture à Chilly-Mazarin *(13, rue Denis-Papin, ZA La Vigne-aux-Loups, 91380 ; à env 10 mn d'Orly ; proche A 6 et A 10).* De 1 à 28 j., compter 30-166 €. Trajet A/R vers Orly en minibus (sans supplément). Option parking couvert possible. Réservation et paiement en ligne *• econopark.fr •* ou *☎ 01-60-14-85-62.*

Liaisons entre Orly et Roissy-Charles-de-Gaulle

Les cars Air France : *☎ 0892-350-820 (0,34 €/mn). • lescarsairfrance.com •* Départs de Roissy-Charles-de-Gaulle depuis les terminaux 1 (porte 32), 2A et 2C (porte C2), 2B et 2D (porte B1), 2E et 2F (porte E8 ou F9) vers Orly 5h55-22h30. Départs d'Orly-Sud (porte D) et d'Orly-Ouest (porte L) vers Roissy-Charles-de-Gaulle 6h30 (7h le w-e)-22h30. Ttes les 30-45 mn (dans les 2 sens). Durée du trajet : env 1h30. Tarifs : 21 € l'aller simple, 35,50 € l'A/R ; réduc.

RER B + Orlyval : *☎ 32-46 (0,34 €/mn).* Depuis Roissy, navette puis RER B jusqu'à Antony et enfin Orlyval entre Antony et Orly, 6h-22h15. Tarif : 19,50 €.

EN BELGIQUE

▲ CONTINENTS INSOLITES

– Bruxelles : rue César-Franck, 44 A, 1050. ☎ 02-218-24-84. Lun-ven 10h-18h ; sam 10h-13h. • continents-insolites.com •
Continents Insolites, organisateur de voyages lointains sans intermédiaire, propose une gamme étendue de formules de voyages détaillées dans leur guide annuel gratuit sur demande.
– *Voyages découverte sur mesure :* à partir de 2 personnes. Un grand choix d'hébergements soigneusement sélectionnés, du petit hôtel simple à l'établissement luxueux et de charme.
– *Circuits découverte en mini-groupes :* de la grande expédition au circuit accessible à tous. Des circuits à dates fixes dans plus de 60 pays en petits groupes francophones de 7 à 12 personnes. Avant chaque départ, une réunion est organisée. Voyages encadrés par des guides francophones, spécialistes des régions visitées.

▲ **NOUVELLES FRONTIÈRES**
• nouvelles-frontieres.be •
– Nombreuses agences dans le pays dont Bruxelles, Charleroi, Liège, Mons, Namur, Waterloo, Wavre et au Luxembourg.
Voir texte dans la partie « En France ».

▲ **SENS INVERSE ECOTOURISME PORTUGAL**
– Namur : rue J.-Grafé, 5, 5000. ☎ 081-231-929. • sensinverse.com •
Agence de voyages écotouristique qui propose des voyages accompagnés de guides locaux passionnés, et axés sur la découverte de l'environnement naturel, culturel, rural et humain de différentes régions de France comme à l'étranger, notamment au Portugal. L'équipe est très engagée dans la protection de la nature et la sauvegarde du patrimoine et des cultures. Tous leurs voyages ont comme point commun la marche à pied à un rythme modéré et en petit groupe.

▲ **VOYAGEURS DU MONDE**
– Bruxelles : chaussée de Charleroi, 23, 1060. ☎ 02-543-95-50. • voyageurs dumonde.com •
Le spécialiste du voyage en individuel sur mesure. Voir texte dans la partie « En France ».

EN SUISSE

▲ **STA TRAVEL**
☎ 058-450-49-49. • statravel.ch •
– Fribourg : rue de Lausanne, 24, 1701. ☎ 058-450-49-80.
– Genève : rue de Rive, 10, 1204. ☎ 058-450-48-00.
– Genève : rue Vignier, 3, 1205. ☎ 058-450-48-30.
– Lausanne : bd de Grancy, 20, 1006. ☎ 058-450-48-50.
– Lausanne : à l'université, Anthropole, 1015. ☎ 058-450-49-20.
Agences spécialisées notamment dans les voyages pour jeunes et étudiants. 150 bureaux STA et plus de 700 agents du même groupe répartis dans le monde entier sont là pour donner un coup de main *(Travel Help)*.
STA propose des tarifs avantageux : vols secs *(Blue Ticket)*, hôtels, écoles de langues, *work & travel*, circuits d'aventure, voitures de location, etc. Délivre la carte internationale d'étudiant et la carte Jeune.

▲ **TUI - NOUVELLES FRONTIÈRES**
– Genève : rue Chantepoulet, 25, 1201. ☎ 022-716-15-70.
– Lausanne : bd de Grancy, 19, 1006. ☎ 021-616-88-91.
Voir texte « Nouvelles Frontières » dans la partie « En France ».

AU QUÉBEC

▲ **TOURS CHANTECLERC**
• tourschanteclerc.com •
Tours Chanteclerc est un tour-opérateur qui publie différentes brochures de voyages : Europe, Amérique du Nord, Amérique du Sud, Asie et Pacifique Sud, Afrique et le Bassin méditerranéen en circuits ou en séjours. Il s'adresse aux voyageurs indépendants qui réservent un billet d'avion, un hébergement (dans toute l'Europe), des excursions ou une voiture de location. Également spécialiste de Paris, le tour-opérateur offre une vaste sélection d'hôtels et d'appartements dans la Ville lumière.

▲ **TOURSMAISON**
• toursmaison.ca •
Spécialiste des vacances sur mesure, ce voyagiste sélectionne plusieurs « Évasions soleil » (plus de 600 hôtels ou appartements dans quelque 45 destinations), offre l'Europe à la carte toute l'année (plus de 17 pays) et une vaste sélection de compagnies de croisières (11 compagnies au choix). Toursmaison concocte par ailleurs des forfaits escapades à la carte aux États-Unis et au Canada. Au choix : transport aérien, hébergement, location de voitures pratiquement partout dans le monde. Des billets pour le train, les excursions et les spectacles peuvent également être achetés avant le départ.

▲ **TRANSAT DÉCOUVERTES**
• transatdecouvertes.com •
Ce voyagiste propose quelque 25 destinations à la carte ou en circuits organisés, de l'Inde à la Thaïlande en passant par le Vietnam, la Chine, Bali, l'Europe centrale, la Russie, la Grèce, la Turquie, l'Italie, la Croatie, le Maroc, l'Espagne, le Portugal, la Tunisie ou

l'Égypte. Également des programmes en Scandinavie, l'Italie en circuit, ou Israël en combiné avec l'Égypte.

▲ **VACANCES TOURS MONT ROYAL**

• *vacancestmr.com* •

Le voyagiste propose une offre complète sur les destinations et les styles de voyages suivants : Europe, destinations soleils d'hiver et d'été, forfaits tout compris, circuits accompagnés ou en liberté. Au programme Europe, tout ce qu'il faut pour les voyageurs indépendants : locations de voitures, cartes de train, bonne sélection d'hôtels, excursions à la carte, forfaits à Paris, etc. À signaler : l'option achat/rachat de voiture (17 jours minimum, avec prise en France et remise en France ou ailleurs en Europe). Également : vols entre Montréal et Londres, Bruxelles, Bâle, Madrid, Malaga, Barcelone et Vienne avec Air Transat ; les vols à destination de Paris sont assurés par la compagnie Corsair au départ de Montréal, d'Halifax et de Québec.

UNITAID

UNITAID a été créé pour lutter contre le VIH/sida, le paludisme et la tuberculose, les trois principales maladies meurtrières dans les pays en développement. UNITAID intervient dans 94 pays en facilitant l'accès aux médicaments et aux diagnostics, et en en baissant les prix, dans les pays en développement. Le financement d'UNITAID provient principalement d'une contribution de solidarité sur les billets d'avion mise en place par six pays membres, dont la France. Les financements d'UNITAID ont permis à près d'un million de personnes atteintes du VIH/sida de bénéficier d'un traitement et de délivrer plus de 19 millions de traitements contre le paludisme. Moins de 5 % des fonds sont utilisés pour le fonctionnement du programme, 95 % sont utilisés directement pour les médicaments et les tests. Pour en savoir plus : • *unitaid.eu* •

MADÈRE UTILE

▸ Pour la carte générale de Madère, se reporter au cahier couleur.

ABC DE MADÈRE

▸ *Population :* 261 313 habitants (c'est précis !). La population de Madère était de 270 000 habitants au recensement de 1950.
▸ *Densité :* 327 hab./m² ; hormis la capitale Funchal, les principales villes de l'archipel sont Câmara de Lobos, Machico, Caniço, Santa Cruz, Santana et Vila Baleira, cette dernière étant située sur l'île de Porto Santo.
▸ *Superficie :* situé à environ 600 km de la côte marocaine et à 1 000 km de Lisbonne, l'archipel volcanique de Madère couvre une superficie de l'ordre de 800 km² ; il comprend l'île principale de Madère (740 km²) et l'île de Porto Santo (42,5 km²), plus quelques îlots non habités.
▸ *Capitale :* Funchal, capitale et port de la région autonome, qui concentre l'essentiel de la population.
▸ *Langue :* le portugais.
▸ *Chef de l'État :* Anibal Cavaco Silva, président de la République portugaise, en fonction depuis mars 2006.
▸ *Forme administrative :* Madère est une région autonome depuis 1976, avec une Assemblée législative propre et un gouvernement régional présidé depuis plus de 36 ans par Alberto Joao Jardim. Les compétences de ce gouvernement sont : plan et finances, environnement et ressources naturelles, culture, tourisme et transports, affaires sociales, éducation et ressources humaines.
▸ *Drapeau :* le drapeau de Madère comporte deux bandes verticales bleues encadrant une bande verticale jaune sur le fond de laquelle figure le symbole de la Croix de l'ordre du Christ (de couleur rouge).
▸ *Monnaie :* l'euro.

AVANT LE DÉPART

Adresses utiles

En France

AICEP – Office national de tourisme portugais : *informations par tél : ☎ 01-56-88-31-90 ou par mail : • info@visitportugal.com • visitportugal.com •* Pour plus d'infos, mieux vaut consulter le site.

■ **Consulat :** *6, rue Georges-Berger, 75017 Paris. Permanence téléphonique : ☎ 01-56-33-81-00 (lun-ven 8h30-16h). • consuladoportugalparis.com • Ⓜ Monceau.* Pour toute information, téléphoner ou consulter le site.

■ **Ambassade du Portugal :** *3, rue de Noisiel, 75116 Paris. • embaixada-portugal-fr.org • Ⓜ Porte-Dauphine.*

■ **Centre culturel Calouste-Gulbenkian :** *39, bd de La Tour-Maubourg, 75007 Paris. ☎ 01-53-85-93-93. • gulbenkian-paris.org • Ⓜ La Tour-Maubourg, Varennes ou Invalides. Pour les expos : lun-sam 9h (11h sam)-18h.* La fondation d'un homme riche et célèbre tombé amoureux du Portugal, de sa langue et de sa culture (voir le somptueux musée éponyme de Lisbonne). Manifestations culturelles, concerts, conférences, expos et bibliothèque.

■ **Instituto Camões :** *26, rue Raffet, 75016 Paris. ☎ 01-53-92-01-00. • ccp-paris@camoes.mne.pt • Ⓜ Jasmin. Lun-ven 18h-20h30.* Dispense des cours de portugais le soir.

■ **Librairie portugaise et brésilienne :** *19-21, rue des Fossés-Saint-Jacques/pl. de l'Estrapade, 75005 Paris. ☎ 01-43-36-34-37.*

• librairie-portugaise.fr • Ⓜ Place-Monge ou Cardinal-Lemoine. Lun-sam 11h-13h, 14h-19h. Une librairie tenue par Michel Chandeigne, un passionné du Portugal et du Brésil, également éditeur courageux et exigeant. Tous les classiques de la littérature portugaise, et les ouvrages les plus récents (romans, essais, histoire).

En Belgique

Office de tourisme : *rens par tél slt. ☎ 078-79-18-18. • info@visitportugal.com •*

■ **Ambassade du Portugal :** *55, av. de la Toison-d'Or, 2e étage, Bruxelles 1060. ☎ 02-533-07-00. • ambassade.portugal@skynet.be • Fermé le w-e.*

En Suisse

Informations touristiques (consulat) : *Zeltweg, 13, 8032 Zurich. ☎ 44-200-30-40 (commande de brochures). • info@visitportugal.com • Lun-ven 8h30-14h30.*

■ **Ambassade du Portugal :** *Weltpoststrasse, 20, 3015 Berne. ☎ 41-31-351-17-73 ou 74 (section consulaire). • mail@scber.dgaccp.pt • Pour les visas, lun-ven 9h-14h30.*

Au Canada

Bureau du tourisme du Portugal : *à Toronto, ☎ (416) 921-7376. • info@visitportugal.com • Lun-ven 9h-17h ou 18h.*

■ **Ambassade du Portugal :** *645 Island Park Dr, Ottawa (Ontario) K1Y-0B8. ☎ (613) 729-2270 (service consulaire). • embportugal@embportugal-ottawa.org • Lun-ven 9h-13h.*

À Madère

■ **Consul de France : Eduardo Bonal Silva,** *av. do Infante, 58, Funchal. ☎ 291-200-750. • ebonal@euromar-travel.com •*

■ **Consulat de Belgique :** *rua Dr Brito Câmara, 20, à Funchal. ☎ 291-210-200. • jvf@netmadeira.com •*

Formalités

Pour les ressortissants de l'Union européenne et de la Suisse, carte nationale d'identité ou passeport en cours de validité. Pour les ressortissants canadiens, un passeport valide est nécessaire. Pour les mineurs non accompagnés, une carte nationale d'identité est suffisante. Permis de conduire modèle de la Communauté européenne ou permis international. Carte verte d'assurance. Pour tout véhicule prêté, carte grise, bien sûr, et autorisation écrite du propriétaire.

Pensez à scanner passeport, visa, carte de paiement, billet d'avion et vouchers d'hôtel. Ensuite, adressez-les-vous par mail, en pièces jointes. En cas de perte ou de vol, rien de plus facile pour les récupérer dans un cybercafé. Les démarches administratives en seront bien plus rapides. Merci tonton *Routard* !

Avoir un passeport européen, ça peut être utile !

L'Union européenne a organisé une assistance consulaire mutuelle pour les ressortissants de l'UE en cas de problème en voyage. Vous pouvez y faire appel lorsque la France (c'est rare) ou la Belgique (c'est plus fréquent) ne disposent pas d'une représentation dans le pays où vous vous trouvez. Concrètement, cette assistance vous permet de demander de l'aide à l'ambassade ou au consulat (pas à un consulat honoraire) de n'importe quel état membre de l'UE. Leurs services vous indiqueront s'ils peuvent directement vous aider ou vous préciseront ce qu'il faut faire.

Leur assistance est bien entendu limitée aux situations d'urgence : décès, accidents ayant entraîné des blessures ou des lésions, maladie grave, rapatriement pour raison médicale, arrestation ou détention. En cas

de **perte ou de vol de votre passeport,** ils pourront également vous procurer un **document provisoire** de voyage.
Cette entraide consulaire entre les états membres de l'UE ne peut, bien entendu, vous garantir un accueil dans votre langue. En général, une langue européenne courante sera pratiquée.

Carte européenne d'assurance maladie

Pour un séjour temporaire au Portugal, pensez à vous procurer la carte européenne d'assurance maladie. Il vous suffit d'appeler votre centre de Sécurité sociale (ou de vous connecter au site internet de votre centre, encore plus rapide !) qui vous l'enverra sous une quinzaine de jours. Cette carte fonctionne avec tous les pays membres de l'Union européenne, ainsi qu'en Islande, au Liechtenstein, en Norvège et en Suisse. C'est une carte plastifiée bleue du même format que la carte vitale. Elle est valable 1 an, gratuite et personnelle (chaque membre de la famille doit avoir la sienne, y compris les enfants). Attention, la carte n'est pas valable pour les soins délivrés dans les établissements privés.

Ariane, le fil à suivre

Ariane est un service gratuit mis à disposition par le Centre de crise du ministère des Affaires étrangères. Il permet aux voyageurs français qui le souhaitent de s'enregistrer à l'occasion de leurs séjours à l'étranger. Les informations déposées sur Ariane sont utilisées en cas de crise, par exemple pour contacter des voyageurs dans l'hypothèse où des opérations de secours sont organisées, ou encore pour joindre rapidement les familles ou les proches en France si une situation le nécessite. Pour en savoir plus : • *pastel.diplomatie.gouv.fr/fildariane* •

Assurances voyages

■ ***Routard Assurance** (c/o AVI International) : 40-44, rue Washington, 75008 Paris.* ☎ *01-44-63-51-00.* • *avi-international.com* • Ⓜ *George-V.* Depuis 20 ans, *Routard Assurance,* en collaboration avec *AVI International,* spécialiste de l'assurance voyage, propose aux voyageurs un contrat d'assurance complet à la semaine qui inclut le rapatriement, l'hospitalisation, les frais médicaux, le retour anticipé et les bagages. Ce contrat se décline en différentes formules : individuel, senior, famille, light et annulation. Pour les séjours longs (2 mois à 1 an), consultez le site. L'inscription se fait en ligne et vous recevrez dès la souscription tous vos documents d'assurance par email.

■ ***AVA** : 25, rue de Maubeuge, 75009 Paris.* ☎ *01-53-20-44-20.* • *ava.fr* • Ⓜ *Cadet.* Un autre courtier fiable pour ceux qui souhaitent s'assurer en cas de décès-invalidité-accident lors d'un voyage à l'étranger, mais surtout pour bénéficier d'une assistance rapatriement, perte de bagages et annulation. Attention, franchises pour leurs contrats d'assurance voyage.

■ ***Pixel Assur** : 18, rue des Plantes, BP 35, 78601 Maisons-Laffitte.* ☎ *01-39-62-28-63.* • *pixel-assur.com* • *RER A : Maisons-Laffitte.* Assurance de matériel photo et vidéo tous risques dans le monde entier. Devis basé sur le prix d'achat de votre matériel. Avantage : garantie à l'année.

Carte internationale d'étudiant (carte ISIC)

Elle prouve le statut d'étudiant dans le monde entier et permet de bénéficier de tous les avantages, services et réductions dans les domaines du transport, de l'hébergement, de la culture, des loisirs, du shopping... C'est la clé

de la mobilité étudiante !
La carte ISIC permet aussi d'accéder à des avantages exclusifs sur le voyage (billets d'avion spécial étudiants, hôtels et auberges de jeunesse, assurances, cartes SIM internationales, location de voiture...).

En France

– ***Rendez-vous dans la boutique ISIC*** *(2, rue de Cicé, 75006 Paris ; ☎ 01-40-49-01-01)* muni de votre certificat de scolarité, d'une photo d'identité et de 13 € (12 € + 1 € de frais de traitement). Ou commandez-la en ligne. • *isic.fr* •

En Belgique

Elle coûte 12 € (+ 1 € de frais d'envoi) et s'obtient sur présentation de la carte d'identité et de la carte d'étudiant auprès de l'agence ***Connections*** : *rens au ☎ 070-23-33-13 ou en ligne.* • *isic.be* •

En Suisse

Dans toutes les agences ***S.T.A. Travel*** *(☎ 058-450-40-00 ou 49-49),* sur présentation de la carte d'étudiant, d'une photo et de 20 Fs. Commande de la carte en ligne : • *isic.ch* • *statravel.ch* •

Au Canada

La carte coûte 20 $Ca (+ 1,50 $Ca de frais d'envoi). Disponible dans les agences ***Travel Cuts/Voyages Campus,*** mais aussi dans les bureaux d'associations étudiantes. Pour plus d'infos : • *voyagescampus.com* •

Carte d'adhésion internationale aux auberges de jeunesse (carte FUAJ)

Cette carte vous ouvre les portes des 4 000 auberges de jeunesse du réseau HI-Hostelling International en France et dans le monde. Vous pouvez ainsi parcourir 90 pays à des prix avantageux et bénéficier de tarifs préférentiels avec les partenaires des Auberges de Jeunesse HI. Enfin, vous intégrez une communauté mondiale de voyageurs partageant les mêmes valeurs : plaisir de la rencontre, respect des différences et échange dans un esprit convivial. Il n'y a pas de limite d'âge pour séjourner en auberge de jeunesse. Il faut simplement être adhérent.

Pour l'obtenir en France

– ***En ligne*** • *hifrance.org* •
– ***Dans toutes les auberges de jeunesse.*** Liste sur • *hifrance.org* •
– ***Par correspondance*** auprès de l'antenne nationale *(27, rue Pajol, 75018 Paris ; ☎ 01-44-89-87-27),* en envoyant une photocopie d'une pièce d'identité et un chèque à l'ordre de la FUAJ du montant correspondant à l'adhésion + 2 € pour les frais d'envoi.

Les tarifs de l'adhésion 2015

– *Carte internationale individuelle FUAJ - de 26 ans :* 7 €. Pour les mineurs, une autorisation parentale et la carte d'identité du parent tuteur sont nécessaires pour l'inscription.
– *Carte internationale individuelle FUAJ + de 26 ans :* 11 €.
– *Carte internationale FUAJ Famille :* 20 €. Pour les familles ayant un ou plusieurs enfants de - de 16 ans. Les enfants de + de 16 ans devront acquérir une carte individuelle FUAJ.

En Belgique

Réservée aux personnes résidant en Belgique. La carte d'adhésion est obligatoire. Son prix varie selon l'âge : entre 3 et 15 ans, 4 € ; entre 16 et 25 ans, 10 € ; après 25 ans, 16 €.

Renseignements et inscriptions

■ ***À Bruxelles : LAJ,*** *rue de la Sablonnière, 28, 1000. ☎ 02-219-56-76.* • *lesaubergesdejeunesse.be* •

En Suisse (SJH)

Réservée aux personnes résidant en Suisse. Le prix de la carte dépend de l'âge : 22 Fs pour les - de 18 ans, 33 Fs pour les adultes et 44 Fs pour une famille avec des enfants de - de 18 ans.

Renseignements et inscriptions

■ ***Schweizer Jugendherbergen (SJH) :*** *service des membres, Schaffhauserstr. 14, 8006 Zurich. ☎ 044-360-14-14. ● youthhostel.ch ●*

Au Canada

Elle coûte 35 $Ca pour une durée de 16 à 28 mois et 175 $Ca pour une validité à vie (tarif hors taxes). Gratuit pour les enfants de - de 18 ans.

■ ***Auberges de Jeunesse du Saint-Laurent / St Laurent Youth Hostels :*** *3514, av. Lacombe, Montréal (Québec) H3T 1M1. ☎ 514-731-10-15. N° gratuit (au Canada) : ☎ 1-800-663-5777.*

■ ***Canadian Hostelling Association :*** *301-20 James St, Ottawa (Ontario) K2P 0T6. ☎ 613-237-78-84. ● info@hihostels.ca ● hihostels.ca ●*

Pour réserver votre séjour en auberge de jeunesse HI

– ***En France :*** *● hifrance.org ●* Accès aux offres spéciales et dernières minutes.

– ***En France et dans le monde :*** *● hihostels.com ●* Si vous prévoyez un séjour itinérant, vous pouvez réserver plusieurs auberges en une seule fois !

ARGENT, BANQUES, CHANGE

La monnaie du Portugal est l'***euro.*** Taux de change (2014) : 1 € = 1,21 Fs = 1,49 $Ca.

Les banques

Elles sont ouvertes du lundi au vendredi de 8h30 à 15h (certaines banques privées sont même ouvertes jusqu'à 18h). À noter que pour changer les chèques de voyage, il faut s'acquitter d'une commission assez élevée (de l'ordre de 4,5 %), y compris à la poste. Ils sont par ailleurs difficilement acceptés par les hôteliers.

Les cartes de paiement

On trouve des distributeurs *(multibanco)* un peu partout sur l'île et les cartes de paiement sont acceptées dans la plupart des points de vente, commerces et hôtels. Même sur Porto Santo. Attention, toutefois, les retraits n'excèdent pas 200 €.

Par ailleurs, quelle que soit la carte que vous possédez, chaque banque gère elle-même le processus d'opposition et le numéro de téléphone correspondant ! Avant de partir, notez donc bien le numéro d'opposition propre à votre banque (il figure souvent au dos des tickets de retrait, sur votre contrat ou à côté des distributeurs de billets), ainsi que le numéro à 16 chiffres de votre carte. Bien entendu, conservez ces informations en lieu sûr, et séparément de votre carte. Par ailleurs, l'assistance médicale se limite aux 90 premiers jours du voyage et l'assistance véhicule aux cartes haut de gamme (renseignez-vous auprès de votre banque). N'oubliez pas aussi de VÉRIFIER LA DATE D'EXPIRATION DE VOTRE CARTE BANCAIRE avant votre départ !

– ***Carte Visa :*** *assistance médicale incluse ; numéro d'urgence (Europ Assistance) : ☎ (00-33) 1-41-85-85-85 (24h/24). ● visa.fr ● Pour faire opposition, contactez le numéro communiqué par votre banque.*

– ***Carte MasterCard :*** *assistance médicale incluse ; numéro d'urgence : ☎ (00-33) 1-45-16-65-65. ● mastercardfrance.com ● En cas de perte ou de vol, composez le numéro communiqué par votre banque pour faire opposition.*

– **Carte American Express :** *téléphonez en cas de pépin au ☎ (00-33) 1-47-77-72-00. Numéro accessible tlj 24h/24. ● americanexpress.fr ●*
– **Pour toutes les cartes émises par La Banque Postale :** *composez le ☎ 0825-809-803 (0,15 €/mn) depuis la France métropolitaine, et pour les DOM ou depuis l'étranger : ☎ (00-33) 5-55-42-51-96. ● labanquepostale.fr ●*

Petite mesure de précaution : si vous retirez de l'argent dans un distributeur, utilisez de préférence les distributeurs attenants à une agence bancaire. En cas de pépin avec votre carte (carte avalée, erreurs de code secret...), vous aurez un interlocuteur dans l'agence, pendant les heures ouvrables du moins.

ACHATS

Aux côtés des « poids lourds » de l'artisanat de Madère comme les magnifiques objets et meubles en osier, ou les broderies, œuvres d'art quasiment uniques, ou encore les tapisseries, on peut trouver des petites merveilles, précieuses ou simples, faciles à transporter :
– des ***dentelles*** arachnéennes que des femmes aux doigts de fée réalisent au crochet ou au fuseau ;
– des ***canotiers*** inspirés de ceux des « pilotes » de *carros de cesto.* Au retour de voyage, c'est bien simple, on les met tout simplement sur la tête ;
– des petits ***objets en marqueterie*** d'inspiration mauresque ;
– des ***botachas,*** bottes traditionnelles si souples et confortables ;
– des ***barretes de lâ,*** bonnets à oreilles, copies conformes de ceux portés par les paysans et les viticulteurs (très douillets au premier coup de froid) ;
– des ***bolo de mel,*** ces délicieux gâteaux, spécialement empaquetés au magasin pour le voyage ;
– des ***mignonnettes de madère ou d'aguardente,*** quand on hésite devant la bouteille entière ;
– et pourquoi pas, des ***bulbes d'agapanthe ou d'orchidée,*** pour le dire « avec des fleurs ».

Broderies, de véritables œuvres d'art

Il est probable que dans les premiers couvents de l'île, quelques religieuses brodaient avec application les chasubles et autres vêtements liturgiques. Les nobles dames des *quintas* en faisaient un passe-temps agréable et très féminin pour orner leurs mouchoirs. Les pauvres épouses des colons n'avaient guère de temps à y consacrer.
Au milieu du XIXe s, les maladies de la vigne et de la pomme de terre ruinent un grand nombre de viticulteurs et de paysans, la misère devient générale. Elizabeth Phelps, jeune Anglaise issue d'une famille fortunée et bien implantée dans l'île, vole au secours des femmes en leur enseignant la broderie. Elizabeth, surnommée Bella, avait le cœur tendre et un tempérament d'artiste ; ses dessins (elle avait un bon coup de crayon) servent de modèles aux brodeuses. Pour commencer, elle mobilise sa nombreuse famille (10 frères et sœurs), ses amis, ses relations et les ventes se font de façon tout à fait confidentielle. Mais le succès est tel qu'elle trouve des représentants anglais, les Wilkinson, qui font connaître ses œuvres à Londres. Dès 1862, devant l'ampleur des demandes, ces représentants s'installent à Madère pour développer l'activité. Le résultat va dépasser toutes les espérances et la broderie de Madère conquiert ses lettres de noblesse.
Aujourd'hui, comme du temps de Bella, les femmes travaillent chez elles. La plupart des créateurs sont à Funchal (voir *Bordal* et *Patricio & Gouveia* dans la rubrique « Achats » à Funchal). Les stylistes préparent des modèles sur un papier calque

qui passe sous le « picotador » ou machine à picoter ; le calque ainsi percé de petits trous est placé sur le tissu et estampé, c'est-à-dire frotté avec une éponge imprégnée d'une encre bleue spéciale. Le tissu portant le dessin en petits points bleus et les fils de couleur sont alors livrés à la brodeuse ; on lui indique également le type de point souhaité. Le travail terminé est contrôlé et, s'il est conforme, se vend impérativement avec un sceau de garantie (sorte de petit timbre métallique fixé au tissu). L'Institut de la Broderie et de l'Artisanat veille au respect de cette obligation. Une trentaine d'entreprises pratiquent cette activité et font travailler environ 4 500 brodeuses. Regroupées dans un « syndicat des brodeuses », elles sont pleinement conscientes d'être les « petites mains d'or » de la broderie de luxe. Le raffinement des tissus (lin, soie...), les motifs inspirés de la nature, la « patte » de chaque styliste font de chaque pièce une œuvre unique et l'on ne mentionnera pas le nombre d'heures de travail... Vous pouvez vous en faire une idée en regardant le prix. En attendant, merci Bella !

L'osier (du cache-bouteille au mobilier de salon complet)

C'est une véritable industrie à l'échelle locale, encouragée dès la fin du XIXe s par Mr Hinton, un Anglais qui avait réussi à monopoliser la production du sucre de canne. Le confort « à l'anglaise » suppose une *quinta* d'été au frais, loin de la chaleur des côtes ; le choix de la famille Hinton se porta sur Camacha, à 700 m d'altitude, lieu de villégiature préféré des notables de Funchal. Il y avait là quelques artisans qui réalisaient des meubles en osier en s'inspirant du mobilier en rotin à la mode en Allemagne et en Angleterre. Ces artisans travaillaient pour les familles anglaises des *quintas* d'été et pour les hôtels qui commençaient à accueillir des touristes. L'engouement fut tel que ce type de mobilier fut bientôt exporté ; on continue d'ailleurs aujourd'hui à réaliser des chaises longues, des sièges, du mobilier, aussi bien pour le marché local que pour l'étranger.
Prévoyant l'essor du tourisme, James Taylor et William Hinton eurent l'idée de rapporter d'Italie des paniers de tailles différentes pour servir de modèles. Des familles entières peuvent ainsi faire de la « petite » vannerie en travail d'appoint. On trouve des cache-bouteilles, des boîtes, des plateaux, des maquettes de bateaux et, bien sûr, toutes sortes de paniers.
Mais travailler l'osier est une occupation à plein temps. L'osier appartient à la variété des saules ; il est planté dans les vallées humides mais surtout pas en eau stagnante. Les rameaux droits et souples sont coupés au plus près du sol chaque année entre janvier et mars. On enlève les branches latérales éventuelles et on place les bottes à la verticale dans 10 cm d'eau jusqu'en mai ou juin. Quand des feuilles apparaissent, on épluche chaque rameau et on le met à sécher ; dans certains villages, ces rameaux sèchent étalés sur les façades des maisons bien exposées au soleil. Une fois secs, ils peuvent se conserver plusieurs années. Avant de les utiliser, il faut les faire bouillir pendant de nombreuses heures afin de leur redonner la souplesse nécessaire. Quand on découvre ce long processus, on se surprend à regarder avec respect ces objets qui paraissent si simples.

Tapisseries

En 1936, un artiste s'installe à Madère. Il se nomme Herbert Kiekeben, il est allemand. Les paysages, les arbres, les fleurs, tout l'inspire. Il peint des modèles qui sont ensuite reproduits en tapisserie. Ses œuvres très originales plaisent et les thèmes en sont variés ; il aime également faire des copies des maîtres anciens. On transpose le tableau sur un canevas à l'aide de fils de couleur en laine et coton. La technique utilise le *grado* (grand point), le *miudo* (petit point) et l'*alinhavado* (faufilage). Une quinzaine d'années plus tard, l'élan donné se concrétise et, le succès aidant, la tapisserie madérienne obtient ses lettres de noblesse.

BUDGET

Hébergement

Les prix indiqués s'entendent pour deux personnes, petit déj inclus.
Attention, les prix augmentent pour la fête des Fleurs, pour les fêtes de fin d'année et en été.
- ***Bon marché :*** moins de 50 €.
- ***Prix moyens :*** 50-80 €.
- ***Chic :*** 80-150 €.
- ***Très chic :*** à partir de 150 €.

Repas

Les prix indiqués s'entendent pour un repas par personne.
Attention aux amuse-gueules ***(petiscos)*** que l'on vous apporte d'office avant le repas, comme le fromage, les olives, la charcuterie, etc. On ne vous les offre pas car vous avez l'air sympathique : ils vous seront facturés (leur prix est théoriquement mentionné sur la carte), sauf si vous les refusez expressément ; dans ce cas, le serveur les retire de la table. Idem pour le pain et le beurre. Le principe, c'est que l'on ne paye que ce que l'on consomme. Vous pouvez bien sûr, si vous les trouvez appétissants, vous ruer dessus. Impeccable en guise d'apéro !
Attention aussi, ***le prix du poisson*** est souvent indiqué... au kilo ! La surprise peut être de... taille au final. Bien vérifier.
- ***Bon marché :*** 7-12 €.
- ***Prix moyens :*** 12-25 €.
- ***Chic :*** au delà de 25 €.

Quelques prix de produits courants

- Un litre d'essence sans plomb : environ 1,50-1,60 €.
- Un litre de gasoil : environ 1,40 €.
- Un café dans un bar : 0,50-0,80 €.
- Un litre d'eau minérale : environ 0,40 €.
- Un timbre (carte postale vers l'Europe) : 0,70 €.

CLIMAT

Madère est le royaume de la douceur ! Point d'excès ni dans un sens ni dans l'autre : le printemps toute l'année sur la côte avec des températures allant de 15 °C en hiver à 25 °C en été. À l'intérieur de l'île, cependant, il peut parfois faire plus frais l'hiver, et des pluies peuvent survenir brusquement alors qu'au départ le ciel était d'un azur prometteur. Il est donc prudent de consulter la météo de la côte et celle de l'intérieur de l'île avant toute incursion sur les versants montagneux.

ÉOLE ET ULYSSE

Dans L'Odyssée d'Homère, ce serait à Madère que le dieu des Vents, Éole, confia au rusé Ulysse une outre remplie des vents mauvais pour favoriser son retour à Ithaque. Mais, profitant du sommeil de notre grand voyageur, les marins persuadés d'y trouver un trésor ouvrirent l'outre et libérèrent ainsi ces vents maléfiques. Et l'odyssée fut de plus en plus longue et mouvementée. Mais Ulysse pouvait-il vraiment franchir les Colonnes d'Hercule (Gibraltar) pour se rendre à Madère ?

Car ici, Éole, le dieu des Vents, règne en maître ! Ses enfants bien aimés vous accompagnent partout. L'*embate* venant de la mer apporte un souffle doux à Funchal mais nappe les cimes de brumes et de nuages délicats, le *leste,* comme son nom l'indique, vient de l'est et apporte la chaleur des côtes africaines, quant au *terral* venant des sommets montagneux, il va répandre quelques pluies sporadiques et bienfaisantes en descendant vers l'océan. Le ciel de Madère est toujours en mouvement et c'est là le secret de la beauté radieuse de ses paysages constamment rehaussés de couleurs tendres ou violentes.

DANGERS ET ENQUIQUINEMENTS

RAS ! Quelques précautions s'imposent quand même. Gardez bien vos documents d'identité ou de voyage avec vous, ne rien laisser en évidence dans votre voiture, sur la plage, etc.

DÉCALAGE HORAIRE

Il y a 1h de décalage entre Madère et la France : quand il est 12h à Paris, il est 11h à Madère été comme hiver.

ÉLECTRICITÉ

Le courant est du 220 V. Les prises sont de type continental, comme en France. Pour nos amis canadiens, un adaptateur sera toujours nécessaire.

FÊTES ET JOURS FÉRIÉS *(FERIADO)*

Quelle que soit l'époque choisie, il se trouve toujours une célébration nationale ou locale pour réjouir le cœur et donner des couleurs à la vie.
La plus mondialement connue de ces fêtes, est, bien sûr, la ***Saint-Sylvestre.*** Dès le 8 décembre, pour l'Immaculée Conception, on honore comme il se doit la Sainte Vierge. C'est à cette date que l'on commence les *lapinhas,* c'est-à-dire les crèches. Elles sont monumentales dans les églises, les hôtels ou les restaurants, plus modestes dans les foyers. Ensuite, les préparatifs de la fin d'année s'intensifient. Le 23 décembre, on chante et on danse souvent tard dans la nuit au marché aux fruits et aux fleurs ; c'est ce que l'on nomme très officiellement la « fête de la Nuit du Marché ». Funchal resplendit de lumière : on illumine les églises, les monuments publics, les statues, les fontaines... bref tout ce qui ne bouge pas ! Puis on fait une pause pour fêter Noël en famille, avec des agapes dignes de Pantagruel, après la messe de minuit suivie avec ferveur. Le 26 décembre, jour de la Saint-Étienne, est férié pour reprendre des forces et, dès le lendemain, les festivités reprennent. Des groupes folkloriques se produisent sur les places et dans les jardins publics entraînant les passants dans leurs rondes. Le soir du 31 décembre, il semble que tous les habitants de l'île se donnent rendez-vous à Funchal munis de provisions bacchiques. Il semble également que tous les paquebots de croisière du monde décident d'investir la baie, pavoisés et éclairés de toute part. La ville évoque alors une crèche géante, illuminée et scintillante. À minuit, les sirènes des navires retentissent, les

cloches des églises carillonnent et le ciel s'embrase ; les feux d'artifice explosent alors en une féerie digne des mille et une nuits. « Bom ano novo », crie-t-on alors.
À peine le temps de se remettre de ses émotions et voilà ***Carnaval*** qui pointe son nez ; dès le samedi précédant Mardi Gras, un défilé bon enfant envahit les rues de Funchal ; adultes, enfants, pour tous, les déguisements et masques sont de rigueur. On les ressortira le ***Mardi Gras*** pour la grande parade où des groupes de samba se déchaîneront pour rivaliser avec leurs cousins brésiliens.
Pour mesurer l'intensité et l'importance des fêtes religieuses dans la vie quotidienne des habitants de l'archipel, il suffit de se remémorer le nom donné à la première île découverte : Porto Santo, le Port saint. Les Madériens puisent leur foi et leurs croyances dans le catholicisme sans faille des premiers explorateurs portugais.

Les fêtes religieuses *(festas)*

Elles se suivent ainsi, avec la Semaine Sainte, Pâques, la Pentecôte et la Fête Dieu. Plus tard il y aura l'Assomption (15 août), la Toussaint (1er novembre) et l'Immaculée Conception (8 décembre). Mais on est bien loin de la dramaturgie espagnole. Les rues sont pavoisées, des tapisseries ou des tapis colorés sont accrochés aux balcons, des pétales de fleurs couvrent les trottoirs et certaines ruelles. Les chants et les danses accompagnent les *romarias,* longs cheminements des fidèles en route vers leur église. L'expression de la foi à Madère est joyeuse et décomplexée, ce qui explique que la jeune génération y adhère aujourd'hui volontiers. Les abords des églises sont ornés de drapeaux et de décorations soigneusement réalisées en papier et en feuillages. Il y a de la solennité dans la procession religieuse proprement dite, bannières en tête et images ou statues saintes accompagnées par les prêtres. Mais les *charolas,* guirlandes de fruits et de légumes qui suivent, ramènent rapidement à la terre que l'on souhaite nourricière. Les pétards qui éclatent de toute part, tout en éloignant le Diable, répondent aux orchestres déchaînés.
– La ***Festa dos Santos Populares, du 12 au 29 juin,*** répond à toutes les attentes. Si vous pensez vous marier bientôt, il faut honorer Santo Antonio, le patron des amoureux. Si vous souhaitez faire une pêche miraculeuse, allez à Ribeira Brava, Sào Pedro, le patron des pêcheurs vous y attend et la procession de bateaux ne manque pas d'allure. Si vous avez toujours rêvé de sauter au-dessus d'un feu de joie, Sào Joào, patron de Porto Santo, vous en donne l'occasion. Danses, musiques, chants et feux d'artifice honorent bien sûr nos trois saints si aimés des Madériens.
– La ***fête de l'Assomption de Nossa Senhora do Monte commence... le 14 août.*** On vient de tous les villages de l'île solliciter Notre-Dame de Monte, patronne de Madère. La statue provient de l'ancienne église du XVe s ; elle est l'objet d'une très grande vénération. Pour ceux dont le vœu a été exaucé, gravir les 74 marches de basalte à genoux est l'expression sincère d'une action de grâce. Néanmoins, le visiteur non averti a beaucoup de peine à se persuader qu'il s'agit là d'un évènement religieux ; à moins qu'il ne suive la messe dans l'église ou sa diffusion par haut-parleurs sur le parvis. Tout autour, des chants, des danses, des fanfares génèrent une cacophonie plus proche d'une foire ou d'une kermesse.
– ***À Machico les 8 et 9 octobre, le festival du Senhor dos Milagres*** nous replonge dans l'histoire. On assure que les tombes de Mac Kean (Machim) et de celle qu'il aimait par-dessus tout, Anne d'Orset, se trouvaient là. Zarco en personne aurait fait construire une chapelle dès 1420 pour le repos de leurs âmes ; un morceau de la croix de cèdre qui ornait leur dernière sépulture serait encore

enchâssé dans le tabernacle. Des historiens plus prosaïques affirment que le nom de Machico était tout simplement celui d'un capitaine apprécié de Zarco. Malgré tout, l'église du Christo, également nommée du Senhor dos Milagres, a depuis attiré les plus pauvres et les plus malheureux de l'île. Le pèlerinage est très suivi, et s'étire sous les platanes de la place accompagné de danses et de chants.

À la Toussaint, une jolie tradition de partage du pain « Pao por Deus » avec les plus défavorisés existait. Maintenant, ce jour-là, on donne aux enfants des bonbons, des gâteaux, bref des douceurs.

Mais il y a également d'autres fêtes religieuses importantes à Funchal.

– ***Le 1er mai, Festa de Sâo Tiago Menor (Saint-Jacques le Mineur).*** Une procession se rend à Santa Maria Maior ; cette église, juchée sur une petite éminence face à la mer, accueille un grand nombre de pèlerins. En effet, le 1er mai 1538, une prière a été faite spécialement à saint Jacques pour obtenir la fin d'une terrible épidémie de choléra. En souvenir de ce vœu exaucé, les Madériens, qui ont de la mémoire, renouvellent chaque année leurs actions de grâce.

– ***Du 22 au 31 mai, c'est las Festas da Sé,*** c'est-à-dire les fêtes de la cathédrale de Funchal. Toutes les rues avoisinantes sont pavoisées, et « Nikita » coule à flots dans les bars et restaurants du quartier. Il semble qu'au mois de mai il soit difficile de travailler, tout comme au mois de septembre...

– ***En juin,*** l'office de Tourisme organise la ***Fête de l'Atlantique.***

– ***Début septembre, à Ponta Delgada, la Festa do Senhor Bom Jesus*** attire un grand nombre de Madériens de la diaspora, heureux de revenir quelques jours au pays. À cette occasion, on vient de toute l'île à pied, accompagné comme il se doit d'orchestres et de fanfares.

– ***La 3e semaine de septembre, la fête de Nossa Senhora da Piedade,*** patronne des pêcheurs, mobilise un nombre impressionnant de bateaux pavoisés. On va chercher en grande pompe la statue de la Vierge à la Quinta do Lorde ; le bateau le mieux décoré a l'insigne honneur d'embarquer la Sainte Vierge et de la ramener à bon port. C'est une manifestation haute en couleur et mouvementée quand la mer fait des caprices.

Pour clore ce chapitre de réjouissances diverses, n'oublions pas quelques autres fêtes locales :

– ***À Santana, depuis plus de 50 ans, la Festa dos Compadres,*** « fête des Compères » (sans oublier les *Comadres,* les Commères), n'a pas d'équivalent. Elle débute avec le Carnaval ; on fabrique à l'avance des mannequins de paille habillés de vêtements colorés et on les installe en divers endroits de la bourgade. On leur donne parfois une vague ressemblance avec des personnalités plus ou moins connues. Ces mannequins seront rassemblés à Mardi Gras, chargés de tous les péchés du monde, jugés et brûlés dans la liesse générale. Défoulement total garanti.

– ***Le 1er juillet, on fête la date anniversaire de la découverte de l'île*** avec force fanfares et divertissements.

– ***Le 21 août, c'est la fête de la ville de Funchal,*** une foire gigantesque où tout se ligue pour vous faire oublier vos projets raisonnables de régimes en tout genre.

Les jours fériés et fêtes nationales

– ***1er janvier :*** Jour de l'an ; *Ano novo.*
– ***25 avril :*** fête nationale (Révolution des Œillets) ; *Dia de Portugal.*
– ***1er mai :*** fête du Travail ; *Dia do Trabalho.*
– ***10 juin :*** fête nationale (décès du grand poète Camões) ; *Dia de Camões.*
– ***8 décembre :*** fête de la Vierge ; *Imaculada Conceiçao.*
– ***25 décembre :*** Noël ; *Natal.*

Les fêtes liées au vin de Madère

Les vendanges commencent souvent mi-août à Porto Santo. Dans l'île de Madère, elles durent de septembre à fin octobre suivant l'altitude des vignobles. Il est bien évidemment très difficile de mécaniser les travaux de la vigne sur ces terrasses. Le raisin, et parfois aussi le moût, ont longtemps été portés à dos d'homme par les *borracheiros* (« ceux qui portent l'ivresse ») jusqu'aux camions chargés de rejoindre les chais. Cette tradition tend à disparaître. Après fermentation, le jus est « fortifié » et chauffé, avant de remplir des barriques en chêne et d'y mûrir le plus longtemps possible. Les années exceptionnelles sont classées « vintage » et peuvent atteindre une longévité de 150 ans. Ces vendanges, épuisantes physiquement, sont source de joie et de gaieté. Toute la famille, jusqu'aux cousins éloignés, du Venezuela, d'Afrique du Sud ou même du... Portugal, tous les amis, tous les voisins répondent « présents ». On chante, on danse (quand la hotte est vide), on boit et on festoie. Lorsqu'on foule aux pieds la vendange réservée à la consommation de la famille, on invite le promeneur égaré à rejoindre la troupe. Il est gentiment prié d'enlever chaussettes et chaussures, de rincer ses pieds au jet d'eau et hop ! dans la cuve. Et là, la musique endiablée rythmant le piétinement, les effluves du jus de raisin et la chaleur l'enivrent plus sûrement qu'une bouteille entière de Madère. Participer aux vendanges à Madère dans ces conditions est une expérience inoubliable. Certains hôtels organisent leurs propres fêtes des vendanges, permettant ainsi à leurs clients de partager ces festivités hautes en couleur.
Avec une telle notoriété il n'est pas étonnant que de nombreuses fêtes soient dédiées au vin de Madère :
– en août, le ***Madeira Wine Rallye*** associe les plaisirs de la conduite sportive à la découverte des vignobles et du vin mais, entre boire et conduire, il faut choisir... la modération.
– Enfin, début septembre, se déroule à ***Estreito de Câmara de Lobos*** la ***fête du Vin.*** Ce n'est pas une mince affaire : du ramassage du raisin au foulage, rien ne nous est épargné. Mais ensuite, les dégustations, les parades, la procession jusqu'à Funchal... quelle récompense ! La fête du Vin de Madère vous permettra de savoir tout, tout, vraiment tout sur ce vin si subtil.

Les fêtes liées aux fruits

– Normalement, en mars, la ***Festa da Anona*** (fête de l'Anone) se tient à Faial, près de Santana.
– En juin, la ***Festa da Cereja*** (fête de la Cerise) a lieu à Jardim da Serra, dans la commune de Câmara de Lobos. C'est peut-être bien la plus ancienne de Madère, car elle remonte à 1954.

Les fêtes des fleurs

L'une des fêtes les plus émouvantes de Madère se tient à Funchal 2 semaines après Pâques. C'est la ***Fête des Fleurs.*** Il y a, bien sûr, les traditionnels tapis de fleurs un peu partout et des chars recouverts de mimosas, bougainvillées, hibiscus, strelitzias, etc. Mais, sur la place de la mairie, on dresse le Mur de l'Espoir ; on assiste alors, avec un peu de chance, à la ruée des enfants, chacun portant sa fleur, pour être le premier à l'y accrocher. « Des fleurs pour la paix dans le monde » : c'est là leur si beau message.

HÉBERGEMENT

Promotions sur Internet

De plus en plus d'hôtels modulent les tarifs de leurs chambres sur Internet en fonction du taux d'occupation. Il y a donc les prix de base (ceux que nous indiquons) et les promos proposées sur le Net. À certaines périodes, le prix des chambres évolue en permanence, ce qui permet d'optimiser le chiffre d'affaires (comme le font les compagnies aériennes).

Ces promotions sont extrêmement variables d'une semaine à l'autre, voire d'un jour à l'autre. Elles sont particulièrement intéressantes pour les hôtels de gamme supérieure (3-étoiles). Exemple, un établissement qui annonce des prix officiels de 90 à 130 € proposera les mêmes chambres entre 60 et 80 € sur son site, à certaines périodes.

Bref, lorsque vous avez choisi votre hôtel dans votre guide préféré, allez donc faire un tour sur son site pour voir ce qu'il propose. De vraies bonnes affaires en perspective !

Remarque : si les cartes de paiement et autres moyens modernes de paiement se sont démocratisés dans le pays, dans les établissements très modestes, il faut toutefois payer en espèces.

La gamme d'établissements n'est pas très large.
Il y a de ***grands complexes hôteliers*** sans grand charme mais à forte capacité d'accueil (et donc à prix très fluctuants en fonction de l'offre et de la demande), en passant par les ***pensions (pensão)*** et les ***residencial,*** qui conviendront parfaitement aux budgets serrés. Peu d'auberges de jeunesse, mais quelques *hostels* très sympa (notamment à Funchal).
Si vous êtes plus en fonds, ne pas hésiter à pousser la porte des ***estalagem,*** de ***petites auberges,*** voire même des ***quintas,*** des ***domaines,*** souvent agricoles, transformés en adresses pleines de charme. La *quinta,* terme portugais pour désigner une ferme, c'était tout simplement un ensemble de bâtiments agricoles entourés de cultures : un hangar pour les outils nécessaires, des constructions adaptées pour les différents produits récoltés, des étables pour le bétail et parfois, mais plus rarement, une petite maison pour le propriétaire. En général, celui-ci préfère habiter « en ville ». On peut visiter aujourd'hui la Quinta das Cruzes de Zarco sur les hauteurs de Funchal ; c'est aux *quintas* ordinaires ce qu'un manoir est à une chaumière. Mais au début du XVIIIe s l'influence anglaise transforme la *quinta* en une résidence cossue, entourée d'un jardin et même d'un parc d'agrément. Certaines *quintas* de cette époque se visitent et permettent de rêver à la douceur de vivre. Enfin, sachez qu'on peut aussi louer des ***appartements (apartamentos).***

Logements chez l'habitant

■ ***Bedycasa.com :*** BedyCasa offre une manière différente de voyager à Madère, plus authentique et plus économique. La chambre chez l'habitant permet aux voyageurs de découvrir une ville, une culture et des traditions à travers les yeux des locaux. En quelques clics sur BedyCasa, il est possible de réserver un hébergement grâce au moteur de recherche, ainsi que de lire des témoignages d'autres voyageurs pour guider son choix. BedyCasa, c'est aussi un label communautaire, une assurance et un service client gratuit, tous les jours.

HORAIRES

Les banques sont souvent ouvertes de 8h30 à 15h. Les restos sont ouverts pour le déjeuner de 13h à 15h, et pour le dîner de 19h à 23h. Les magasins sont ouverts le matin, du lundi au vendredi, de 9h à 13h, et l'après-midi de 15h à 19h, parfois 20h. Attention, fermés les samedi après-midi et dimanche. Prendre ses précautions ! Quant aux musées, ils sont souvent fermés le lundi, parfois les week-ends et les jours fériés.

LANGUE

Le portugais tel qu'on le parle à Madère

Au Portugal, il y eut, à l'origine, les Celtes, puis les Lusitaniens (peuplade asservie progressivement par les Romains) puis les Wisigoths... De ce méli-mélo linguistique avec comme base solide le « latin vulgaire » est né l'idiome « galaïco-portugais » qui s'est ainsi distingué des langues « ibéro-romanes ».
Le roi Denis Ier du Portugal confirma en 1290 ce dialecte comme langue officielle du Portugal.
Au XVIe s, il sera nécessaire de faire la distinction entre le portugais « national » et le portugais « colonial ».
En 1990, un Accord orthographique de la langue portugaise est signé par l'Angola, le Brésil, le Cap Vert, la Guinée-Bissau, le Mozambique, et même cet archipel au large des côtes du Gabon, Sao-Tomé-et-Principe. On va enfin se comprendre, tout du moins par écrit.
Si vous êtes des routards linguistes connaissant le portugais, cette langue romane qui, il faut le reconnaître, est assez proche de l'espagnol, vous arriverez sans aucun doute à vous faire comprendre. Il n'est pas garanti, toutefois, que les réponses faites vous soient compréhensibles. Les Portugais eux-mêmes sont souvent perplexes. On pratique à Madère une prononciation encore plus chuintante qu'au Portugal, moins articulée, que les Madériens quant à eux qualifient de « plus douce »... On peut la rapprocher du brésilien ou encore du cap-verdien. Dans les villages, on parle très lentement en utilisant des expressions locales déconcertantes... Ainsi les *batatas* (pommes de terre) vont, allez savoir pourquoi, devenir des *semilhas.*
Si l'on rencontre des Madériens parfaitement francophones à Funchal et dans les localités touristiques (émigration oblige), c'est principalement l'anglais qui vous sera utile. Il est généralement parlé très correctement et pratiquement... sans chuintantes.

Pour vous aider à communiquer, n'oubliez pas notre ***Guide de conversation du routard*** en portugais qui vous aider quand même !

Quelques mots et formules qui vous seront utiles

Politesse

oui, non	*sim, não*
s'il vous plaît	*por favor/faz favor*
merci (par un homme)	*obrigado*
merci (par une femme)	*obrigada*
bonjour (le matin)	*bom dia*
bonjour (l'après-midi)	*boa tarde*
bonsoir, bonne nuit, au revoir	*boa noite, adeus*

Expressions courantes

je m'appelle...	*meu nome é... , chamo me...*
je ne comprends pas	*não entendo, não compreendo*

Vie pratique

où se trouve... ?	*onde está... ?*
appelez un médecin	*chame um médico*
je suis malade	*estou doente*

Transports

gare	*estação*
train	*comboio*
gare routière	*terminais de autocarros*
arrêt de bus	*paragem*
autobus	*autocarro*
tramway	*eléctrico*
à gauche	*a esquerda*
à droite	*a direita*
tout droit	*em frente*

Argent

combien coûte... ?	*quanto custa... ?*
puis-je payer avec la carte *Visa* ?	*posso pagar com cartão* Visa *?*
quel est le prix... ?	*qual é o preço... ? quanto é... ?*

À l'hôtel et au restaurant

nous voudrions une chambre	*queriamos um quarto*
puis-je voir la chambre ?	*posso ver o quarto ?*
j'ai réservé...	*tenho reservado...*
toilettes, salle de bains	*casa de banho*
une douche	*um duche*
lavabo	*lavatório*
petit déjeuner	*pequeno almoço*
le déjeuner	*o almoço*
le dîner	*o jantar*
le plat du jour	*o prato do dia*
menu	*carta, ementa*
l'addition	*a conta*
chaud/froid	*quente/frio*
eau/vin	*água/vinho*

Nombres

1	*um*
2	*dois*
3	*três*
4	*quatro*
5	*cinco*
6	*seis*
7	*sete*
8	*oito*
9	*nove*
10	*dez*

POSTE

Les bureaux de poste *(oficina de correio)* sont ouverts du lundi au vendredi de 8h30 à 18h30 (plus tard à Funchal), et parfois le samedi matin. Prix du timbre pour l'Europe : 0,72 €. Délai de livraison : au moins une semaine.

POURBOIRE ET TAXE

Le pourboire n'est pas une coutume établie, mais cela peut se faire, au resto comme dans le taxi. À noter que l'IVA (équivalent de notre TVA) est de 22 % !

SANTÉ

Les pharmacies sont ouvertes du lundi au vendredi de 9h à 13h et de 15h à 19h, le samedi de 9h à 13h. En dehors de ces horaires, une liste est affichée sur la porte de chaque pharmacie pour indiquer les établissements de service.
La survenue d'une épidémie de dengue (septembre 2012-janvier 2013) a surpris tous les spécialistes. Mais les autorités ont sévèrement démoustiqué.
En fait, le principal problème de santé est lié aux randonnées d'altitude : les randonneurs qui suivent les *levadas* (canaux d'irrigation) y tombent régulièrement. Bien prévoir le nécessaire pour désinfecter.
Les produits et matériels utiles aux voyageurs, assez difficiles à trouver, peuvent être achetés par correspondance sur le site • *sante-voyages.com* • Infos complètes toutes destinations, boutique web, paiement sécurisé, expéditions Colissimo Expert ou Chronopost. ☎ *01-45-86-41-91 (lun-ven 14h-19h).*

SITES INTERNET

• ***madeirawine.com*** • Site sur les vins de Madère (leur histoire, les vignobles, la production, etc.). Possibilité d'acheter vins et biscuits de Madère ; commentaires des précédents visiteurs.
• ***themadeiratimes.com*** • Événements, informations touristiques et culinaires, forum et même location et vente de propriétés.
• ***madeira-fauna-flora.com/index.php/en*** • Site sur la faune et la flore de Madère proposant visites et balades thématiques (oiseaux, chauves-souris, papillons, culture...) payantes avec des biologistes, zoologues, ethnologues, etc.
• ***pnm.pt*** • Site traduit en français sur la biodiversité et le parc naturel de Madère. Recense et détaille les aires protégées ainsi que les espèces d'oiseaux présentes sur l'île. On y trouve les contacts des centres d'information de Madère proposant quelques activités liées à l'éducation environnementale, notamment pour les enfants.
• ***iledemadere.com*** • Site/blog de trois frères originaires de Madère dont l'intérêt majeur réside dans les nombreuses photos, pratiques pour choisir sa randonnée.
• ***madere-portugal.com*** • Site répertoriant presque tous les hôtels de Madère (pratique pour réserver) et apportant quelques informations générales sur l'île (spécialités culinaires, bonne description des *levadas*).
• ***visitmadeira.pt*** • Site de l'office du Tourisme de Madère très complet sur l'île et aussi Porto Santo, répertoriant les coordonnées des compagnies de transports, logements et activités touristiques (de la plage aux randonnées en passant par les musées).
• ***madeirarural.com*** • Centre de réservation créé par une association pour la promotion des maisons de campagne, gîtes, chambres d'hôtes, maisons et villas rurales, proposant une excellente alternative à l'hôtel touristique classique.
• ***madeira-live.com/fr*** • Bulletin en ligne sur Madère (météo, images en direct, excursions et activités proposées dont le golf, carte localisant les spots de surf de l'île, hôtels...).

Sites généralistes sur Madère

• ***madeira-restaurants.com*** • Regroupe la plupart des restaurants de l'île.
• ***madeiraislanddirect.com/blog*** • Site d'informations sur Madère en anglais.
• ***acontecemadeira.com/pt*** • Site sur les différentes manifestations à Madère (en portugais).

SPORTS ET LOISIRS

– ***Randonnées :*** plus de 50 randonnées répertoriées, pour tous les goûts, distances et degrés de difficulté. Voir aussi la rubrique « Levadas » dans « Hommes, culture, environnement » et, dans l'index, la rubrique dédiée « Randonnées et itinéraires ».
– ***Plages :*** la plus proche de Funchal est celle de Praia Formosa, mais aïe, c'est une plage de galets gris ! En revanche, pavillon pour la baignade depuis 2012 ! Mêmes galets à Ribeira Brava ainsi qu'à Ponta do Sol (pointe du Soleil), parfaite pour un coucher de soleil. Sinon, pour le sable blanc, importé du Sahara occidental, il faudra aller à Câmara de Lobos sur la « Banda d'Alèm » (125 m de long, 70 m de large) ainsi qu'à Machico, et, pour le sable noir, donc naturel, ce sera à Praínha, pas loin de Caniçal. Arrêtez-vous aussi à Porto Moniz et São Jorge. Enfin, la plus belle reste celle de Porto Santo qui s'étend sur plus de 8 km...
– ***Piscines naturelles :*** à Porto Moniz et Porto da Cruz.
– ***Surf et bodyboard :*** à Jardim do Mar, Paul do Mar et Porto da Cruz.
– ***Plongée :*** plage de Garajau, avec l'école de plongée de l'hôtel *Galomar* ***(Manta Diving Center,*** *☎ 291-935-588).* Départ pour la réserve sous-marine. Autrement, un autre club à Funchal, au *Pestana Carlton Madeira* ***(Madeira Divepoint).***
– ***Sorties en mer :*** du port de Funchal. Balades vers les Ilhas Desertas. Sorties dauphins ou baleines. Mais aussi sur la réplique de la *Santa Maria* de Christophe Colomb. De quoi faire rêver l'aventurier qui sommeille en vous !

TABAC

Interdit de fumer dans les lieux publics fermés.

TÉLÉPHONE, TÉLÉCOMMUNICATIONS

À Madère et Porto Santo, les numéros de téléphone comptent 9 chiffres. Ils commencent par 291 pour les téléphones fixes et 900 (et leurs variantes 915, 926, etc.) pour les téléphones portables.
– ***France →*** Madère ***(Portugal) :*** 00 + 351 + n° du correspondant.
– Madère ***(Portugal) → France :*** 00 + 33 (indicatif de la France) + n° du correspondant sans le 0. Pour la Suisse, 00 + 41, et pour la Belgique, 00 + 32, et tout pareil ensuite !
– ***Pour appeler en PCV*** (demander « *Pagar no destino* ») ***:*** *☎ 171 en Europe ; ou ☎ 800-800-330, numéro gratuit depuis une cabine, qui donne accès à un opérateur en France.*
Les numéros de téléphone en 707 et 808 coûtent le prix d'un appel local. Les numéros en 800 sont gratuits.

Portables

Les principaux réseaux de téléphone portable sont ***Vodafone, Optimus*** et ***TMN.*** Un numéro de téléphone portable compte 9 chiffres.

Urgence : en cas de perte ou de vol de votre téléphone portable

Suspendre aussitôt sa ligne permet d'éviter de douloureuses surprises au retour du voyage ! Voici les numéros des quatre opérateurs français, accessibles depuis la France et l'étranger :

– **SFR :** *depuis la France, ☎ 1023 ; depuis l'étranger, 📱 + 33-6-1000-1023.*
– **Bouygues Télécom :** *depuis la France comme depuis l'étranger, ☎ 0-800-29-1000 ; depuis l'étranger, ☎ + 33-1-46-10-86-86.*
– **Orange :** *depuis la France comme depuis l'étranger, 📱 + 33-6-07-62-64-64.*
– **Free :** *depuis la France, ☎ 3244 ; depuis l'étranger, ☎ + 33-1-78-56-95-60.*
Vous pouvez aussi demander la suspension de votre ligne depuis le site internet de votre opérateur.

Le téléphone portable en voyage

On peut utiliser son propre téléphone portable au Portugal avec l'option « Europe » ou « Monde ».
– ***Activer l'option « International » :*** pour les abonnés récents, elle est en général activée par défaut. En revanche, si vous avez souscrit à un contrat depuis plus de 3 ans, pensez à contacter votre opérateur pour activer l'option (gratuite). Attention toutefois à le faire au moins 48h avant le départ.
– ***Le « roaming » :*** c'est un système d'accords internationaux entre opérateurs. Concrètement, cela signifie que lorsque vous arrivez dans un pays, au bout de quelques minutes, le nouveau réseau s'affiche automatiquement sur l'écran de votre téléphone. Vous recevez rapidement un SMS de votre opérateur qui propose un ***pack voyageurs*** plus ou moins avantageux, incluant un forfait limité de consommations téléphoniques et de connexions internet. À vous de voir...
– ***Tarifs :*** ils sont propres à chaque opérateur et varient en fonction des pays (le globe est découpé en plusieurs zones tarifaires). N'oubliez pas qu'à l'international, vous êtes facturé aussi bien pour les appels sortants que les appels entrants. Ne papotez donc pas des heures en imaginant que c'est votre interlocuteur qui payera !
– ***Internet mobile :*** utiliser le wifi à l'étranger et non les réseaux 3G ou 4G. Sinon, on peut faire exploser les compteurs, avec au retour de voyage des factures de plusieurs centaines d'euros ! Le plus sage consiste à ***désactiver la connexion*** « données à l'étranger » (dans « Réseau cellulaire »). Il faut également penser à ***supprimer la mise à jour automatique de votre messagerie*** qui consomme elle aussi des octets sans vous avertir (option « Push mail »). Opter pour le mode manuel.

Bons plans pour utiliser son téléphone à l'étranger

– ***Acheter une carte SIM/puce sur place :*** c'est une option très avantageuse pour certaines destinations. Il suffit d'acheter à l'arrivée une carte SIM locale prépayée chez l'un des nombreux opérateurs représentés dans les boutiques de téléphonie mobile des principales villes du pays et souvent à l'aéroport. On vous attribue alors un numéro de téléphone local et un petit crédit de communication. Avant de signer le contrat et de payer, essayez donc, si possible, la carte SIM du vendeur dans votre téléphone – préalablement débloqué – afin de vérifier si celui-ci est compatible. Ensuite, les cartes permettant de recharger votre crédit de communication s'achètent facilement dans les bureaux de tabac à partir de 5 €. C'est toujours plus pratique pour trouver son chemin vers un *B & B* paumé, réserver un hôtel, un resto ou une visite guidée, et bien moins cher que si vous appeliez avec votre carte SIM personnelle.
– ***Se brancher sur les réseaux wifi*** est le meilleur moyen de se connecter au Web gratuitement ou à moindre coût. Et au Portugal, ça ne pose pas vraiment problème. De plus en plus d'hôtels, restos et bars disposent d'un réseau, payant ou non.
– Une fois connecté grâce au wifi, à vous les joies de la ***téléphonie par Internet*** ! Le logiciel ***Skype,*** le plus répandu, vous permet d'appeler vos correspondants gratuitement s'ils sont eux aussi connectés, ou à coût très réduit si vous voulez les joindre sur leur téléphone. Autre application qui connaît un succès grandissant, ***Viber*** permet d'appeler et d'envoyer des SMS, des photos et des vidéos aux

quatre coins de la planète, sans frais. Il suffit de télécharger – gratuitement – l'appli sur son smartphone, celle-ci se synchronise avec votre liste de contacts et détecte automatiquement ceux qui ont *Viber.* Même principe, mais sans la possibilité de passer un coup de fil, ***WhatsApp Messenger*** est une messagerie pour smartphone qui permet de recevoir ou envoyer des messages photos, notes vocales et vidéos. La première année d'utilisation est gratuite, ensuite elle coûte 0,99 US$/an.
– De plus en plus de fournisseurs de téléphonie mobile offrent des journées incluses dans votre forfait, avec appels téléphoniques, SMS, voire MMS et même connexion Internet en 3G limitée pour communiquer de l'étranger vers la France. Et Madère, faisant partie du Portugal, est inclus dans ces forfaits. Il s'agit de l'offre *Origami Play* et *Origami Jet* chez Orange, des *Forfaits Sensation 3Go, 8Go, 16Go* ou encore du *Pack Destination* chez Free. Les autres marques uniquement accessibles par le Net ou par carte le proposent de plus en plus également. Les destinations incluses dans votre forfait évoluant sans cesse, ne manquez pas de consulter le site de votre fournisseur.

Cartes téléphoniques

On peut acheter dans n'importe quel bureau de tabac ou marchand de journaux des cartes téléphoniques ***Hello PT*** d'une valeur de 3, 6 ou 9 € et les utiliser quasiment partout dans le pays. On trouve encore quelques cabines à pièces.

Internet et wifi

Le wifi est accessible quasiment partout, souvent de façon gratuite. Idéal avec un smartphone, une tablette ou un ordi portable.

TRANSPORTS INTÉRIEURS

Voir notre carte des distances dans le cahier couleur.

– ***Routes :*** bon réseau de routes sinueuses sur les itinéraires bis, des voies rapides *(via rápida)* ou expresses *(expresso)* autour de l'île, et des successions de tunnels et de ponts. Plutôt bien entretenues.
– ***Parkings :*** dans les centres-villes, pas facile de se garer. La meilleure solution mais la plus chère reste le parking payant (0,52 €/h). Dans la rue, le marquage bleu indique les endroits autorisés.

Voitures de location

■ ***Auto Escape :*** ☎ *0892-46-46-10 (0,34 €/mn).* • *autoescape.com* • *Vous trouverez également les services d'Auto Escape sur* • *routard.com* • Auto Escape *offre 5 % de remise sur la location de voitures aux lecteurs du* Routard *pour tte résa par Internet avec le code de réduction « GDR15 ». Résa à l'avance conseillée.* L'agence *Auto Escape* réserve auprès des loueurs de véhicules de gros volumes d'affaires, ce qui garantit des tarifs très compétitifs.
■ ***BSP Auto :*** ☎ *01-43-46-20-74 (tlj).* • *bsp-auto.com* • Les prix proposés sont attractifs et comprennent le kilométrage illimité et les assurances. *BSP Auto* vous propose exclusivement les grandes compagnies de location sur place, vous assurant un très bon niveau de services. Les plus : vous ne payez votre location que 5 jours avant le départ + réduction spéciale aux lecteurs de ce guide avec le code « routard ».
■ Également ***Hertz :*** ☎ *0825-861-861 (0,15 €/mn).* • *hertz.com* • ***Europcar :*** ☎ *0825-358-358 (0,15 €/mn).* • *europcar.fr* • ***Avis :*** ☎ *0821-230-760 (0,12 €/mn).* • *avis.fr* •

Bus

Il existe quatre compagnies de bus pour sillonner l'île. Pas la solution la plus rapide, soyons honnêtes. Peu de liaisons chaque jour, même pour les villes moyennes. Les itinéraires bis sont souvent empruntés. Les bus s'arrêtent quasiment tous à Funchal, sur l'avenida do Mar (voir à Funchal). Les billets s'achètent à bord du bus ou via une carte qu'on recharge.

■ ***Horários do Funchal :*** *☎ 291-70-55-59. • horariosdofunchal.pt •*
■ ***Rodoeste :*** *☎ 291-22-01-48. • rodoeste.pt •*
■ ***SAM :*** *☎ 291-20-11-51. • sam.pt •*
■ ***Empressa de Autocarros de Caniço :*** *☎ 291-22-25-58. • eacl.pt •*

Taxi

Parfois, à plusieurs, pour une visite express de l'île, cela peut être le bon plan. Renseignements près du Jardim de São Francisco à Funchal. Compter environ 20 €/h.

URGENCES

☎ **112 :** c'est le numéro d'urgence commun à la France et à tous les pays de l'UE, à composer en cas d'accident, d'agression ou de détresse. Il permet de se faire localiser et aider en français, tout en améliorant les délais d'intervention des services de secours.

🞥 ***Urgences (santé) ou pompiers :*** *☎ 112 ou 115 (plusieurs langues).*
🞥 ***Hôpital :*** *dites « O Hospital ». ☎ 291-705-600.*
– ***Hôpital Dr. Nélio Mendonça*** *(Funchal), dans le quartier de la Cruz de Carvalho : av. Luís de Camões, nº 57.*
– ***Hôpital des Marmeleiros,*** *sur les hauteurs, à Monte : estrada dos Marmeleiros. ☎ 291-705-730.*
🞥 ***Pompiers :*** *☎ 291-200-930 et 291-229-115.*
🞥 ***Numéro d'urgence pour les touristes :*** *☎ 800-296-296.*
– ***En cas de panne ou d'accident sur les autoroutes :*** *☎ 808-508-508.*
– ***Carte Visa :*** *assistance médicale incluse ; numéro d'urgence (Europ Assistance) : ☎ (00-33) 1-41-85-85-85 (24h/24). • visa.fr •*
– ***Carte MasterCard :*** *assistance médicale incluse ; numéro d'urgence : ☎ (00-33) 1-45-16-65-65. • mastercardfrance.com •*
– ***Carte American Express :*** *☎ (00-33) 1-47-77-72-00 (tlj 24h/24). • americanexpress.fr •*
– ***Cartes émises par La Banque Postale :*** *☎ (00-33) 5-55-42-51-96. • labanquepostale.fr •*

HOMMES, CULTURE, ENVIRONNEMENT

Madère, l'île où « l'été vient passer l'hiver ».

Paul Morand

Paléologues, archéologues, épigraphistes oubliez vos recherches et vos travaux scientifiques ! Vous aurez beau fouiller, gratter, creuser, vous ne trouverez ni Déesse-Mère comme à Malte, ni *nuraghe* comme en Sardaigne, ni Or des Scythes comme en Crimée... Rien, absolument rien, aucune trace de routards nomades des temps anciens, aucun signe de présence humaine comme les *Guanches* aux Canaries ! Les millénaires, les siècles ont passé, l'homme a peut-être contourné cette île au temps des Phéniciens, mais il ne lui a pas témoigné d'intérêt. À part quelques navigateurs et géographes arabes qui, curieusement, la nommèrent « djazirat al Ghannam », c'est-à-dire l'île aux moutons ! Et aussi des aventuriers italiens qui la baptisèrent « isola di Legname » ou île des forêts. Aussi incroyable que cela nous paraisse aujourd'hui, l'acte de naissance de Madère ne date que du XVe s. Et quel acte de naissance ! Une île couverte d'une forêt si épaisse, si dense, qu'il a fallu plusieurs années d'incendies à répétition (certains affirment que ces incendies durèrent 7 ans) pour permettre enfin aux hommes de s'y installer durablement. L'île de Madère est née dans les flammes !

Mais enfin Zarco est arrivé, le grand Zarco... Il en est le père officiel, mais il ne faut pas négliger le père légendaire : Roberto Mac Kean.

À défaut d'ancêtres ayant vécu à l'âge de pierre ou à l'âge du bronze, on raconte à Madère l'histoire romantique et tragique de Roberto Mac Kean (ou Machim) et d'Anne d'Orset. Roméo et Juliette anglais du XIVe s fuyant l'ire paternelle, ils firent naufrage sur l'île déserte et recouverte d'une forêt impénétrable. Anne d'Orset, hélas, mourut d'épuisement et Roberto Mac Kean de chagrin quelques temps après. Pauvres amants qui eurent rendez-vous avec la mort loin de leur pays natal. Un morceau de la croix qui indiquait leur tombe et le nom de la baie de Machico accréditent cette triste histoire.

Les pères officiels se nomment João Gonçalves Zarco et Tristão Vaz Teixera. Mandatés par Henri le Navigateur, prince portugais sédentaire qui ne naviguait guère, ils s'embarquèrent vers l'Ouest. Henri le Navigateur fut l'instigateur de nombreux voyages d'exploration vers les côtes africaines, dirigeant ces voyages... de son fauteuil !

POURQUOI « ZARCO » ?

Zarco, le premier capitaine-donataire de Madère, signifie le « Cligneur ». Tout simplement parce que João Gonçalves, de son vrai nom, a perdu un œil lors de la bataille de Ceuta en 1415.

Zarco et Teixera, poussés par la tempête, trouvèrent refuge sur une petite île bordée de sable blanc. Rendant grâce à Dieu, ils nommèrent cette île Porto Santo ; mais vers le sud ils aperçurent le sommet d'une montagne émergeant

de la mer et tout auréolé de nuages. Ils y revinrent l'année suivante (en 1420) et nommèrent cette île « Madeira », l'île des bois ! Zarco, capitaine-donataire de Madère jusqu'à sa mort en 1465, et Teixera, plus spécialement chargé du nord de l'île, attirèrent de nombreux colons portugais venus cultiver l'or de l'époque : la canne à sucre !

ARCHITECTURE

Le style manuélin

Il doit son nom à ***Manuel Ier,*** qui monta sur le trône en 1495, en pleine époque des grandes découvertes. Curieusement, c'est un architecte d'origine française, ***Boytac,*** qui est à l'origine de ce style gothique tardif.
Entre gothique et Renaissance, le style manuélin présente des caractéristiques très particulières : à l'opposé des lignes rigides de la période gothique, les piliers se tordent en spirale, sur les voûtes apparaissent de grosses nervures en relief. On a longtemps considéré ce style comme une exaltation des conquêtes, à cause du choix des motifs inspirés du monde marin – cordages, ancres, nœuds –, de la faune et de la flore exotiques, sans oublier la croix de l'ordre du Christ. Mais des études récentes amènent à nuancer cette interprétation. Les éléments de ce décor faisaient aussi partie de l'univers quotidien du Portugais de la terre.
Ce style original, qui symbolise la nouvelle richesse du pays, disparaîtra aussi vite qu'il s'est épanoui, avec la mort du souverain. S'il ne s'est pas manifesté exclusivement dans l'architecture (orfèvrerie, sculpture), l'exemple le plus fameux reste la fenêtre de ***Diogo de Arruda,*** dans le couvent du Christ, à Tomar. Au XIXe s, de nombreux édifices comme la gare du Rossio à Lisbonne sont construits dans un style manuélin, divulguant ce genre typiquement portugais dans tout le pays.

Azulejos (prononcer « azoulège »)

Ils font partie du paysage portugais. Pas seulement un art décoratif : du grand art, support indémodable de l'imaginaire de tout un peuple. On les découvre à chaque angle de rue, dans les jardins publics, les gares, les églises, et même chez les particuliers. Ils reflètent superbement la lumière et donnent une réelle impression de fraîcheur.
Ces carreaux de faïence vernissée sont introduits au Portugal après la prise de Ceuta, au Maroc, en 1415. Jusqu'à la fin du XVIe s, les azulejos sont d'abord arabes, puis andalous. D'ailleurs, leur nom vient de l'arabe *al zulaicha,* qui veut dire « petite pierre polie ». Les premiers azulejos fabriqués au Portugal datent de 1584 et sont polychromes.
Après le tremblement de terre de 1755, l'azulejo est judicieusement utilisé pour... restaurer les bâtiments endommagés. On fonde alors la Manufacture royale de céramique du Rato, à Lisbonne.
Très vite, la mode de l'azulejo se répand : ce ne sont pas seulement les palais ou les chapelles qui s'ornent d'azulejos, mais aussi les fontaines, les bancs, les bassins... Pour satisfaire la demande croissante, on fait appel aux Hollandais, qui imposent momentanément leur technique : carreaux à dessins bleus sur fond blanc (Delft). La décoration s'anime, les édifices se couvrent de scènes champêtres. Au XVIIIe s, ***Oliveira Bernardes*** crée une école qui rivalise avec les Hollandais...
Au XIXe s, les fabriques sont ruinées par les guerres napoléoniennes et les guerres civiles, et l'on assiste à un certain abandon de cet art jusqu'aux réalisations du grand maître ***Ferreira das Tabuletas.*** Il faut attendre le XXe s et le mouvement Art déco pour voir la céramique murale connaître un renouveau qui se confirme dans

les années 1950, grâce à de grands artistes tels que ***Jorge Barradas*** et ***Maria Keil.***
Cet art est toujours vivant, comme l'attestent les stations du métro de Lisbonne. En règle générale, les azulejos les plus originaux ou les plus attrayants ne se trouvent pas dans les magasins pour touristes. Ne vous laissez pas séduire par de prétendues reliques du XVIIe s et renseignez-vous auprès des Portugais pour connaître des adresses fiables.

BOISSONS

Le vin de Madère

Dès le XVe s, des ceps apportés de Chypre, de Crète et même des bords du Rhin furent plantés à Madère. La potasse, produite par la combustion du bois pendant sept longues années d'incendies, se révéla un excellent engrais pour la vigne. On mena de patientes recherches pour déterminer les meilleurs terrains de cet ancien volcan.
Il fallut ainsi trouver l'ensoleillement le plus favorable, l'abri le plus sûr contre les vents et ajouter si nécessaire de la terre arable dans des parcelles creusées dans la lave durcie : travail de longue haleine, pénible, et surtout dangereux lors de la plantation de certains vignobles littéralement suspendus au-dessus de l'abîme. Le versant sud-ouest, bien exposé, sera privilégié. Mais les surfaces cultivables sont très étroites : on les nomme *estreitos* (défilés). On peut citer les *estreitos* de Camara de Lobos, de Campanario, de Madalena, de Ponta do Pargo... La surface de ces vignes est tellement réduite qu'il faut enrouler les sarments sur des fils en hauteur pour augmenter le nombre de grappes. Pour accélérer la maturation du raisin, les pampres sont partiellement effeuillés : il ne doit y avoir aucun obstacle au soleil pour permettre aux grains de mûrir ; ceux-ci seront récoltés presque confits et transportés à dos d'homme.
Au XVe s, en ses débuts, le vin de Madère est élaboré suivant les procédés de vinification de l'époque. On foule le raisin à pieds nus, on presse le moût, on laisse le jus fermenter, on le met en fûts, et, dans un délai raisonnable... on le déguste. Tel qu'il est, le vin de Madère ravit déjà en 1455 un voyageur italien de passage, Luigi di Cadamosto. Au siècle suivant, le roi de France François Ier en remplit ses caves de Fontainebleau.
Pour goûter de ce vin « d'avant », avec un peu de chance, vous en trouverez dans un restaurant populaire, loin des centres touristiques, et dont le patron en produit lui-même pour sa consommation personnelle, et en fait éventuellement profiter des routards qu'il prend en amitié ; on pourra ainsi siroter un petit vin blanc sec et guilleret et même un rouge bien charpenté nommé *tinto.*

MADÈRE OR NOT MADÈRE ?

Au XVIIe s, Shakespeare (Henri IV, *acte I, scène II) oppose Poins à Falstaff au moment où Poins interpelle Falstaff en ces termes : « Tu as vendu ton âme au diable, ce dernier Vendredi Saint, pour une coupe de madère et une cuisse de poulet. » Mais ce n'est là que du « vin de Madère » et non le madère que nous connaissons aujourd'hui élaboré au courant du XVIIIe s.*

Dès la fin du XVIIe s, de nombreux bateaux embarquent de grandes quantités de vin de Madère. Pour que le vin ne se gâte pas lors des longs voyages vers les Indes ou l'Amérique, on le « fortifie » avec de l'*aguardente de cana* (eau-de-vie issue de la canne à sucre). Mais certains de ces tonneaux, servant de lest et peut-être aussi de réserve en cas de manque pour le capitaine et l'équipage, revinrent à la case départ. Ô miracle, ce vin de Madère n'avait souffert ni de la houle, ni des tempêtes, ni des chaleurs des tropiques. Bien au contraire, il avait, après ces longs mois de navigation, acquis un corps,

une puissance et un bouquet extraordinaires. Ce vin, surnommé ***vinho da roda,*** que l'on a traduit par « retour des Indes » (ce qui est plutôt restrictif), se vendit très cher. Les pirates, rapidement informés, attaquèrent alors en force tous les bateaux battant pavillon portugais, ce qui représentait pour eux « une bonne prise ».
Pour compenser ces nombreuses pertes, une solution s'imposa vite : recréer, à Madère, les conditions (tempêtes exceptées) de ces longs périples. Le vin, une fois « fortifié », est alors exposé pendant plusieurs mois au soleil, la plupart du temps sur le toit des maisons. On va ensuite améliorer le procédé en construisant des *estufas,* sortes d'étuves où le vin est chauffé. Notre madère est né une seconde fois. Les Anglais le portent aux nues. Une formulation pleine d'humour en témoigne : « il est trop tard pour le sherry, trop tôt pour le porto, c'est l'heure du madère. »
De nombreuses sociétés d'import-export anglaises s'installent à Funchal ; on en dénombre une dizaine en 1680 et plus de 70 en 1780. Le capitaine Cook, lors de ses passages en 1768 sur le *Endeavour* et en 1772 sur le *Resolution,* embarque des quantités impressionnantes de tonneaux. Nelson lui-même, jeune commandant de la frégate *Boreas,* lui emboîte le pas en 1784, malgré quelques persiflages de ses officiers car les médecins ont recommandé le madère aux personnes affaiblies, et voilà notre madère baptisé illico le « lait des vieux » ! Ces mêmes officiers en campagne n'en réclament pas moins une quinzaine de bouteilles par mois pour leur usage personnel, et éventuellement en offrir quelques gouttes aux dames de leur choix afin qu'elles en humectent leur mouchoir et s'enivrent modérément.
Au XIXe s, les maladies de la vigne (mildiou et phylloxéra), la Guerre de Sécession (disparition du marché américain), l'ouverture du Canal de Suez (moins de bateaux en escale à Funchal) sont autant de facteurs de déclin.
Mais le madère ne meurt pas ! Grâce à des plants américains porte-greffe résistant au phylloxéra, tels les « riparia » et « jacques » envoyés de France, les vignobles sont reconstitués dès la fin des années 1880. On exporte le madère dans toute l'Europe et jusqu'en Russie. Différentes sociétés se regroupent dès 1913 sous le nom de « Madeira Wine Association », aujourd'hui « Madeira Wine Company ». On y retrouve les grands noms des firmes anglaises :

SANS RANCUNE

Ironie de l'histoire, les États-Unis d'Amérique rendirent un hommage appuyé au madère, tant prisé des Anglais, en portant un toast au madère lors de la Déclaration d'Indépendance (contre les Anglais !) et en baptisant au madère, bien sûr, la légendaire frégate Constitution.

- ***Cossart Gordon :*** fondé en 1715 par deux Écossais.
- ***Leacock's :*** fondé en 1760. En 1873, Thomas Leacock réussit à sauvegarder une partie de ses vignes en traitant le phylloxéra et en important des plants américains.
- ***Blandy's :*** 1811. Cinq générations ont succédé au jeune soldat britannique John Blandy, fondateur de la Compagnie.
- ***Miles :*** en fait la firme Rutherford et Grant, créée dès 1814, va s'associer à Miles en 1878 dont le nom va l'emporter.

Ce sont ces noms (ou ceux de sociétés restées indépendantes tout aussi excellentes) que l'on trouve sur les étiquettes : on achète un *Blandy's* ou un *Leacock's.* On mentionne le cépage, mais pas le terroir.

Les différentes appellations de madère aujourd'hui

On distingue ainsi les appellations suivantes :
- Le ***sercial,*** qui est sec (dry) ou très sec (extra dry). Le raisin est d'origine rhénane ; le vin est frais, léger, avec un arôme de noisette. Il se boit facilement en apéritif. Un bon sercial a environ 10 ans d'âge. Le terme de « Solera », présent

sur l'étiquette, signifie que la date indiquée est celle du vin le plus ancien ; en effet, pour compenser « la part des anges » (faible évaporation pendant le vieillissement du vin en fût), chaque tonneau est complété avec un vin plus jeune mais de même qualité.

– Le ***malmsey (malvasin),*** issu du cépage malvoisie (les premiers plants venus de Crète), à la belle couleur ambrée et aux riches arômes, d'une douceur au goût de miel, est un excellent digestif.

– Le ***boal,*** qui serait d'origine bourguignonne, vin demi-doux, corsé et fruité, accompagne certains fromages et desserts.

– Le ***verdelho*** demi-sec, un peu plus puissant que le sercial, est servi avec... les soupes de Madère. C'est un vin très élégant.

Tous ces vins sont *blended,* c'est-à-dire le résultat d'assemblages réalisés par le « Nez » (le spécialiste des assemblages) de chaque société. L'assemblage se fait, bien entendu, à partir de vins de même qualité et de même cépage. On peut ajouter de l'*arrobo,* qui est le résultat d'un moût chauffé et bouilli pour être réduit au tiers de son volume, lequel va adoucir le vin et lui donner du corps.

La mention « canteiro » signifie que le vin n'a été chauffé qu'au soleil.

UNE MORT SI DOUCE

George, duc de Clarence (1449-1478), frère du roi d'Angleterre Édouard IV, prit part à la guerre des Deux Roses opposant les York (rose blanche) aux Lancaster (rose rouge). Il se brouilla avec son frère, se rapprocha de l'un de ses ennemis, puis tenta de se rabibocher tout de même... Rien ne marcha. Il fut finalement accusé de trahison et condamné à mort avec, pour faveur insigne, eu égard à son rang, le choix de son supplice. Il demanda à être noyé dans un tonneau de vin de Madère. Sa requête lui fut accordée. Le duc périt donc noyé. L'histoire ne dit pas si le roi et le duc de Gloucester ont puisé dans le tonneau pour trinquer !

Comment lire une étiquette de madère ?

Il faut être « au parfum » pour lire les étiquettes. En dehors des appellations habituelles *Blandy', Leacock',* etc., il peut être utile de décrypter les mentions suivantes :

– ***Finest :*** le vin le plus jeune de l'assemblage a obligatoirement 3 ans d'âge.

– ***Reserve :*** le vin le plus jeune de l'assemblage a obligatoirement 5 ans d'âge.

– ***Special Reserve :*** le vin le plus jeune de l'assemblage a obligatoirement 10 ans d'âge.

– ***Extra Reserve :*** le vin le plus jeune de l'assemblage a obligatoirement 15 ans d'âge.

Un très sérieux Institut du vin de Madère veille au respect des règles d'élaboration des différents types de madère.

Incroyable mais vrai : l'Australie et la Crimée produisent aussi du « madère ». En Australie, les vignobles se situent en particulier dans la vallée de Hunter, dans le Langhorne Creek et dans la Swann Valley. Le vin qui en résulte est fort plaisant, avec des notes de citron vert et de chèvrefeuille, mais il n'a rien à voir avec notre madère. En effet, les

MADÉRISÉ ?

Parfois, trop d'oxygène tue. Cela arrive aux vins qui doivent se boire jeune et que l'on a oubliés au fond de sa cave. Le bouchon desséché et racorni laisse passer l'air, et il y a donc trop d'oxygène dans la bouteille. Alors, le vin s'oxyde. Le goût d'amertume, qui dans le madère est plaisant, devient peu agréable. Quand on utilise le terme de « madérisé » pour un vin, ce n'est donc pas un compliment ; on hésite même à en faire du vinaigre, mais on peut l'utiliser pour une marinade. Parfois, le vin ne ressemble plus du tout à ce qu'il était à l'origine mais se révèle délicieux.

Australiens ajoutent au cépage verdelho du sémillon et du chenin blanc, entre autres. À l'heure actuelle, des négociations sont en cours avec l'Union européenne pour retirer le nom de madère des étiquettes. Si les Australiens l'ont « emprunté » (il faut être gentil), ils seraient disposés à le rendre (gentiment ?). Mais rendons-leur hommage, l'Australian Wine and Brandy Corporation (AWBC) travaille très sérieusement et a mis au point le Label Integrity Program (LIP) pour respecter les véritables et authentiques appellations.
Ce n'est pas tout à fait le cas de la Crimée. C'est en 1894 que le tsar Nicolas II, ayant apprécié aussi bien le madère que le porto, décide de produire ces deux vins en Russie. La Crimée sera choisie pour son climat et son terroir, et le vin sera baptisé « Madère Massandra ». On le dit « deux fois né », une fois dans les grappes et une seconde fois au bout de 5 années de vieillissement dans les fûts. Le résultat est tout à fait intéressant mais, malgré tout, on ne peut pas le confondre avec le véritable vin de Madère.

Mais y a pas que le madère à Madère !

En dehors du madère, et franchement ce serait déraisonnable d'en boire continuellement, on peut se régaler avec des boissons locales délicieuses et variées.

Le café

Pour commencer, on trouve du café tout au long de la journée. Les différents noms concernent autant le contenu que le contenant ; il peut être utile d'en connaître la signification :
- ***uma bica :*** un expresso servi dans une toute petite tasse ;
- ***um carioca :*** un expresso allongé servi dans une petite tasse ;
- ***uma chinesa :*** un café au lait servi dans une grande tasse ;
- ***um garoto :*** un café crème servi dans une petite tasse ;
- ***um galão :*** un café au lait servi dans un grand verre.

Le maracujá

Le *maracujá,* jus du fruit de la passion, se boit tout simplement fraîchement pressé ou bien légèrement gazéifié sous le nom de *brisa maracujá.*

Boissons alcoolisées

- La ***cerveja,*** bière locale connue sous le nom de « Coral », est une bière blonde brassée à Madère depuis de nombreuses années.
- Le ***cidra*** se fait avec les pommes que l'on trouve à profusion. On en trouve de nombreuses variétés sous le nom de *pero.* À la fin du mois de septembre, un festival du Cidre se tient à Santo da Serra. On le découvre alors parfois sec, parfois plus doux. C'est une boisson peu alcoolisée rafraîchissante et surprenante, si loin de la Normandie.
- La ***poncha,*** née à Camara de Lobos, est à la base un cocktail d'*aguardente,* de sucre et de jus de citron. Il y en a de nombreuses variantes, comme la *poncha a pescador,* la *poncha de maracuja,* la *poncha de tangerina...*
- Le ***pè de cabra,*** pour se réchauffer quand la température baisse un peu, associe du vin, de la bière, des zestes de citron, du sucre et du chocolat en poudre.
- La ***licor,*** ou liqueur. La plus connue est la *ginja,* à base de cerises ; la *licor de cerveza* mélange la bière à l'*aguardente* ; la *licor tin tan tum* est beaucoup plus élaborée : raisin, cannelle, sucre, thé, vanille, vin et *aguardente* ! Cette dernière est originaire de Ponta do Sol, ce village dont le nom célèbre l'astre solaire.
- L'***aguardente,*** pour les amateurs d'alcool fort, est une eau-de-vie se rapprochant du rhum, tiré de la canne à sucre.

– Dernier mais non le moindre, il y a le ***cocktail Nikita,*** un mélange détonant inventé en 1985 à Camara de Lobos.
La mode du *Nikita* se répand partout, et il y a autant de recettes de *Nikita* que de localités branchées à Madère. Parfois, les rondelles d'ananas sont remplacées par du jus d'ananas versé dans le shaker. Parfois, on choisit de la bière blanche uniquement et pas de vin, parfois, on privilégie le vin aux dépens de la bière, parfois on mélange les deux... Les *Nikita* se suivent et ne se ressemblent pas.

ELTON JOHN, MISTER COCKTAIL !

La chanson d'Elton John intitulée Nikita *vient de sortir, en 1985, dans son album « Ice on fire » et fait un tabac. Dans la foulée, un petit malin invente, pour les jolies touristes, un cocktail à base de glace (parfums au choix), sucre de canne, bière et (ou) vin blanc, le tout, une fois passé au shaker, prend un aspect crémeux. Parfois agrémenté de quelques rondelles d'ananas. Et le nom « Nikita » est resté !*

CUISINE

Les plats portugais

Les plats typiquement portugais sont très appréciés et servis partout. On peut retenir pour commencer le ***caldo verde,*** soupe au chou de luxe. Puis l'incontournable ***bacalhau,*** c'est-à-dire la morue accommodée de multiples façons (365 affirment les Portugais, aussi bien bouillie, rôtie, à la braise, étuvée, à la crème, parmentière...). En friture, on la nomme *bacalhau à brás,* en ragoût avec ail, olives et pommes de terre la voilà baptisée *bacalhau a gomes de sà.* Un peu lassé de cette morue omniprésente, on peut se laisser tenter par quelques plats de viande. Le ***cozido à portuguesa,*** génial pot-au-feu qui marie le poulet au porc, ne s'apprécie à Madère que rarement, quand le temps se met vraiment à être frais, ce qui est rare. Pour qui aime les abats, les ***tripas à modo de Porto,*** tripes de veau avec de l'oreille et de la tête de porc, sont une véritable révélation gustative.
Le ***frango,*** c'est-à-dire le poulet, se savoure *piri-piri,* simplement grillé, ou *no churrasco,* plus noble quand il passe sur les braises.
– La gastronomie de Madère a son roi et sa reine indétrônables, l'oignon et la tomate ; ses princes et ses princesses, l'ail, le persil, le laurier, le maïs, l'huile d'olive et la pomme de terre. Sa Majesté l'Oignon a d'ailleurs son jour de gloire au mois de mai à Caniço avec la « Festa da Cebola ». Ce jour-là, tracteurs et voitures défilent décorés de guirlandes d'oignons.

Les potages

On aime tout particulièrement les potages. Parmi les plus savoureux, la ***sopa de tomate,*** soupe à la tomate et à l'oignon, garnie de croûtons et d'un œuf poché, est une valeur sûre ; il y en a quasiment dans chaque restaurant et même les plus luxueux.
À l'intérieur de l'île, la ***sopa de pào,*** « soupe de pain », était le plat de résistance des travailleurs ; il faut imaginer un mélange de blé, de citrouille, de patate douce, de pomme de terre, avec des haricots secs et de la viande de porc.
De même, la ***sopa de castanha,*** soupe à la châtaigne, spécialité de la région de Curral das Freiras, où l'on ajoute aux châtaignes des pommes de terre, des patates douces, des haricots secs et de la viande de porc.
À Noël, avant ou après la messe du Coq, ou à l'aube du Nouvel An, on sert traditionnellement la ***canja de galinha,*** un potage au poulet agrémenté de nouilles très fines. On vous proposera en accompagnement un verre de Verdelho, c'est la coutume.

Les fruits de mer

Des offrandes de la mer, les ***lulas*** (calamars) sont grillés en brochettes avec de l'oignon et du poivron. En ce qui concerne les poulpes ou pieuvres, sous le nom de ***polvo,*** on est surpris par leurs saveurs délicates et leurs textures douces (et non caoutchouteuses) ; ce n'est pas fortuit, ils ont été préalablement attendris... au rouleau à pâtisserie. Mais la palme revient indiscutablement aux ***lapas,*** en français « patelles ». Ces gastéropodes cyclobranches connus également sous le nom de « berniques » ou de « chapeaux chinois » prolifèrent sur certains rochers. À Paul de Mar, dans la 3e semaine de juillet, la « Festa da Lapa » leur rend honneur. À la *espada,* c'est-à-dire en brochettes avec un beurre légèrement aillé et citronné... on en redemande.

La viande

L'***espetada*** ressemble plus à une épée qu'à une vulgaire brochette... gare aux duels ! C'est le mets le plus traditionnel de l'île, peut-être né des incendies du XVe s... Rien de plus simple : il s'agit de griller de la viande de bœuf sur des braises parfumées au laurier. Mais à Madère c'est tout un art élaboré et complexe ; que de disputes, dans le sens noble du terme, entre les partisans de l'ail et ceux qui estiment que cela gâte totalement le goût de la viande. Le choix et la quantité de laurier utilisé, le degré de maturité de la viande, la cuisson à point ou bleue et voilà autant d'*espetadas* différentes. Toute maison digne de ce nom se doit d'avoir un endroit, genre barbecue surdimensionné, pour préparer cette grillade particulièrement appréciée lors des réunions familiales ou amicales. Au restaurant, une véritable mise en scène règle le prélude de l'arrivée de la brochette dans l'assiette. Les serveurs se livrent à un ballet digne des grands maîtres d'escrime, croisant les *espetadas* enflammées. Un spectacle où le feu, l'agilité, les odeurs, enivrent doucement les gourmets impatients de s'attaquer enfin à ce plat tant vanté.
Si les *espetadas* font aujourd'hui le succès de nombreux restaurants, les véritables recettes de viande de l'île sont celles des fêtes.
Pour la période de Noël, on prépare avec soin le ***carne de vinho e alhos,*** viande de porc émincée, plongée pendant 2 à 4 jours dans une marinade de vin blanc et de vinaigre correctement assaisonnée de laurier et d'ail. Une fois ce délai écoulé, la cuisson est un jeu d'enfant ; on sert la viande sur des tranches de pain imprégnées de marinade réduite, accompagnée de quelques quartiers de fruits : orange, citron ou fruit de la passion, au choix. Avoir la chance de goûter le ***sarapatel*** est une expérience inoubliable. Ce plat est préparé avec du foie et du sang de porc, et demande obligatoirement des pommes anglaises, de préférence des « claygate pearmain » ou à la rigueur des « braddick nonpareil » ; il faut de plus prévoir du raisin bien mûr, des noix pas trop sèches et... de l'oignon, des tomates, du persil, mais pour une fois pas de laurier.

Les poissons

L'***espada,*** le poisson star de Madère, poisson-épée, également nommé parfois poisson-sabre ou poisson-sabre noir, de belle couleur vernissée noire est pourtant laid à faire des cauchemars. Mais il ne faut pas se laisser impressionner par cette tête et ces dents monstrueuses, car la chair est d'une délicatesse extrême. Deux recettes savoureuses le font apprécier à sa juste mesure : l'*espada de vinho e alhos,* où l'*espada* est mariné pendant 1h dans du vinaigre additionné de tomate, de laurier, de poivre et sans discussion possible, d'ail. Chaque morceau délicatement roulé dans de la farine est frit à l'huile d'olive. Pendant ce temps-là, on fait réduire la marinade filtrée pour en napper le poisson. Il sera accompagné de *batatas* (pommes de terre) ou de *milho cozido* (purée de maïs). L'une de nos recettes préférées demeure l'*espada com banana.* Elle fait la part belle à la banane, dont la culture s'est développée à

partir du XIXe s. Le poisson, en filets, et les bananes sont frits au beurre, et l'on intercale les bananes coupées en rondelles avec les morceaux d'*espada.* Il est accompagné de riz arrosé avec le beurre de cuisson.
Après l'*espada,* poisson-épée ou sabre noir, l'***atum*** (thon) se fait une place de choix. De multiples recettes très inventives le magnifient. *Atum assado* ou thon frit à l'huile d'olive bien sûr, mélangé à des tomates, de l'oignon et des pommes de terre. Un régal royal. *Bife de atum cebolados,* thon mariné pendant au moins 3h, frit avec des oignons et présenté en tranches, façon steak, recouvertes avec la marinade réduite. La *caldeirada* est un plat consistant : le poisson mijote avec des oignons, des tomates, des pommes de terre et des épices ; le tout est ensuite versé sur d'épaisses tranches de *bolo de caco,* pain de campagne, ou de *pào de casa,* pain à la patate douce. Un petit verre d'*aguardente* s'impose.
Pour accompagner ces plats, en dehors des tranches de pain souvent omniprésentes, plusieurs options : des pommes de terre, des ignames, des patates douces, du riz, plus rarement des pâtes, et très souvent des préparations à base de maïs. Le maïs devient très rapidement un aliment de base relativement bon marché, car provenant des colonies portugaises d'Afrique.

Les autres spécialités

Il existe des préparations locales fort intéressantes comme le ***milho cozido,*** sorte de purée à base de farine de maïs, à laquelle on ajoute, au choix, du thym, de l'ail ou du bacon à la mode anglaise. Ou encore le ***milho frito*** : à la purée de maïs on ajoute du chou cuit et finement haché ; le tout, recuit, sera refroidi, découpé en petits morceaux et frit dans l'huile d'olive. Un accompagnement de choix pour les poissons.

Les fruits

À Madère, il y a de quoi faire une gigantesque salade de fruits ! Et, suivant les saisons, ***cerises, fraises, pêches, pommes, poires, oranges, figues, myrtilles*** et ***châtaignes*** envahissent le Grand Marché de Funchal. Peu de framboises, ni de groseilles cependant, car elles ne se plaisent pas trop dans l'île. La ***banane,*** en revanche, y est à son aise : les malheurs de la vigne en proie aux maladies du XIXe s firent son bonheur ; immédiatement introduite, elle réussit très bien et les bananeraies ombragent les routes de la campagne. La ***banane plantain,*** cultivée dès le XVe s, usurpe sa place, car c'est un « faux fruit » qui se consomme de préférence en légume. Mais on peut se régaler d'un grand nombre de fruits exotiques : ***ananas, avocat, mangue, papaye, goyave, fruit de la passion*** et ***kiwi.***
Sur les étals, des fruits moins connus en France attirent l'attention : le ***tamarillo*** ou « tomate en arbre », *cyphomandra betacea,* de la famille des solanacées (attention, les fruits un peu verts et les feuilles sont toxiques) ; son goût est semblable à un mélange de kiwi, de groseille à maquereau et de tomate ; on le consomme cru, ou cuit pour le « chutney », célèbre condiment très prisé... chez nos amis anglais. L'***anone,*** *annona cherimola,* de la famille des annonacées, que l'on connaît aussi sous le nom de corossol ou chérimole ; avec son écorce verte piquée d'épines, ce fruit a un aspect peu engageant, mais sa chair blanche est succulente, et plus d'une centaine d'hectares en assurent la production. Le ***cerisier du Brésil,*** *eugenia brasiliensis,* de la famille des myrtacées, de couleur rouge et de la taille d'une grosse cerise, se consomme cru ou en confiture ; même les queues du fruit sont utiles en décoction, pour leurs qualités diurétiques et dépuratives.
À Porto Santo, on cultive les ***melons,*** les ***potirons*** et les ***citrouilles,*** et les vignes se partagent entre le ***raisin de table*** et celui destiné à l'élaboration du vin.
On ne peut le contester, Madère est le paradis des « frugivores ».

Les desserts

– Les ***queijadas de Madeira,*** à base de fromage blanc, d'œufs (12 jaunes d'œuf pour seulement 2 blancs), de beurre et de sucre sont excellents pour les « becs sucrés ».
– Les ***panquecas de abobora*** sont de délicieuses crêpes ou beignets de potiron.
– Le ***pudim de maracuja*** est un pudding très spécial pour lequel on utilise six œufs entiers, de l'écorce d'orange râpée, du lait de maracuja (fruit de la passion) et beaucoup de sucre pour caraméliser.
– Et il y a le ***bolo de mel,*** notre préféré. On l'appelle pudiquement « gâteau de miel », car « gâteau de mélasse » serait peu appétissant. Et pourtant, c'est avec de la mélasse de canne à sucre que l'on fabrique ces petites merveilles. Si la recette en est bien connue (farine, sucre, beurre, épices, vin de Madère, noix, amandes, citron, bicarbonate et mélasse), les proportions de chaque ingrédient restent un secret.

Ce qu'il faut savoir

Si un plat doit être copieux, c'est plus pour être rassuré que pour se gaver. D'ailleurs, vous observerez que les Madériens picorent plus qu'ils n'engloutissent les portions. Quelques voix s'élèvent timidement contre cette pratique qui conduit au gaspillage de la nourriture. Revers de disettes pas si lointaines inscrites dans les mémoires...
– ***N'ayez pas peur de jouer les demi-portions !*** Bon nombre de restos proposent sur leur carte en portugais (mais pas toujours sur les cartes en langue étrangère) deux tailles de plats : *meia-dose* (demi-portion, généralement suffisant pour une personne) et *dose* (portion entière, que l'on peut prendre pour deux). ***Si vous ne précisez pas, on peut vous servir une dose.*** Bien si vous avez un énorme appétit ! Le prix d'une demi-portion est moins élevé bien sûr, mais parfois plus de la moitié de celui d'une portion, donc proportionnellement plus cher.
– Le ***prato do dia*** (plat du jour) est servi rapidement, car il est déjà préparé, et coûte moins cher que ceux sur la carte.
– Certaines cartes de resto portent la mention « ***refeição completa*** », ou encore « ***ementa turística*** », ce qui correspond à une sorte de menu comprenant pour un prix fixe une soupe, un plat, une boisson et parfois un dessert ou café. Intéressant. On trouve même des *pratos economicos* servis au comptoir ! Pas cher et bon rapport qualité-prix.
– Attention, le prix du poisson est souvent indiqué... au kilo ! La surprise peut être de taille au final. Bien vérifier au moment de la commande.
– La plupart des restaurants ont des plages d'ouverture assez larges. De 12h à 15h (voire 15h30) au déjeuner et de 19h à 23h au dîner. Évidemment, évitez de débarquer à pas d'heure et à 15 personnes dans une petite auberge paumée qui ne tuera pas spécialement le *cabrito* pour vous !
– Beaucoup de restos sont équipés d'au moins un poste de télévision branché sur le JT, un *soap* ou un match de foot mais, aujourd'hui, avec les sous-titrages, la plupart coupent le son.

ÉCONOMIE

Au sortir des années de dictature (1974), Madère, en dépit des atouts que lui a conférés Dame Nature, est un archipel où il ne fait pas encore si bon vivre. Dans cette région alors très pauvre, les perspectives de développement économique sont limitées, l'éducation réduite au strict minimum, les infrastructures sommaires, et les conditions de vie difficiles. On ne rêve encore que d'une chose, c'est de partir. Alors qu'en 1950 le nombre de Madériens s'élevait à 270 000, ils n'étaient plus que 253 000 en 1970, une partie des forces vives en âge de travailler préférant émigrer vers l'Europe continentale, l'Afrique du Sud ou l'Amérique du Sud, dans l'espoir d'y trouver un emploi, mais sans nécessairement renoncer à la perspective de revenir un jour au pays natal ; nostalgie des îles, quand tu nous tiens... Le Venezuela abrite ainsi aujourd'hui une importante diaspora madérienne, de l'ordre de 200 000 personnes. Selon les derniers chiffres officiels (fin 2013), l'archipel compte une population totale de 261 313 habitants, dont 47,2 % d'hommes et 52,8 % de femmes. La population active est de 104 400 personnes (toujours selon les chiffres officiels de fin 2013). Les trois quarts de la population vivent sur la côte sud de l'île de Madère (dont la densité est supérieure à 300 habitants/km^2), notamment à Funchal, où se concentre l'essentiel de l'activité économique.

Un bon développement

Les deux principales activités de Madère sont l'agriculture et le tourisme, mais l'économie de l'archipel est également soutenue par le secteur de la construction (il faut des hôtels et des routes pour accueillir les touristes) et l'existence, à Caniçal, d'une zone franche, dont l'importance tend néanmoins à décroître. Le secteur tertiaire (les services) emploie aujourd'hui plus de 76 % de la population active, et Madère peut s'enorgueillir d'avoir pris sa revanche sur l'Histoire en devenant l'une des régions les plus riches du Portugal, après avoir été l'une des régions les plus pauvres d'Europe. Son produit intérieur brut (PIB) est dans la moyenne des pays européens. Son indice de développement humain (IDH), sensiblement le même que celui du Portugal (0,822 en 2013, l'IDH de la France étant de 0,884), est classé « très élevé » par le Programme des Nations unies pour le développement (PNUD). C'est l'entrée du Portugal dans l'Union européenne qui a « boosté » l'économie de l'archipel, partie intégrante de l'Union grâce à son statut de région ultrapériphérique. Madère a ainsi bénéficié jusque dans les années 2000 de substantielles aides communautaires, surtout pour le développement des capacités hôtelières et des infrastructures.

Tout n'est pas rose non plus...

Tout n'est néanmoins pas encore parfait à Madère : le taux de chômage reste élevé (17,2 % fin 2013), la scolarisation des Madériens a certes progressé mais peut encore être améliorée (40 % de la population sont faiblement scolarisés), et beaucoup de gens ne s'en sortent que grâce aux aides sociales, à de petits boulots, et aux activités saisonnières liées au tourisme et au bâtiment, sans oublier la solidarité familiale. Mais surtout, des investissements et des projets parfois hasardeux ont plongé en 2011 l'archipel dans une crise financière sans précédent, avec une dette de la région autonome évaluée à plus de 6 milliards d'euros. Multiplication des chantiers financés par des fonds publics (alors que la manne européenne commençait à disparaître), projets coûteux dont certains ont été finalement abandonnés (comme la Marina do Lugar de Baixo ou l'héliport de Porto Moniz), gestion contestée de l'inamovible président de la région, Alberto João Jardim (au pouvoir depuis 1978), ont eu raison des finances locales ; à tel point que l'on disait un peu méchamment à l'époque que Madère était devenue pour le Portugal ce que la Grèce était pour l'Europe. Cette situation sinistrée a provoqué des tensions avec Lisbonne, et l'archipel a dû accepter de mettre en œuvre un plan d'austérité dans le cadre d'un programme d'ajustement économique et financier dicté par la métropole.

L'agriculture

Madère s'est d'abord, et historiquement, développée avec l'agriculture, qui représente aujourd'hui l'essentiel du secteur primaire (11,4 % de la population active). La douceur du climat subtropical et la fertilité de la terre volcanique ont permis aux premiers colons d'y faire pousser à peu près tout, principalement de la canne à sucre, des céréales et bien sûr des vignes, mais aussi plus tard des fleurs, des légumes et des fruits tropicaux comme la banane, l'ananas, la mangue, la goyave, l'anone, la figue, le fruit de la passion et l'avocat ; la canne à sucre sert aujourd'hui à produire de la liqueur d'expédition (pour ajouter au vin) ou des sirops. Ce « jardin potager et fruitier de l'Atlantique », où l'on pratique aussi un peu l'élevage laitier, n'a pas été aménagé sans douleur ni sans labeur, car le relief escarpé a multiplié les obstacles et empêché un large usage des machines agricoles. Beaucoup de travail manuel donc, pour une surface cultivée optimisée car, au-delà de la limite des cultures en terrasses (environ 700 m d'altitude) qui couvrent versants et vallées, les montagnes sont désertes ; le contraste des paysages n'en est que plus saisissant. La pêche demeure très artisanale : pêche au thon, à l'*espada* (le poisson-épée), à la sardine et au maquereau.

La manne touristique

Le tourisme représente à lui seul un bon cinquième de l'activité économique de l'archipel et soutient les secteurs de l'hôtellerie, de la restauration, des commerces, des transports et de l'artisanat. Porto Santo, qui bénéficie d'un ensoleillement idéal et de magnifiques plages de sable sur 9 km, vit en grande partie grâce au tourisme balnéaire, l'île de Madère étant davantage tournée vers le tourisme vert. Les capacités hôtelières de l'archipel se sont développées au fil des ans pour être en mesure d'accueillir un flot de plus en plus important de visiteurs (plus d'un million par an, 2013 ayant été une année record pour le Portugal et en particulier pour Madère). L'archipel dispose de deux aéroports, l'un sur l'île de Madère, à Santa Cruz (sa piste a été allongée à 2 781 m en 2000 pour accueillir presque tous les types d'avions) et l'autre sur l'île de Porto Santo.

L'industrie

L'artisanat constitue la principale activité industrielle, aujourd'hui très liée au tourisme. La ***broderie*** tout d'abord, qui fait partie intégrante de l'histoire de Madère depuis qu'elle a été introduite et développée au XIXe s par la famille Phelps, au point de devenir une véritable industrie ; on estime qu'il y avait vers 1860 environ 70 000 brodeuses (les *bordadeiras*) à Madère. Entre 1890 et 1914, ce sont les Allemands qui contrôlent l'essentiel du commerce de la broderie avec six manufactures, avant de quitter l'archipel en 1916. En 1924, les Madériens reprennent les affaires de broderies en main et, entre 1940 et 1950, le secteur emploie encore 70 000 personnes, dont 50 000 brodeuses à domicile. Aujourd'hui en déclin pour cause d'inévitable concurrence asiatique, la broderie emploie encore quelques milliers de Madériennes, qui, de génération en génération, brodent patiemment et avec un extraordinaire savoir-faire mouchoirs, nappes, chemises, corsages, draps, robes, en coton, en lin ou en organdi. Cette activité encore artisanale mais très raffinée constitue, grâce à l'exportation à travers le monde et au tourisme, une source non négligeable de revenus. C'est aussi l'une des plus belles et des plus élégantes cartes de visite de l'archipel. N'oublions pas pour autant la ***vannerie,*** car les Madériens maîtrisent depuis le XIXe s cet art délicat du tressage, qu'ils expriment à travers des paniers d'osier de toutes tailles, des corbeilles à fleurs, des fauteuils et des chaises, des dessous-de-plat et une multitude d'objets décoratifs. La capitale de la vannerie est le petit bourg de Camacha, situé à 10 km de Funchal, sur les hauteurs. C'est encore une activité qui fait travailler bon nombre de paysans (pour la culture de l'osier) et de vanniers. Enfin, citons également, parmi l'artisanat madérien, les chapeaux de paille, les objets en marqueterie, la céramique, les bonnets à pompons et oreillettes, les *brinquinho,* les lainages, bref, tout ce qu'il faut pour satisfaire les acheteurs les plus exigeants ou compulsifs. L'authenticité des objets est en principe certifiée par le label IBTAM (Instituto de Bordados, Tapecerias et Artesenato de Madeira).

L'industrie de transformation trouve également des débouchés locaux avec la meunerie, la pâtisserie, les produits laitiers, la brasserie et le tabac. La ***production des vins de Madère*** est, bien sûr, une autre activité emblématique de l'archipel, et les vignes sont présentes un peu partout. Les principales régions viticoles sont Funchal, Estreito de Câmara de Lobos, Ribeira Brava, Caniço, Porto da Cruz, Campanário, São Vicente et Ribeira da Janela. On y trouve une grande diversité de cépages comme la malvoisie, le boal, le verdelho et le tinta. Les vendanges commencent mi-août et peuvent durer jusqu'en novembre. Une bonne partie des vins est exportée, et, véritable ambassadeur de l'archipel, le madère se retrouve ainsi sur les tables du monde entier.
Le secteur du ***bâtiment et des travaux publics,*** longtemps dopé par les fonds européens, la volonté du gouvernement régional de faire de Madère une destination touristique attrayante et l'essor de l'immobilier, occupe toujours une place non négligeable dans l'économie de l'archipel (6,6 % de la population active). Les plans d'équipements, très (trop ?) ambitieux, ont permis d'amener dans les villages tout le confort moderne (eau, électricité) ; le réseau routier a été considérablement développé et amélioré, avec moult viaducs, ponts et tunnels. L'île de Madère dispose aujourd'hui de plus de 120 km de routes, y compris des voies rapides. Enfin, la région a financé de nombreux équipements (piscines, terrains de sport, gymnases, centres culturels ou scientifiques, golf, etc.), dépenses parfois critiquées pour leur caractère somptuaire et budgétivore, mais le résultat est là. L'immobilier s'est, quant à lui, développé grâce aux étrangers et à la diaspora madérienne, soucieuse d'investir dans la perspective d'un éventuel retour aux sources. Le secteur du bâtiment, qui a drainé pendant longtemps une grande partie de la main-d'œuvre de l'archipel, a fortement souffert du tarissement des fonds européens et de la fin de la politique des grands travaux.
Située à Caniçal, la ***zone franche de Madère*** a été ouverte en 1987. Elle a été très attractive, à ses débuts, pour les entreprises qui ont choisi de s'y implanter et ont pu bénéficier de toute une série d'avantages (exonérations d'impôts sur les sociétés, tarifs douaniers préférentiels, etc.). Résultat, un véritable succès, un concentré d'activités financières, économiques et commerciales, et un boom économique avec près de 6 250 entreprises portugaises et étrangères enregistrées dans la zone franche (en 2000) ; sa part dans le produit intérieur brut de l'île s'élevait à plus de 20 % en 2004. Mais toutes les bonnes choses ont une fin, et les limiers de l'Union européenne, partis à la chasse des paradis fiscaux, sont passés par Madère ; les sociétés financières n'ont plus eu le droit de s'installer dans la zone franche. Devenue moins attirante, elle a vu le nombre de ses entreprises fondre comme neige au soleil (elles n'étaient plus que 3 600 en 2008).

ENVIRONNEMENT

Si les îles Desertas et Selvagens constituent à elles seules deux grandes réserves naturelles, l'île de Madère n'est pas en reste et abrite également un véritable conservatoire de la biosphère, avec, outre le parc naturel de Madère, la réserve naturelle du Garajau et la réserve naturelle de Rocha do Navio. Le parc naturel de Madère recouvre environ les deux tiers de l'île et se divise en zones aux statuts divers : réserve naturelle partielle, réserve naturelle intégrale, paysage protégé, etc. L'essentiel de la forêt laurifère, classée par l'Unesco au Patrimoine mondial de l'humanité, se trouve dans les limites du parc naturel de Madère. Les paysages agricoles traditionnels de Madère font aussi l'objet de toutes les attentions et sont préservés, comme, par exemple, les cultures en terrasses (les *poios*), irriguées grâce aux multiples *levadas.* Sur la côte sud de Madère, et pour les routards amoureux de la mer, se trouve la réserve marine de Garajau, créée en 1986, qui renferme quelques spécimens de gros poissons comme le mérou noir ou brun *(Epinephelus guaza),* le diable de mer méditerranéen *(Mobula mobular)* ou encore la majestueuse raie manta géante *(Manta birostris)*, la plus grande des raies. Oubliez vos cannes à pêche, car il est évidemment totalement interdit de les pêcher. Vers le nord de Madère, à Santana, la réserve essentiellement marine de Rocha do Navio (ainsi nommée en souvenir du naufrage sur la côte d'une goélette hollandaise au XIXe s) a été créée en 1997. Conçue dans une perspective à la fois patrimoniale et de développement durable, cette réserve de 1 710 ha se caractérise par une riche biodiversité, avec de nombreuses espèces endémiques, comme le juniper *(Juniperus turbinata canariensis)*, une espèce d'arbre très rare, et différents écosystèmes. C'est aussi un conservatoire de l'habitat traditionnel, avec les fameuses petites maisons au toit végétal. La réserve a intégré le réseau Natura 2000 comme site d'intérêt commun, et l'Unesco a conféré, en 2011, à la municipalité (district) de Santana le statut de réserve de la biosphère, une première dans l'archipel de Madère.

FAUNE ET FLORE

La faune

Pas moins de 500 espèces endémiques d'invertébrés, notamment des insectes, des arachnides et des mollusques. Avec un peu de chance, vous pourrez surprendre et admirer deux espèces rares de chauves-souris, la pipistrelle de Madère *(Pipistrellus madeirensis)* et la noctule de Leisler *(Nyctalus leisleri verrucosus)*, ainsi que plusieurs oiseaux comme le célèbre pigeon trocaz *(Columba trocaz)*, le roitelet de Madère *(Regulus ignicapillus madeirensis)*, le pinson des arbres de Madère *(Fringilla coelebs madeirensis)*, le pétrel de Madère *(Pterodroma madeira)*, l'épervier d'Europe *(Acciper nisus)*, le martinet unicolore *(Apus unicolor)*, le pigeon biset *(Columba livia)*, la bergeronnette des ruisseaux *(Motacilla cinerera)*, le merle noir *(Turdus merula)*, la chouette effraie *(Tyto alba)*, le faucon crécerelle *(Falco tinnunculus canariensis)* et, bien sûr, le lézard de Madère *(Teira dugesii)*. Rassurez-vous, ce trésor est désormais bien protégé mais néanmoins accessible grâce aux sentiers aménagés le long des *levadas*, ces aqueducs de pierre ou, hélas, de béton qui sillonnent la forêt en suivant les reliefs et les contours du paysage. Il bénéficie d'une protection juridique solide, locale, nationale et européenne. La forêt de lauriers de Madère est une aire de conservation spéciale au titre de la directive « Habitats » de l'Union européenne, qui donne obligation au Portugal de protéger cette zone, de façon à ce que la forêt laurifère de Madère et les 39 espèces de plantes et d'animaux rares et menacés demeurent ou soient remis dans un « état de conservation favorable ». Cette forêt, et c'est l'Unesco qui nous le rappelle, est également une réserve biogénétique du Conseil de l'Europe, ainsi qu'une aire de protection spéciale au titre de la directive « Oiseaux » de l'Union européenne. Enfin, la préoccupation actuelle des responsables de la gestion du parc est de concilier les exigences liées au développement du tourisme (les aménagements pour les visiteurs qui veulent se rendre dans la forêt sont encore rares, et les falaises vertigineuses qui bordent les *levadas* constituent un risque) avec la nécessité de préserver cet écosystème absolument unique.

Pigeon... vole !

Routards ornithologues, réjouissez-vous. Avec un peu de chance et de patience, vous aurez l'occasion d'apercevoir *Columba trocaz* ou, plus vulgairement nommé, le pigeon trocaz. Endémique de Madère et membre de la famille des *Columbiadea*, le pigeon trocaz est gris ardoise foncé, avec la gorge verte et dorée et une marque argentée sur la nuque ; sa queue est noirâtre, avec une large bande gris pâle, son iris est jaune, et son bec a une pointe jaune, avec une base rouge violacée ; ses pattes sont rouges ; il mesure 40 à 45 cm de long pour une envergure de 68 à 74 cm. Il se distingue du pigeon ramier par l'absence de marques blanches sur ses ailes. Mâles et femelles se ressemblent, mais les jeunes ont un plumage plus marron, et les marques argentées au niveau du cou ne sont pas encore visibles. Son cri est semblable, en plus faible, à celui du pigeon ramier, et se caractérise par quatre notes : « cou cou cou couk ». Malgré son aspect dodu, il a un vol rapide et direct. Notre pauvre pigeon, complètement éradiqué de l'île de Porto Santo en raison de la colonisation et de la destruction de son habitat naturel, a quand même réussi à survivre à Madère. Galant, M. Pigeon Trocaz s'applique en période nuptiale à faire une belle parade en battant bruyamment des ailes, puis en volant avec la queue et les ailes bien déployées ; de retour au sol, il salue ensuite sa promise avec son cou gonflé pour bien mettre en valeur ses taches irisées et roucoule un cri d'amour. *Columba trocaz* pond alors un œuf blanc et lisse dans un petit et fragile nid de brindilles situé en général en haut d'un arbre ou, plus rarement, au sol ou dans une anfractuosité de la roche. La nidification a lieu tout au long de l'année mais préférentiellement de février à juin. Nos pigeonneaux, couvés pendant une vingtaine de jours, sont priés de voler au bout d'un mois et de quitter leur nid douillet au bout de 8 semaines. Victime des prédateurs et des chasseurs, la protection de la forêt de lauriers de Madère ainsi que l'interdiction finalement faite de le chasser, ont évité sa disparition, mais il est toujours menacé. On dit donc notre pigeon « timide », et il passe le plus clair de son temps bien à l'abri dans la *Laurisilva.* Herbivore, il se nourrit de fruits, dont il raffole, de feuilles d'*Ilex canariensis,* et même de fleurs. Il est ainsi mal vu des paysans, car ce glouton, lorsqu'il sort de sa forêt en bandes, est capable de s'attaquer aux récoltes, notamment de choux, et ne dédaigne pas non plus les cerises. *Columba trocaz* est un fin gourmet.

Et d'autres oiseaux...

Proche des habitations, le pinson des arbres *(Fringilla coelebs),* joli et gai (Mimi Pinson n'est pas loin), et la huppe fasciée *(Upupa epops)* investissent les vignes, les jardins et les vergers. La buse commune *(Buteo buteo)* n'est pas loin non plus, et ses vols nuptiaux, en février et mars, vrillant le ciel, donnent une furieuse envie de la rejoindre. Ils ne sont pas seuls à fréquenter les humains : la chouette effraie ou dame blanche *(Tyto alba)* se plaît également dans les zones habitées. La buse et la chouette se méfient tout de même du faucon crécerelle (on l'appelle parfois « émouchet » ; *Falco tinnunculus*), ce petit rapace de la taille d'un pigeon (un tout petit peu plus gros que notre pigeon trocaz). Ne manquez pas l'élégante bergeronnette des ruisseaux *(Motacilla cinerea),* au ventre doré, plus souvent vue le long des *levadas.* On ne l'oublie pas car, auprès d'elle, le pauvre moineau espagnol *(Passer hispaniolensis)* n'a aucune chance, tout comme le pigeon *(Colomba livia)* ne saurait rivaliser avec... le pigeon trocaz.

Mais le roi des oiseaux à Madère se contente d'être un roitelet. Le premier était très fier d'être le roitelet à triple bandes *(Regulus ignicapilla),* toujours en mouvement, quasiment impossible à fixer sur une photo... Et le voilà détrôné par le roitelet de Madère *(Regulus madeirensis),* qui a eu droit à son nom d'espèce à part entière en 2003. Ils cohabitent dans leurs lieux de prédilection : les genêts, les bruyères arborescentes et les lauriers.

La compétition est rude aussi du côté des oiseaux marins : il faut s'y retrouver dans les pétrels. Le pétrel tempête *(Hydrobates pelagicus linnaeus)* se nomme aussi océanite tempête ; mais l'océanite de castro *(Oceanodroma castro)* tient à son identité propre. Ce sont des oiseaux de mœurs semblables : ils vivent la nuit, nichent dans les rochers en bord de mer et suivent volontiers les bateaux (on a une petite préférence pour le pétrel soyeux, *Pterodroma mollis*). Le plus malin est malgré tout le *Calonectris diomédea borealis* ; autrefois relégué comme sous-groupe des puffins cendrés, il a conquis sa dénomination particulière par décision du Congrès ornithologique international. Le voilà officiellement reconnu comme *Calonectris borealis...* en portugais *cagarras.*

Le lézard gris qui aime tant les raisins... de Madère

Cela commence un peu comme une fable de La Fontaine, mais on ne connaît pas vraiment la morale de l'histoire. En effet, *Teira dugesii,* ou lézard gris, est une espèce endémique du Portugal. On le rencontre au Portugal continental, aux Açores et à Madère *(Teira dugesii dugesii),* Porto Santo *(Teira dugesii jogeri),* aux îles Selvagens *(Teira dugesii selvagensis)* ainsi qu'aux îles Desertas (*Teira dugesii dugesii* et *Teira dugesii mauli*). Son nom honore la mémoire d'Antoine Louis Dugès (1797-1838) qui, parallèlement à sa carrière de médecin, fut un naturaliste français renommé. Il étudia en particulier les batraciens *(Recherches sur l'ostéologie et la myologie des batraciens à leurs différents âges)* et les acariens *(Recherches sur l'ordre des acariens en général et la famille des trombidées en particulier).*
À Madère, vous ne pourrez pas manquer ce lézard, il est partout, se faufilant dans les jardins, se chauffant au soleil sur une pierre ou sur un muret, grimpant prestement le long des arbres. Il ressemble un peu à un lézard de muraille avec sa livrée gris sombre. Il se laisse facilement apprivoiser, car il est gourmand et curieux, et cela ne lui vaut pas que des amis tant il adore le raisin. Les viticulteurs craignent donc par-dessus tout de voir *Teira dugesii* se précipiter en bandes vers leurs vignes dans l'espoir d'un festin dévastateur. Amis lézards, la gourmandise est un vilain défaut !

La flore

On l'a tellement dit et écrit, Madère, la « perle de l'Atlantique », est un « jardin flottant ». Les fleurs envahissent les façades des maisons, les terrasses, les parkings, les ruelles, les rues et même les autoroutes, les abords des champs et des vignes, les flancs des montagnes, les *levadas...* On ne sait plus où regarder. Car l'île se pare de fleurs du 1er janvier... au 31 décembre.
Un petit abécédaire, non exhaustif bien sûr, peut aider les amoureux des fleurs à passer des heures enchantées à se rassasier de couleurs et d'odeurs.
- ***Agapanthe :*** du grec *agapé* (amour) et *anthos* (fleur), et c'est bien un « amour de fleur ». Elle appartient à la famille des liliacées. On en a distingué plusieurs catégories, dont *Agapanthus umbellatus* ou tubéreuse bleue.
- ***Allamanda :*** arbrisseau à belles fleurs jaunes de la famille des apocynées provenant des régions tropicales de l'Amérique.
- ***Amaryllis :*** du grec *amarusso* (je brille). Les amaryllidées sont répandues dans tous les jardins, en particulier l'amaryllis jaune plus connue sous le nom de narcisse.
- ***Anthurium :*** du grec *anthos* (fleur) et *oura* (queue), de la famille des aroïdées et aux nombreuses fleurs en faisceau.
- ***Arctothèque :*** du grec *arktos* (ours), car leurs fruits sont velus. La principale espèce est dite tricolore.
- ***Arum :*** famille des aroïdées, nommé communément « pied de veau ». Le rhizome est très riche en féculent ; sur les recommandations de Parmentier, on en tirait un aliment, mais aussi de l'amidon et de la colle.
- ***Azalée :*** du grec *azaleos* (brûlé), car elles se plaisent dans les zones arides. Famille des éricinées et des rhododendrées.
- ***Bégonia :*** nom donné par le botaniste Plumier en hommage à Michel Bégon, intendant de la marine royale française au XVIIe s. Nombreuses espèces regroupées sous le nom de bégoniacées.
- ***Bignone :*** en hommage à l'abbé Bignon, bibliothécaire de Louis XV. De la famille des bignoniacées, il en existe plusieurs espèces, dont plusieurs grimpantes comme la bignone à vrilles à fleurs pourpres.
- ***Bottillon :*** originaire de l'Amérique tropicale, cette espèce d'orchidée au nom savant de *paphiopedilum insigne* est très répandue à Madère.
- ***Bougainvillée :*** en hommage à Bougainville, célèbre navigateur français du XVIIIe s. Famille des nyctaginées.

– ***Camélia :*** du jésuite Camelli qui introduisit cette fleur en Europe. Les plus répandus sont les *Camellia reticulata* et les camélias du Japon.
– ***Datura :*** du mot indien *datiro,* famille des solanées. Attention, les fleurs sont magnifiques, mais la plante est un poison violent, particulièrement le *datura stramonium* ; ses effets hallucinogènes sont utilisés dans certains rites vaudous.
– ***Digitale :*** du mot latin *digitale,* « dé à coudre » ; surnommée « doigt de la Vierge ». Famille des personées. On en tire la digitaline qui, suivant les doses, peut soigner ou tuer. Il en existe plus de 40 espèces. La plus commune à Madère est la digitale sceptre *(Isoplexis sceptrum).*
– ***Érythrine :*** du grec *eruthros* (rouge), fleur papilionacée rouge vif. Les plus spectaculaires sont l'érythrine corail, ou immortelle, et l'érythrine crête de coq.
– ***Euphorbe :*** de Euphorbus, médecin du roi Juba II de Maurétanie (85-46 av. J.-C.), roi savant et auteur des *Llybica.* Les euphorbes, ou tithymales, sont cactiformes ou officinales et ont des propriétés émétiques, purgatives et épilatoires... Euphorbe réveille-matin ; euphorbe des vignes, broutée uniquement par les chevaux.
– ***Flamboyant :*** nom populaire issu du mot flamme ; famille des caesalpianacées. Cette plante originaire de Madagascar illumine littéralement les jardins de Madère.
– ***Frangipanier :*** du marquis italien Frangipani, inventeur d'un parfum se rapprochant de l'odeur des fleurs et des fruits de cet arbrisseau originaire du Pérou. Famille des apocynées.
– ***Fuchsia :*** du célèbre botaniste allemand Fuchs ; famille des onogragriées. Nombreuses variantes à fleurs doubles ou panachées.
– ***Géranium :*** du grec *geranion* ou « bec de grue » pour la ressemblance de sa fleur avec le bec d'une grue ; famille des géraniacées, à ne pas confondre avec ce que nous nommons couramment géranium et qui est en fait un pélargonium.
– ***Glycine :*** du grec *glukus,* « doux » ; famille des légumineuses ou fabacées. Plus connue à Madère sous le nom de *wisteria.* Opulente partout et même sur un parapet de parking.
– ***Hibiscus :*** du grec *hibiskos,* « guimauve », appelé également ketmie ; famille des malvacées. Fleur à couleurs changeantes au cours de la journée, évoluant du blanc nacré au rose teinté de rouge.
– ***Hortensia :*** du prénom Hortense, peut-être en hommage à Hortense de Beauharnais dont la passion pour les fleurs égalait celle de sa mère, Joséphine, première épouse de Napoléon ; famille des saxifragées. Les fleurs sont d'une couleur bleue étonnante.
– ***Jacaranda :*** nom indigène du Brésil ; famille des bignoniacées. L'espèce la plus commune est le *Jacaranda mimosifolia,* aux éclatantes fleurs violettes. On distingue les arbres à bois blanc et à bois noir ; tous deux sont utilisés en marqueterie.
– ***Jasmin :*** de l'arabe *iasmin,* blanc ; famille des jasminées. Il est remarquable par son parfum suave. Il symbolise l'amour divin, car il est dédié, comme le lis, à la Vierge Marie.
– ***Lis ou lys :*** du latin *lilium,* blanc très pur, dit aussi le « lait de Junon » ; famille des liliacées. L'une des plus anciennes fleurs connues car déjà mentionnée dans la Bible : en hébreu, Suzanne signifie lis. On l'utilise beaucoup dans les bouquets destinés aux églises. C'est un symbole universel de pureté et de virginité.
– ***Magnolia :*** nom donné par Linné, naturaliste suédois (1707-1778), en hommage à Pierre Magnol. Ce médecin et botaniste français du XVIIe s exerçant à Montpellier a établi le classement des espèces par « familles ». Le *Magnolia grandiflora* est spectaculaire.
– ***Marguerite :*** du latin *margarita,* « perle ». Famille des composées, à ne pas confondre avec la marguerite arborescente (chrysanthème sauvage).
– ***Mimosa ou mimeuse :*** du grec *mimos, mime,* car au toucher certaines variétés se contractent ; famille des légumineuses. Les botanistes n'ont toujours pas réellement percé le secret de ce mouvement qui est parfois collectif.

– ***Myosotis :*** du grec *muosôtis,* ou « oreille de souris » pour la forme de ses feuilles ; famille des borraginées. C'est une fleur particulièrement décorative dans les parterres. Une triste légende allemande évoque le fiancé qui, désirant offrir cette fleur à sa belle, fut emporté par les flots en criant « ne m'oubliez pas », de là le surnom populaire.
– ***Narcisse :*** du grec *narkê,* « sommeil » (qui a donné narcotique). Famille des amaryllidées. Il s'agit du mythe grec de celui qui, amoureux du reflet de son visage, s'épuise et meurt à le contempler.
– ***Orchidée :*** du grec *orchidion,* « testicule ». Ces fleurs si précieuses et raffinées *(Dactylorhiza foliosa)* seraient peut-être vexées de leur étymologie. Les fleurs sont hermaphrodites et souvent polymorphes. Au Jardin botanique de Funchal, il y a une éblouissante section consacrée aux orchidées.
– ***Poinsettia ou poinsettie :*** famille des euphorbiacées ; couramment appelée « étoile de Noël », dont les feuilles prennent à la maturité une teinte écarlate, afin d'attirer les oiseaux pour la pollinisation.
– ***Rhododendron :*** du grec *rodon,* « rose », et *dendron,* « arbre » ; famille des éricinées. À Madère, ce sont souvent de véritables arbres de plus de 2 m de hauteur.
– ***Rose :*** du grec *rodon,* qui a donné son nom à l'île de Rhodes, île des roses. Son nom est également celui de sa famille tant il y a de « tribus » diverses. Celles de Madère sont si belles et parfumées que tout d'un coup on se souvient de ces élégantes des siècles passés qui parfumaient leurs mouchoirs de quelques gouttes d'essence de rose.
– ***Strelitzia ou oiseau de paradis :*** la duchesse Charlotte de Mecklembourg-Strelitz (1744-1818) devint reine d'Angleterre par son mariage avec George III. Fervente botaniste, elle contribua à la création des Kew Gardens de Londres. Le strelitzia, famille des strelitziacées, lui est dédié. Mais on connait bien plus cette fleur sous le nom d'« oiseau de paradis » par sa forme de bec si évocatrice. C'est l'une des fleurs emblématiques de Madère : on ne peut guère y échapper.
– ***Tamaris :*** de l'arabe *tamar,* « datte », et *hendi,* « indien ». Famille des tamariscinées. On le trouve souvent en bordure des routes, car il est très décoratif. Ses fruits servaient à la teinture dite « au noir ».
– ***Tubéreuse :*** du latin *tubercule* ; famille des liliacées. Elle est aussi connue sous le nom de « jacinthe des Indes ». Son odeur est si entêtante qu'au Grand Trianon, Louis XIV, incommodé, quittait les lieux courroucé.
– ***Tulipier :*** du persan *tulbend,* « turban » ; famille des magnioliacées. Certaines espèces ont des grandes fleurs d'un vert teinté d'orange qui concurrencent les magnolias.
– ***Vipérine :*** du latin *vivus,* « vivant » ; famille des borraginées. Elle attire l'attention avec ses grands épis bleu-violet dressés comme des chandeliers.

Les arbres

On trouve à Madère deux espèces de ***lauriers*** géants ayant survécu aux incendies, à une altitude voisine de 1 500 m :
– le ***til,*** *ocotea foetens,* qui a la particularité de retenir la moindre goutte de rosée ou de brume ; il est surnommé « l'arbre de la pluie » ou encore « l'arbre fontaine » ;
– le ***vinhatico,*** *persea indica,* ou laurier royal.
Tous deux peuvent atteindre entre 15 et 30 m de hauteur. On les a beaucoup utilisés pour fabriquer des meubles.

POURQUOI LA COURONNE DE LAURIER AUX VAINQUEURS ?

Dans la Grèce ancienne, la couronne de laurier fut l'attribut d'Apollon, donc des poètes et, à Rome, le symbole des généraux victorieux. Le laurier a donné naissance au mot « lauréat ».

Deux arbustes de l'île portent des noms trompeurs : la marguerite arborescente *(Argyranthemum pinnatifidum)* est en fait un chrysanthème sauvage mesurant, en général, 1,50 m. L'arbre à muguet *(Clethra arborea)*, lui, flirte avec le ciel du haut de ses 6 m. Son nom est uniquement dû à ses fleurs semblables aux clochettes du muguet (attention : il est toxique et peut provoquer une turista carabinée).

Plus en altitude, la montagne offre aux promeneurs audacieux les belles myrtilles *(Vaccinium maderense)* tout à fait comestibles et délicieuses, et la splendeur de la bruyère blanche arborescente *(Eerica arborea)*, dont les racines sont excellentes pour la fabrication des pipes.

À une altitude moyenne, on rencontre des arbres communs en France comme les chênes, hêtres, bouleaux, châtaigniers, etc. D'autres, plus exotiques et en grand nombre, proviennent d'Afrique, d'Amérique du Sud et même d'Extrême-Orient grâce aux colonies portugaises. Araucarias, bambous, cassiers (nom vulgaire de l'acacia Farnèse), cèdres, érables, eucalyptus et yuccas prospèrent dans ce climat si favorable.

À faible altitude, l'olivier sauvage *(Olea ocaster)*, le dragonnier *(Dracaena draco)* et la vipérine arbustive *(Echium nervosum)* sont des arbres et arbustes endémiques de l'île.

Il y a aussi près de 40 espèces de fougères ; parmi les plus répandues, la fougère « patte de lapin » ou « patte d'écureuil » *(Davallia canariensis)*, la capillaire de vénus *(Adiantum capillus veneris)*, la « langue de vache » (on n'invente rien ; *Acrostichum squamosum*) et bien d'autres...

Le 21 mars, la « Journée de la Forêt et de l'Arbre », qui se déroule dans le Parque Ecologico de Funchal, vise à sensibiliser les visiteurs tout aussi bien que les Madériens à la nécessité de préserver ce précieux héritage des forêts ancestrales.

La canne à sucre

La canne à sucre est originaire des Indes. On doit aux Croisades son introduction à Chypre et en Sicile. Henri le Navigateur en fait venir à Madère, où elle va prospérer grâce au climat chaud et modérément humide. Elle se multiplie par boutures, et les repousses peuvent s'étaler sur 3 ans ; ensuite, de nouvelles plantations sont nécessaires. Des tiges cylindriques de cette graminée vivace qui peut atteindre jusqu'à 4 à 5 m de haut, on extrait un suc contenant jusqu'à 15 % de saccharose. Ces tiges ou cannes sont broyées, le jus extrait est chauffé et clarifié, le sucre est cristallisé, purgé de sa mélasse et, à l'époque, moulé en forme de « pain ».

Cette culture fut, dès le début, source de richesse pour Madère. Le sucre, denrée rare, vendu en «pains », valait son pesant d'or. Funchal, reconnaissante, fait d'ailleurs figurer cinq « pains de sucre » dans ses armoiries.

Grâce à ce pactole on construit de belles maisons nobles et, pour rendre grâce à Dieu, de nombreuses églises. Celles-ci vont être ornées de pièces d'orfèvrerie liturgique, de tapisseries et de peintures religieuses en provenance des Flandres. N'y avait-il-pas parmi les colons, aux côtés des Portugais, des Flamands dévots et durs à la tâche ? Les liens avec leur pays d'origine assurent, dès cette fin du XVe s, un débouché important au sucre produit à Madère.

À la fin du siècle suivant, la production massive de sucre au Brésil, nouvelle colonie portugaise, condamne cette manne à disparaître ; on cultive toujours la canne à sucre à Madère, mais son âge d'or est bien révolu. Elle fait encore la fortune de l'Anglais Joseph Phelps au début du XXe s, puis disparaît des cultures de l'île.

Les plantations actuelles servent à la production de sirop et d'eau de vie *(arguardente)*.

GÉOGRAPHIE

Madère, l'archipel né des amours volcaniques de l'Afrique et de l'Amérique

Halte aux idées reçues, Madère n'est pas qu'une île, mais un authentique archipel qui couvre une superficie totale de l'ordre de 800 km², soit 400 fois la superficie de Monaco, selon les données de la très sérieuse Banque mondiale. Madère en est l'île principale (740 km²) et la plus peuplée ; ses petites sœurs sont l'île de Porto Santo (42,5 km²), également habitée, et ses îlots (ilheu de Baixo ou da Cal, ilheu de Cima, ilheu de Ferro), ainsi que deux groupes d'îles, les Desertas (comme leur nom l'indique, des îles désertes, avec Deserta Grande, Chao et Bugio, pour une superficie de 14,2 km² au total) et les Selvagens (comme leur nom l'indique aussi, des îles sauvages, un autre ensemble d'îles d'une superficie de 3,6 km²) ; nos deux petits mondes insulaires constituent, à mi-chemin de l'île de Madère et des Canaries, un magnifique chapelet atlantique. Les Desertas et les Selvagens, heureusement préservées de la présence d'Homo sapiens, sont aujourd'hui des réserves naturelles classées au Patrimoine mondial par l'Unesco.
L'archipel de Madère appartient dans sa totalité à un ensemble géomorphologique plus large, la Macaronésie, qui comprend également les Açores, les Canaries et les îles du Cap-Vert, toutes d'origine volcanique et apparues à l'ère tertiaire. Il constitue une écorégion dénommée « forêts sempervirentes de Madère », typique des écosystèmes de forêts feuillues et de forêts mixtes tempérées. Les géologues en herbe seront également comblés par les diverses formations de laves, de basaltes et de trachytes, entrecoupées de dykes colorés, de fossiles, de coquilles et de plantes pétrifiées.
Cet archipel est d'une jeunesse insolente, à peine une vingtaine de millions d'années ; les pauvres dinosaures avaient disparu depuis longtemps, et les continents continuaient à se pousser du coude pour se faire une place au soleil, au prix d'éruptions volcaniques, de désordres climatiques, de perturbations atmosphériques et de terribles craquements de la croûte terrestre ; un combat de Titans où les forces souterraines ont été à l'œuvre. C'est ainsi que Madère, « l'île de l'éternel printemps », naquit dans le tumulte d'une rencontre fusionnelle entre l'Amérique et l'Afrique. Cette naissance fut le hasard d'une collision de plaques qui fit soudain (en quelques millions d'années quand même, mais on est à l'échelle de l'histoire de la Terre) surgir du fond de l'océan, après une succession d'éruptions, d'explosions, de projections de bombes et d'effusions de laves, un large massif volcanique. Entouré d'abîmes dont la profondeur atteint jusqu'à 3 000 m, Madère est séparé de Porto Santo, distante de 40 km seulement, par une fosse de 2 300 m de profondeur. On aurait aimé être là pour assister au spectacle grandiose de cette naissance insulaire, fruit d'un mariage plus que tonique de l'eau, du feu et de la terre, qui mit d'ailleurs un certain temps à s'apaiser. Madère fut en effet secoué par des tremblements de terre en 1748, en 1755 tout comme Lisbonne (les lecteurs de Voltaire s'en souviennent), en 1816 et en 1918. Ce sont sans doute ces origines puisant au plus profond de l'histoire de la Terre qui inspirèrent la devise de Madère : *Das ilhas, as mais belas e livres,* « De toutes les îles, les plus belles et les plus libres ».

Le relief de l'île de Madère

Madère est jeune, escarpée et acérée, avec un tiers de la superficie au-dessus de 1 000 m, et une grande diversité de paysages, magnifiquement colorés par le bleu de la mer, l'azur du ciel, le vert des montagnes et le blanc des nuages. La côte est rocheuse et très découpée, surtout au nord, où d'abruptes falaises alternent avec de charmantes petites baies et criques. Les paysages sont impressionnants. Au sud, la côte est protégée des alizés et plus calme, mais elle n'en est pas moins

spectaculaire, avec notamment le Cabo Girao et son à-pic de 580 m sur la mer, l'une des plus hautes falaises du monde, qui a de quoi vous donner le vertige. Madère, c'est un peu comme si le mont Blanc avait émergé de la mer, ou comme si un vaste iceberg s'était échoué quelque part en plein milieu de l'océan Atlantique, à la latitude de Casablanca, à 600 km au nord du cap Djouchi au Maroc, à 978 km au sud-ouest de Lisbonne et à 443 km de Ténérife (on vous laisse calculer la distance par rapport à Paris... réponse à envoyer au siège du *Routard*). Pour rentrer Madère dans le GPS, il faut se souvenir des coordonnées du port de Funchal : 32° 38' de latitude Nord et 16° 54' de longitude du méridien de Greenwich.
Madère est de forme ovale, avec 57 km de long de Ponta do Pargo à l'ouest à Ponta de Sao Lourenço à l'est, pour 22 km de large, de Ponta de Sao Jorge au nord à Ponta da Cruz au sud. Elle est coupée en son centre par un massif montagneux orienté du nord-ouest à l'est, dont le Pico Ruivo (1 861 m ; point culminant de l'île de Madère), le Pico das Torres (1 847 m) et le Pico do Arieiro (1 818 m) constituent les principaux amers (terme de marine désignant un point de repère fixe sur terre facilement identifiable).
Ce massif montagneux est creusé par des ravins profonds *(barrancos)* servant de lits aux rivières. Il descend tranquillement vers la mer à l'est pour se terminer en un promontoire découpé à Ponta de Sao Lourenço, que prolonge encore une île (ilheu de Fora). À Ponta de Sao Lourenço, peu de végétation mais plutôt des paysages arides, avec néanmoins plusieurs plantes endémiques. À l'ouest, le massif montagneux s'élargit en un haut plateau de 22 km² situé à 1 400 m d'altitude moyenne, le Paul da Serra (marais de la montagne), séparé par les vallées de Ribeira Brava et de São Vicente. Trois cols permettent de passer du versant sud au versant nord de l'île : l'Encumeada à l'ouest (à 1 007 m), le Pico das Torrinhas (à 1 823 m) au centre, et le col de Poiso à l'est (à 1 400 m).
Sa réputation, non usurpée, « d'île de l'éternel printemps », Madère la doit à un climat particulièrement clément, tempéré et subtropical, grâce notamment aux effets bénéfiques et régulateurs des alizés et du bras sud du Gulf Stream ; vous n'aurez jamais ni trop chaud (les moyennes estivales oscillent autour de 21 °C) ni trop froid (la température moyenne en janvier est de 16 °C).
Bien entendu, si vous décidez de partir en randonnée le long des *levadas* et de vous aventurer dans les montagnes, il ne faudra pas oublier votre petite laine, car la température baisse avec l'altitude, et l'on peut même rencontrer parfois de la neige. En revanche, pour les routards amateurs de sports de glisse, inutile d'emmener vos skis préférés, il n'y a ni piste de ski ni remonte-pentes à Madère.
Si le nord de l'île est plus humide et un peu plus froid que le sud, Funchal étant en général ensoleillé toute l'année, il pleut régulièrement mais modérément (environ 60 jours de pluie par an) ; l'idéal pour entretenir une végétation luxuriante qui, se nourrissant d'un sol volcanique fertile, vaut également à Madère le surnom de « jardin de l'Atlantique ».

Porto Santo

À Porto Santo, les amateurs de farniente trouveront les plages de sable fin (9 km) qui leur auront fait défaut à Madère. Curieusement, ces plages sont constituées de sable blond et non noir, comme on pourrait s'y attendre sur une île volcanique. En effet, comme pour Madère, le socle de Porto Santo est constitué principalement de basaltes et de trachytes. Mais, du fait de la désagrégation d'une ceinture de récifs de corail aujourd'hui disparue, de fortes concentrations de calcaires se sont produites autour de Porto Santo, ce qui explique ces belles plages « couleur sable ». À l'opposé de Madère la verdoyante, Porto Santo présente des paysages très différents, plus secs, voire désertiques, et d'une couleur ocre qui vaudra à l'île son surnom d'« île dorée » *(ilha Dourada)*.
Porto Santo est également un archipel, constitué de l'île de Porto Santo, à l'ouest de laquelle se situent les îlots de Baixo ou da Cal et l'îlot de Ferro, et, à l'est, de

l'îlot de Cima. Au nord-est de Porto Santo, les îlots das Cenouras, Baixa de Meio et de Fora forment un petit chapelet qui n'est guère hospitalier. Enfin, au nord, l'îlot de la Fonte d'Areia porte le nom d'une source située sur l'île de Porto Santo.
Le relief de Porto Santo est bien plus modéré que celui de Madère, avec le Pico do Facho (pic de la Torche) à 517 m et le Pico do Castelo (pic du Château) à 437 m, qui domine Vila Baleira, la principale agglomération de l'archipel. Il ne faut pas manquer non plus le Pico Ana Ferreira (à 283 m) et la Pedreira, un magnifique ensemble d'orgues basaltiques. À l'ouest, les montagnes laissent la place à des plaines, les *matas,* où l'on a installé l'aéroport, qui occupe quasiment toute la largeur de l'île. Enfin, à l'extrémité sud, le Pico das Flores constitue un magnifique belvédère d'où l'on peut admirer les îlots de Baixo, ou da Cal, et de Ferro ; par beau temps, vous aurez peut-être la chance de voir Madère. Les nuages, très présents sur l'île de Madère et pressés de se transformer en pluie lors de leur rencontre avec les montagnes, ne s'attarderont guère au-dessus de Porto Santo, d'où un climat beaucoup moins humide. Porto Santo présente également deux visages très différents avec, au nord, une côte rocheuse et des falaises tombant à pic dans l'océan, et, au sud, un relief plus clément de collines aboutissant aux fameuses plages de sable blond.

Les îles Desertas

À quelques kilomètres au sud-est de la pointe de Sao Lourenço, on trouve les îles Desertas, que l'on peut apercevoir depuis Madère : Deserta Grande est la plus vaste avec 13,5 km de long sur 2,5 km de large pour une altitude de 488 m. Bugio, la plus méridionale, est un gros rocher qui culmine à 348 m. Ilheu Chão est la plus septentrionale. Et enfin, n'oublions pas la petite dernière, Prego do Mar. D'origine volcanique comme Madère mais dépourvues de sources d'eau douce et difficiles d'accès en raison d'un relief escarpé, elles sont inhospitalières et aujourd'hui inhabitées. Deserta Grande ne l'a pas toujours été, car on y exploitait au XIXe s l'orseille, un lichen dont on extrait un colorant rouge ; on trouve encore sur l'île des vestiges de maisons et les ruines d'une chapelle.
Si vous êtes un naturaliste ou un zoologiste renommé et que vous avez la chance d'obtenir les sésames nécessaires pour aller aux Desertas, vous y rencontrerez peut-être une espèce très rare de tarentule *(Hogna ingens),* ainsi que le placide phoque moine *(Monachus monachus).*
C'est l'une des espèces actuellement les plus menacées au monde (une dizaine de spécimens à peine vivrait aux Desertas) ; et pourtant, ces phoques moines étaient des milliers à vivre heureux à Madère lorsque les premiers colons ont débarqué, mais ils furent rapidement massacrés pour leur chair et l'huile obtenue à partir de leur graisse. Enfin, les botanistes éclairés retiendront qu'on trouve également aux Desertas une plante rarissime : *Chrysanthemum haematomma.*

VIEUX LOUP DE MER

Pour preuve de l'importance de ce loup de mer, les Madériens baptisèrent une ville en l'honneur de cet animal : Câmara de Lobos (« chambre des loups de mer »), située sur la côte sud de l'île de Madère, où Churchill se rendit en villégiature ; il en fit d'ailleurs le sujet de plusieurs de ses toiles. Sur les armoiries de Câmara de Lobos, deux phoques moines encadrent une ancre de marine, tout le symbole de ce qui fit la richesse de la ville.

Les Desertas constituent un parc national depuis 1990 et une réserve naturelle depuis 1995 ; en 1992, les Desertas ont été classées Réserve biogénétique par le Conseil de l'Europe et, en mars 2014, celui-ci leur a attribué le diplôme européen des domaines protégés, en récompense du travail accompli depuis plus de 25 ans dans cette réserve.

Les îles Selvagens

Plus au sud, les Selvagens (îles Sauvages) sont composées d'une vingtaine d'îles et de rochers dont, au nord, Selvagem Grande et, au sud, de nombreux autres îlots dont Selvagem Pequena et Ilheu de Fora. Elles sont situées à 290 km au sud de Madère et sont également inhabitées. Après avoir changé plusieurs fois de main, elles appartinrent, de 1904 à 1971, à une famille de banquiers de Madère, la famille Rocha Machado, puis le gouvernement portugais les acquit et créa aussitôt une réserve naturelle qui relève, aujourd'hui, du parc national de Madère. En 2002, les îles furent inscrites sur la liste indicative du Patrimoine mondial de l'Unesco. Leur accès est désormais restreint et soumis à autorisation.
Leur écosystème préservé de l'activité humaine et le fait qu'aucun herbivore n'ait jamais été introduit sur Selvagem Pequena ni sur l'ilheu de Fora favorisent une flore et une faune d'une extrême richesse (une bonne centaine d'espèces rares, dont une dizaine d'espèces endémiques). Ces îles sont également un véritable sanctuaire pour les oiseaux, qui viennent y nidifier et former d'imposantes et joyeuses colonies, comme les puffins cendrés, les pétrels et les sternes.
Les îles Selvagens font toujours l'objet d'un contentieux territorial avec l'Espagne, qui ne reconnaît ni leur statut (l'Espagne considère que ce sont de simples rochers inhabités et dépourvus de plateau continental au sens de la Convention des Nations unies sur le droit de la mer de 1982) ni la souveraineté concédée au Portugal en 1938, en pleine guerre civile espagnole. L'enjeu de ce contentieux est bien sûr le contrôle d'une vaste zone économique exclusive et des ressources qu'elle renferme. Pour marquer symboliquement la souveraineté portugaise sur les Selvagens, le président du Portugal y a passé une nuit en juillet 2013.

HISTOIRE

Madère de 1419 à 1497

L'île de Madère se caractérise par une apparition tardive dans l'Histoire. Et Zarco est arrivé ! Originaire de Tomar, né vers 1390, ce gentilhomme de la Maison du prince Henri, connu sous le nom d'Henri le Navigateur, attira l'attention par sa vaillante conduite lors de la prise de Ceuta : une attaque foudroyante menée par les Portugais en 1415 contre le sultan marocain Abu Saïd Uthman III avait été couronnée de succès, et l'on attribue à Zarco l'idée alors nouvelle d'utiliser l'artillerie sur les navires. C'est à la suite de cette campagne victorieuse qu'il fut nommé chevalier. Zarco, grand spécialiste de l'art naval et de la navigation, sera chargé ensuite de dépasser le cap Bojador. En ces premières années du XVe s, ce cap de la côte ouest africaine situé à peu près au niveau des Canaries semblait être un redoutable « bout du monde ». Les marins les plus aguerris étaient persuadés que s'ils le franchissaient ils seraient emportés par des courants si terribles que tout retour leur serait impossible.
Les courageux João Gonçalves Zarco et Tristão Vaz Teixera, partis pour doubler ce cap surnommé « Les Portes de l'Enfer » (ou cap de la Peur) vont découvrir au hasard d'une violente tempête l'île qu'ils nommeront Porto Santo. Ils avaient échoué dans leur mission première mais, de retour au Portugal, ils surent persuader Henri le Navigateur de les laisser retourner à Porto Santo pour explorer les alentours. Grâce à un pilote fort habile, Jean Morales, ils débarquèrent en juillet 1420 sur l'île principale de l'archipel : Madère !
Le cap Bojador ne sera finalement franchi qu'en 1434 par un gentilhomme portugais, Gil Eanes, galvanisé par Henri le Navigateur. Il va poursuivre ses explorations toujours plus au sud et ramener, en 1444, une première « livraison » d'Africains, sitôt vendus comme esclaves ! Bien d'autres, hélas, suivront et fourniront une précieuse main-d'œuvre à Madère.

Zarco, Teixera et leurs compagnons vont en effet entreprendre, dès leur arrivée, la mise en valeur de l'île. Pour aménager des terres cultivables, ils mettent le feu à la forêt qui recouvre la quasi-totalité de l'île. Cet incendie leur sera presque fatal ! En effet, ces nouveaux colons durent à plusieurs reprises fuir les flammes en se réfugiant soit sur leurs bateaux en mer, soit sur des barques sur les rivières. À une vingtaine de kilomètres de Funchal, se faufilant le long du plateau de Curral, la Ribeira dos Socorridos (la rivière des Rescapés) fut leur planche de salut. Si souvent chassés par le feu, et ce, dit-on, pendant 7 ans, on peut imaginer que ces colons eurent souvent la tentation d'abandonner leur entreprise. Mais leur persévérance fut récompensée. Et le résultat des incendies, bénéfique : les sols volcaniques fertilisés par les cendres seront cultivables et rapidement exploités.
Henri le Navigateur ne fut pas ingrat et, reconnaissant les mérites de Zarco et Tristão Vaz da Teixeira, il les nomma capitaines-donataires, le premier pour Funchal et les parties ouest et sud de l'île, le second pour Machico et le versant nord qui n'avait pas encore été exploré. Quelques années plus tard, Bartolomeu Perestrelo fut nommé capitaine-donataire de Porto Santo, restée inhabitée.
Nos capitaines-donataires n'étaient pas des rois fainéants. Ils déployèrent beaucoup d'énergie pour exploiter ces terres vierges. Ils avaient, selon la loi, des droits, certes, mais aussi des devoirs. Ils avaient tous les pouvoirs administratifs, judiciaires et militaires, ils pouvaient percevoir la *redizima,* c'est-à-dire la dîme, les droits banaux (avec la canne à sucre, c'était la fortune assurée), les taxes éventuelles imposées aux colons. Ils avaient également le droit de conserver 20 % des terres en toute propriété (probablement les meilleures). En contrepartie, leurs devoirs n'étaient pas négligeables : ils devaient attirer des colons chrétiens sous le régime de *sesmaria* ; ces colons étaient exemptés de l'impôt mais pas de la dîme et, tout en cultivant leurs terres, ils devaient être prêts à servir dans l'armée si le pays était en danger. Les capitaines-donataires devaient également veiller à la justice, défendre le territoire et assurer la présence d'un prêtre dans chaque village. Cependant, comme ce titre octroyé par le roi uniquement était irrévocable, inaliénable et héréditaire, qui pouvait contrôler si ces devoirs étaient bel et bien remplis ? Et dans le cas contraire, quelles sanctions pouvaient être envisagées ?
Tout en jouissant de leurs droits, Zarco, Teixeira et Perestrelo semblent avoir respecté scrupuleusement leurs devoirs. Le développement spectaculaire de Madère en témoigne. Les champs de canne à sucre et les vignobles prospèrent, les colons affluent, la ville de Funchal (de *funcho,* « fenouil ») est édifiée dans la baie aux trois rivières. Quarante ans à peine après sa découverte, Madère est en pleine effervescence. En 1465, Zarco pouvait mourir l'âme en paix : *quintas* et raffineries, églises et couvents se multiplient. C'est le « plein emploi », assuré souvent, bien sûr, par des esclaves importés d'Afrique.
Si nos capitaines-donataires ont ainsi accompli leur mission, leurs successeurs n'ont (peut-être) pas été aussi honnêtes. Le goût du pouvoir et de l'argent les auraient, mais là aussi peut-être, détournés de leurs devoirs. Car, en 1497, le roi Manuel Ier, au mépris du caractère irrévocable, inaliénable et héréditaire des donations, rattacha purement et simplement les deux capitaineries de Madère à la couronne portugaise. Les successeurs de nos capitaines-donataires n'ont peut-être pas démérité, mais le roi avait besoin d'argent pour ses expéditions vers les Indes, le Brésil, la Chine... et Madère était une proie bien tentante !

Madère de 1497 à 1580

Rattachée à la Couronne portugaise et première escale sur les routes maritimes de l'Atlantique, Madère participe à cette frénésie de conquêtes et de découvertes menées par la volonté du roi Manuel le Fortuné et grâce aux talents conjugués de marin et de diplomate de Vasco de Gama. Dès 1508, la ville de Funchal bénéficie officiellement du titre de Cité et, 6 années plus tard, on y installe en grande pompe un évêque en sa cathédrale. Hélas, la protection divine ne fut pas toujours garantie, et de nombreux pirates attirés par les richesses de l'île vinrent régulièrement en ravager les côtes. L'une des plus terribles de ces expéditions fut celle du français Montluc en 1566.

La razzia de Montluc

Mais d'où venait donc ce Français, ce Pierre-Bertrand de Montluc, dit le capitaine Perrot, qui ravagea Funchal et ses environs pendant 16 longues journées ?
Branche secondaire de la Maison de Montesquiou, les Montluc semblaient pourtant des gens fort honorables. Pour autant, ils furent, comme le voulait l'époque, au service des princes de leur temps. Le père de Pierre-Bertrand, Blaise de Montluc (1502-1577), gagne son titre de maréchal de France en massacrant les protestants ; il y gagne aussi le surnom de « boucher royaliste ». L'oncle de Pierre-Bertrand, Jean de Montluc, plus humain et plutôt favorable à la Réforme, faillit être condamné comme hérétique ! Il fit vite amende honorable et devint évêque de Valence. Des frères de Pierre-Bertrand, l'un, Jean de Montluc, fut commandeur de l'Ordre de Malte, puis évêque de Condom ; l'autre, Fabien de Montluc, gouverneur de Pignerol.
Non, Pierre-Bertrand de Montluc n'était pas un pirate ordinaire. Avait-il reçu des lettres de course du roi Charles IX ? Dans ce cas, c'est en tant que corsaire légal qu'il se présente dans la baie de Funchal avec plusieurs navires et des centaines d'hommes armés. La bataille va durer 16 jours. On fait main basse sur les précieux stocks de sucre et bien d'autres richesses. Mais la résistance s'organise, et nos Français rembarquent, satisfaits de ce coup de main audacieux, mais sans Pierre-Bertrand, tué au cours de l'attaque, et avec sur la conscience la mort de 300 Madériens !
Pendant ces journées de carnage et de pillage, les religieuses de Santa Clara de Funchal, couvent fondé en 1492 par les petites-filles de Zarco, cherchèrent refuge dans la montagne. Terrifiées, elles trouvèrent un abri dans les étables d'un village niché au fond du cratère d'un volcan éteint, à une vingtaine de kilomètres de la capitale. Ce village prit le nom de Curral das Freiras, c'est-à-dire « Étable des Religieuses ». On y trouve toujours la *ginja,* breuvage alcoolisé à base de cerises dont elles avaient, dit-on, le secret. Après la fuite, un village est né.

Madère de 1580 à 1640

Lorsqu'en 1578 le jeune roi portugais Sebastiao disparaît dans le désastre marocain d'Alcacer-Quibir, le Portugal sombre dans l'anarchie, et le duc d'Albe n'a aucune peine à l'envahir et à faire proclamer Philippe II, déjà roi d'Espagne, également roi du Portugal. Dès 1582, celui-ci nomme Dom Agostinho gouverneur de Madère ; l'ère des capitaines-donataires est bien révolue, sauf à Porto Santo. Les Espagnols poursuivent les travaux de fortification de Sao Lourenço, Sao Jorge ou Fortaleza do Pico et maintiennent une garnison pour se protéger des pirates.
Cela s'avère vital. En effet, si les bateaux de l'Invincible Armada partie en 1588 attaquer l'Angleterre ont été en grande partie construits avec le bois de l'île de Madère, la conséquence de la défaite espagnole sera dramatique. On assiste alors à une recrudescence des attaques des pirates, surtout anglais, comme celle du capitaine Amias Preston qui, en 1595, va dévaster Porto Santo, tuant les habitants et brûlant tous les villages sur son passage.
Par ailleurs, poussé par un fanatisme extrême et s'appuyant sur l'Inquisition, Philippe II va prendre une décision lourde de conséquences aussi bien pour l'Espagne que pour le Portugal : l'interdiction faite aux Hollandais, ces protestants honnis, de pénétrer dans le port de Lisbonne pour s'approvisionner en épices, soieries, métaux précieux... La riposte hollandaise sera fatale au commerce alors florissant : les Hollandais vont se doter d'une marine tant marchande que militaire et sillonner mers et océans ; ils pourront ainsi chercher directement les précieuses denrées convoitées. Leur suprématie ainsi établie porte un coup fatal au commerce entre

le Portugal et ses lointaines colonies. Madère subissant le contrecoup de cette guerre économico-religieuse va y puiser, avec le Portugal dans son ensemble, la volonté farouche de retrouver son indépendance et de se délivrer de la domination espagnole. Le ressentiment est devenu d'autant plus grand que toutes les forces vives portugaises se sont épuisées dans les guerres incessantes avec la Hollande, la France et l'Angleterre.

Sous les règnes de Philippe II (1581-1598), Philippe III (1598-1621) et Philippe IV (1621-1640), le Portugal, y compris Madère, bien sûr, n'était plus qu'une simple colonie espagnole. Cette domination et cette exploitation devenaient intolérables. Dépouillé petit à petit de ses possessions, accablé d'impôts, le Portugal va retrouver son indépendance en décembre 1640 en prenant pour roi Joao IV, duc de Bragance.

Madère de 1640 à 1815

INCROYABLE MAIS VRAI

Le « so british afternoon tea » était une habitude portugaise apportée en dot, entre autres, par Catherine de Bragance lors de son mariage avec le roi d'Angleterre Charles II. Pour faire bonne mesure, elle fit également apprécier le porto et les tangerines...

Deux pays seulement avaient reconnu l'indépendance du Portugal : la France et l'Angleterre. Le pape s'était abstenu, et les autres pays catholiques avaient fait de même. En 1661, ayant échoué dans son projet de donner sa fille Catherine de Bragance en mariage au jeune Louis XIV (Mazarin ayant préféré l'infante d'Espagne Marie-Thérèse), la reine régente Louise du Portugal négocie avec Charles II d'Angleterre. Elle use d'arguments convaincants : le contrat prévoit une dot en bel et bon argent, la libre pratique du commerce pour les Anglais dans les ports portugais et, surtout, la cession de Tanger et de Bombay. Mais la reine régente est inquiète ; et si cela n'était tout de même pas suffisant ? Dans une clause secrète, elle ajoute également Madère dans la corbeille de noces déjà bien garnie. On raconte que le secrétaire chargé de rédiger ces documents était madérien et qu'il supprima délibérément le nom de son île ! Quoi qu'il en soit, ce sacrifice de la reine régente n'était pas nécessaire, Charles II étant satisfait des clauses initiales, et le mariage eut lieu en 1662.

Après avoir introduit l'habitude de consommer du thé l'après-midi à la cour anglaise, Catherine de Bragance, veuve, revint à Lisbonne, fut deux fois régente, en 1704 et 1705, et put savourer de n'avoir pas perdu à cause de son mariage l'une des plus belles perles du royaume, cette île nommée Madère. Mais, dans les faits, le mariage de Catherine de Bragance avec Charles II d'Angleterre se révéla fort bénéfique pour Madère. En 1665, Charles II fit voter par le Parlement une loi interdisant aux négociants anglais d'exporter des denrées européennes dans les colonies anglaises. Cette loi ne s'appliquait pas à Madère et, au vu des bonnes relations entre l'Angleterre et le Portugal, beaucoup de négociants anglais s'installèrent à Funchal. L'île devint ainsi le centre des routes commerciales qui tissèrent leur toile d'araignée entre l'Europe, l'Afrique, l'Amérique du Nord, l'Amérique du Sud, les Indes... De nombreux convois s'y arrêtent pour embarquer toutes sortes de marchandises venues d'ailleurs, mais principalement du vin de Madère. L'île devient prospère ; elle n'était pas devenue une possession anglaise, mais les Anglais y étaient comme chez eux pour le profit de tous.

De nombreux savants anglais firent halte à Funchal ; ils y étudièrent la flore, la faune, la géologie, le mode de vie des insulaires. En septembre 1768, le capitaine Cook fait escale quelques jours avec le scientifique renommé Joseph Banks, et tous deux seront dignement accueillis par le consul anglais.

En 1804, un ingénieur d'origine française, mais de nationalité portugaise, Reynaldo Oudinot, viendra planifier et mettre en œuvre la canalisation des trois rivières de Funchal pour éviter les inondations catastrophiques de l'année précédente.

Pendant les guerres napoléoniennes, Madère accueille à plusieurs reprises des troupes anglaises destinées à ravitailler leurs navires. En 1807, l'amiral Hood, avec une vingtaine de vaisseaux, deux régiments d'infanterie et deux d'artillerie, fut accueilli avec force drapeaux et allocutions solennelles. De nombreux Madériens aux cheveux blonds et aux yeux bleus sont les témoins de cette « occupation » temporaire et amicale.

MADÈRE, UNE ÎLE ANGLAISE ?

La question peut paraître saugrenue, mais pas tant que ça ! Voilà une réponse de Normand. En effet, la plupart des entreprises de Madère ont été initiées par des anglais. Ils ont jeté les bases d'une économie relativement florissante. Que ce soit dans le domaine viticole (les noms des sociétés gérant le vin en témoignent), de l'artisanat, avec les meubles en osier et les broderies de haute qualité, de l'hôtellerie répondant aux critères du confort anglais, leur influence est prédominante. Mais les Madériens ont hérité du caractère bien trempé des premiers colons portugais. Dotés d'une grande énergie créatrice, ils ont su garder leurs traditions et leur joie de vivre à toute épreuve. Il suffit d'assister à l'une de leurs fêtes pour n'avoir qu'une envie : y participer.

Le 23 août 1815, le *HMS Northumberland,* sous les ordres de l'amiral Cockburn, ayant à son bord l'empereur Napoléon en route pour Saint-Hélène, fait escale à Funchal. Seul le consul anglais Henry Veitch fut autorisé à monter à bord ; on livra du vin de Madère, des livres et des fruits pour l'illustre prisonnier. Et le consul Veitch perdit son poste pour avoir ignoré les instructions de Londres lui enjoignant de s'adresser à Napoléon en l'appelant « général ». Il n'avait pas pu s'empêcher de l'appeler « Votre Majesté ».

Madère au XIXᵉ s

Un siècle difficile pour les Madériens : turbulences politiques, conflits avec les gouverneurs, tempêtes et naufrages, maladies de la vigne et de la pomme de terre, et surtout épidémies de choléra...

En 1807, Junot entre à Lisbonne au nom de Napoléon ; le régent et sa famille ont fui au Brésil. La guerre fait rage au Portugal, et c'est un chassé-croisé franco-anglais et portugais. Lorsque João VI rentre au Portugal en 1822, il jure de respecter la Constitution libérale, mais le Brésil en profite pour proclamer son indépendance. Notre île de Madère représente peu de choses au vu de ces évènements. À la mort du roi, plusieurs prétendants au trône s'opposent.

En 1826, confronté à une « Lettre constitutionnelle » *(Carta*

LE VIN DE MADÈRE ET NAPOLÉON

Oui, du vin de Madère a bien été livré à Napoléon à bord du HMS Northumberland *le 23 août 1815 en route pour Sainte-Hélène. Selon le consul Veitch, l'empereur en personne a réglé ces achats en louis d'or. Mais l'empereur n'a jamais bu ce vin. Après sa mort, en 1821, le tonneau reprit la mer pour revenir à Madère où la déjà célèbre maison* Blandy's *le mit en bouteilles. En 1950, l'une de ces bouteilles miraculeusement préservées sera ouverte en l'honneur de Winston Churchill séjournant à l'hôtel* Reid's *de Funchal. Celui-ci, ému, tint à servir personnellement chaque convive en concluant : « Vous vous rendez compte que, à l'époque où ce vin a été fait, Marie-Antoinette était vivante ? » Élégante façon d'éviter de mentionner Napoléon.*

Constitucional) publiée par ordre du roi, l'évêque de Funchal se refuse à la commenter du haut de sa chaire ! Fortifié dans ses convictions plus libérales, le 7e régiment d'infanterie se mutine, attaque le gouverneur, blesse ses officiers. Pour calmer le jeu, un nouveau gouverneur, José Lucio Travassos Valdez, est nommé en 1827. Mais, en mai 1828, Dom Miguel se proclame monarque absolu et, le mois suivant, débarque à Madère avec un nouveau gouverneur, José Maria Monteiro. Malgré une aide anglaise discrète, les Madériens se trouvent dans l'incapacité de résister à ce coup de force. Les opposants seront déportés dans les lointaines colonies.

Dom Miguel va abdiquer en 1834, mais les reines et rois qui lui succèdent ne seront pas plus cohérents dans leur politique face à un peuple épris de liberté mais peu au fait des réalités parlementaires. L'assassinat du roi Carlos Ier et de son fils en 1908, puis le règne éphémère de Manuel II seront le prélude à la République établie en 1910.

Le grand atout de Madère est son climat, si tempéré et si propice à l'agriculture. Cependant, rarement il est vrai, il arrive que le Ciel, la Mer et la Terre ne se montrent pas toujours cléments. En 1842, une forte tempête détruit six navires dans le port de Funchal ; en 1852, les vignes sont attaquées par le mildiou, en 1873, par le phylloxéra ; en 1856, une épidémie de choléra emporte plus de 7 000 personnes. D'autres bateaux, comme le *Comet* en 1863 et le *Patagonia* en 1877, sombrent également au large des côtes. Heureusement, les nouveaux *steamers* seront plus résistants, et les naufrageurs au « chômage technique » ne recherchent plus sur les rochers les éventuelles épaves et leur cargaison qui amélioraient leur ordinaire. Le charbon, indispensable à ces bateaux à vapeur, fera de Madère un centre de ravitaillement important.

À la suite de quelques riches Anglais, des aristocrates viennent de toute l'Europe chercher le repos dans cette île au climat si doux. L'impératrice Élisabeth d'Autriche, l'inoubliable Sissi, s'installe à la *Quinta Vigia* en 1860 et y passe tout l'hiver ; les médecins tentent de soigner son état dépressif et une anorexie de plus en plus marquée. Elle revient en 1891, 2 ans après la mort dramatique de son fils, Rodolphe, à Mayerling.

En cette fin du XIXe s, Madère parie sur le tourisme de luxe et gagne.

Madère au XXe s

Pendant la Première Guerre mondiale, des navires allemands furent saisis dans le port de Lisbonne et, en conséquence, l'Allemagne déclara immédiatement la guerre au Portugal. Cela se passait en 1916. La riposte allemande eut lieu à Madère le 3 décembre de cette même année : un sous-marin allemand *(U-boat)* envoya par le fond le bâtiment de guerre français *La Surprise* ainsi que deux autres navires à l'ancre dans la baie de Funchal et canonna la ville, endommageant quelques maisons et l'église Santa Clara. Une nouvelle attaque eut lieu en 1917 mais ne causa que peu de dégâts.

En 1921, le dernier empereur d'Autriche, Charles Ier, s'exile à Madère. Installé avec sa famille à la *quinta* Gordon (aujourd'hui Jardim do Imperador, voir plus loin), à Monte, sur les hauteurs de Funchal, il succombe à une pneumonie en 1922 à l'âge de 35 ans. Sa sépulture dans l'église de Monte devient l'objet d'une grande dévotion. Charles Ier a été béatifié en 2004, et voilà comment Madère peut se glorifier d'un bienheureux authentique de l'île.

Les années 1930 et 1931 furent bien agitées. En effet, à Lisbonne, le pouvoir est, dès le mois de mai 1926, aux mains de l'armée, et la présidence est assurée par le général Gomez da Costa, puis par le général Carmona qui est élu chef de l'État et le reste jusqu'à sa mort en 1951. Un professeur d'économie de l'université de Coimbra, Oliveira Salazar, est chargé de rétablir les finances du pays. Ses méthodes dictatoriales suscitent une opposition républicaine sévèrement réprimée. De nombreux prisonniers politiques sont déportés à Madère où, à ce

moment-là, une loi dite « loi de la Famine », avec pour conséquence un monopole sur l'importation de la farine, entraîne une hausse importante des prix ainsi que la faillite de plusieurs banques et déclenche une grève totale et violente. Des militaires en garnison à Funchal et des opposants politiques menés par le général Sousa Dias se révoltent alors contre le gouvernement portugais, lequel envoie la troupe pour rétablir l'ordre.
Pendant la Seconde Guerre mondiale, la neutralité du Portugal préserve Madère. L'île va accueillir quelque 2 000 habitants de Gibraltar. Surnommés les « Espagnols » par les gens du cru, ils apportent quelques habitudes que les Madériens vont vite adopter : boire du café aux terrasses en bavardant avec animation et, pour les femmes, passer le temps en tricotant, activité jusqu'alors inconnue à Madère.
La Révolution portugaise du 25 avril 1974 fut accueillie avec enthousiasme à Madère par la majeure partie de la population. Ceux qui avaient soutenu le régime précédent s'enfuirent au Brésil. Dès 1976, la Constitution élaborée à Lisbonne octroya à Madère le statut de Région autonome.
Le tourisme élitiste, né au siècle passé, prend son essor et, petit à petit, se démocratise pour devenir l'une des ressources vitales tant de Madère que de Porto Santo.

Madère en quelques dates

- ***vers 1317 :*** reconnaissance de l'île de Madère par le capitaine génois Manuel Pessanha.
- ***1351 :*** mention de l'île de Madère sur un portulan médicéen de Florence.
- ***1419 :*** João Gonçalves Zarco et Tristão Vaz Teixeira, en expédition sur ordre d'Henri le Navigateur, s'arrêtent sur une petite île qu'ils nomment Porto Santo.
- ***1420 :*** nouvelle expédition de Zarco. L'île découverte est baptisée « Madeira » en raison des épaisses forêts qui la recouvrent (*madeira* signifie bois en portugais) et elle est reconnue comme une terre du royaume du Portugal.
- ***1420-1427 :*** violents incendies dans l'île, qui permettent néanmoins de dégager et de fertiliser de la terre pour les plantations. Les Portugais décident d'introduire la canne à sucre (en provenance d'Italie) et la vigne (en provenance de Crète).
- ***1421 :*** fondation de Funchal, irrigation et développement des cultures.
- ***1430 :*** João Gonçalves Zarco est nommé capitaine-donataire de Funchal. Une autre capitainerie est créée à Madère et une autre à Porto Santo, respectivement attribuées à Tristão Vaz Teixera et à Bartolomeo Perestrelo, père de la future épouse de Christophe Colomb.
- ***1452 :*** développement de la culture de la canne à sucre qui concurrence les céréales. Madère devient rapidement le premier producteur de sucre d'Europe.
- ***1472 :*** la majeure partie de la production de sucre est vendue en Flandres, ce qui vaut à Madère de conserver, aujourd'hui encore, quelques magnifiques triptyques flamands.
- ***1478 :*** Christophe Colomb débarque à Madère pour acheter du sucre et épouse Felipa Moniz, fille du gouverneur de Porto Santo. Cette escale lui donnera probablement l'idée de pousser plus loin ses expéditions vers les « Indes ».
- ***1492 :*** la découverte de l'Amérique fait de Madère une escale stratégique pour le ravitaillement des navires en route pour le Nouveau Monde.
- ***1497 :*** rattachement des deux capitaineries de Madère à la Couronne portugaise par Manuel Ier.
- ***1514 :*** création de l'évêché de Funchal.
- ***1566 :*** Funchal est ravagée par l'expédition du Français Pierre-Bertrand de Montluc, qui périt lors des combats.
- ***1580-1640 :*** Madère devient espagnole pendant le règne de Philippe II d'Espagne, qui s'est autoproclamé roi du Portugal, et perd son monopole sucrier au profit du Brésil.
- ***1640 :*** le Portugal retrouve son indépendance et installe sur le trône João IV, duc de Bragance.

– ***1642 :*** signature d'un traité accordant aux négociants anglais établis dans les colonies portugaises les mêmes avantages que ceux consentis aux négociants portugais.
– ***1654 :*** signature d'un second traité ouvrant tous les territoires portugais aux commerçants anglais.
– ***1662 :*** mariage du roi Charles II d'Angleterre avec la princesse portugaise Catherine de Bragance. La viticulture se développe et devient la principale activité de l'île grâce à l'autorisation britannique d'exporter les vins de Madère vers les colonies américaines, à condition que le transport soit assuré par des navires anglais.
– ***1703 :*** traité de Methuen qui renforce les relations commerciales entre Madère et l'Angleterre.
– ***1771 :*** rattachement de Porto Santo à la Couronne portugaise.
– ***1785 :*** l'expédition de La Pérouse fait relâche à Funchal, mais elle renonce à s'approvisionner en vin, jugé trop cher... et attend de faire escale aux Canaries.
– ***1801 :*** premier débarquement et séjour de troupes anglaises à Madère pour protéger l'île d'une éventuelle invasion française, elles se retirent en 1802 après le traité d'Amiens.
– ***1807-1814 :*** nouveaux débarquements et séjours de troupes anglaises à Madère.
– ***1815 :*** le navire qui transporte Napoléon à Sainte-Hélène fait relâche à Madère.
– ***1852 :*** 90 % des vignobles de Madère sont détruits par le mildiou.
– ***1856 :*** une épidémie de choléra fait plus de 7 000 victimes.
– ***1873 :*** le phylloxéra détruit une grande partie des cultures, déjà éprouvées par le mildiou.
– ***1891 :*** l'Écossais William Reid ouvre l'hôtel *Reid's*.
– ***1910 :*** proclamation de la République portugaise. Madère jouit, au sein de la République, d'une autonomie administrative importante.
– ***1916 :*** la canonnière *Surprise* et le porte-submersibles *Kanguroo,* deux navires français, sont torpillés et coulés à Funchal par un sous-marin allemand *(U38)*. La ville de Funchal est canonnée par les Allemands.
– ***1921 :*** mise en service d'une ligne d'hydravions entre Lisbonne et Madère.
– ***1922 :*** mort de l'empereur Charles Ier de Habsbourg à Funchal.
– ***de 1950 à 1974 :*** vagues d'émigration des habitants de Madère vers le Brésil, le Venezuela et l'Amérique centrale.
– ***1953 :*** parution de *Vivre à Madère* de Jacques Chardonne.
– ***1974 :*** avec la Révolution des Œillets au Portugal, Madère acquiert le statut de territoire autonome.
– ***1976 :*** Madère devient une région autonome avec un Parlement et un exécutif régional.
– ***1986 :*** entrée de Madère dans l'Union européenne, avec le Portugal.

LEVADAS

Les *levadas* de Madère, système historique et ingénieux de canalisations d'eau, sont quasiment uniques au monde (on en trouve également à La Palma aux Canaries).
Notre Mère Terre n'est pas toujours complaisante envers l'Homme qui souhaite l'ensemencer pour en obtenir sa nourriture. Le manque d'eau et le climat contrarient souvent les projets de plantations et les espoirs de récolte.
À Madère, les terres propices à la culture de la canne à sucre, par exemple, se situent au sud-est ; mais l'eau y fait défaut : certaines années, on a relevé jusqu'à 3 mois sans une seule goutte de pluie. Au nord-ouest de l'île en revanche, l'eau coule en abondance grâce aux sources, torrents et cascades qui descendent des montagnes. Et l'Homme s'est armé de courage et d'obstination pour conduire *(levar)* l'eau vers les terres choisies et appropriées. Ainsi sont nées les *levadas*

dès la seconde moitié du XVe s. La plus ancienne de ces canalisations daterait de 1461. Certains paysans âgés du nord de l'île racontent, à qui veut bien les écouter, que les premières *levadas* ont repris les chemins suivis par des ânes et mulets aux pattes montagnardes !
Le travail entrepris fut titanesque. Accrochés aux flancs des montagnes avec quelques cordes pour s'assurer et se stabiliser, les hommes ont percé les roches, évacué les débris et charrié les pierres de construction dans de grandes hottes en osier tressé. Ils ont ainsi créé les chemins qui ont guidé l'eau vitale vers les *poios,* parcelles en terrasses, souvent minuscules.
À l'origine, la main-d'œuvre pour ce travail dangereux et épuisant se composait principalement de forçats et d'esclaves ; parfois, de pauvres journaliers les rejoignaient dans l'espoir de passer « chef de chantier » et d'améliorer leur salaire. Mais combien d'estropiés et de morts en cours de route !
La *levada,* d'une profondeur variant de 50 à 70 cm, a rarement une largeur supérieure à 1 m. Elle est doublée d'un sentier permettant l'entretien et la surveillance. Ces *levadas* épousent amoureusement les courbes de niveau et s'étagent en parallèle sur la montagne espacées de quelques dizaines de mètres. Elles se croisent, s'enfoncent dans des tunnels et permettent ainsi aux différentes cultures disséminées en terrasses lilliputiennes de prospérer grâce à l'eau salvatrice.
Au total, près de 2 150 km de *levadas,* y compris 40 km de tunnels, sont gérés soit par l'État, soit par les communes. Le *levadeiro* attribue chaque jour à une heure donnée la quantité d'eau considérée comme nécessaire à la superficie des terres cultivées par chaque agriculteur ; ces horaires et ces quantités d'eau doivent être strictement respectés de façon à ce que chaque fermier reçoive son quota. Bel exemple de partage librement consenti !
De nos jours, certaines *levadas,* en particulier celles édifiées dans les années 1970, sont utilisées pour produire de l'électricité grâce à la force hydraulique.
Il y a une quarantaine d'années, il fut décidé d'organiser des promenades d'agrément le long des *levadas.* Le succès fut tel que ces parcours sont maintenant répertoriés et balisés selon leurs difficultés. Les amateurs de marche dans des paysages à couper le souffle, cheminant entourés de fleurs de Madère aux couleurs éclatantes, peinent à redescendre... sur terre ! Autrefois, la difficulté de ces *levadas* se mesurait en lapins. Notre animal, jugé sans doute trop vulgaire, a été détrôné et remplacé par des étoiles :
- ***une étoile :*** on peut y aller avec bébé et grand-mère ;
- ***deux étoiles :*** on peut garder grand-mère si elle est alerte, mais on laisse bébé à la maison ;
- ***trois étoiles :*** on part à deux adultes en pleine forme sans bébé ni grand-mère ;
- ***quatre étoiles :*** on est de véritables routards sportifs, munis de chaussures de marche antidérapantes et d'équipements ad hoc comme, par exemple, une lampe de poche pour les tunnels obscurs ;
- ***cinq étoiles :*** on est des routards presque alpinistes chevronnés et, surtout, on ne souffre pas du vertige.

Se reporter à l'index pour les différentes balades le long des *levadas* et à l'intérieur du pays.

LIVRES DE ROUTE

Ces Français qui nous ont fait aimer Madère

Madère a su séduire de nombreux écrivains, artistes et voyageurs, connus ou moins connus, venus se ressourcer sous le doux climat de ces îles atlantiques.
- Dans *Bains de soleil* (éd. Nicolas Chaudun, 2011), Paul Morand, l'homme pressé de la littérature française, tant par ses nombreux voyages que par son sens inégalé de la formule, relate ses raids épiques en Europe du Sud entre 1954 et 1965 et, notamment,

à Madère, « cette île où l'été vient passer l'hiver. » Pour Paul Morand, Madère est un peu comme un paradis perdu, « on y respire la nature comme on hume la fumée dans une pipe d'opium. » À Madère, « tout estivant se transforme en grain de raisin ; la chaleur enlève ses vêtements comme les effeuilleuses privent la grappe de ses feuilles. »
– Son contemporain, Jacques Chardonne, écrira la plus belle déclaration d'amour à cet archipel, avec son *Vivre à Madère* (éd. Grasset, coll. Cahiers rouges), paru en 1953. Partons donc avec le narrateur, un écrivain abordant les dernières années de sa vie, dans un beau voyage sur les traces d'un vieil ami qui lui avait vanté les charmes de ces îles au large du Portugal, où il s'est retiré ; une élégante réflexion sur le bonheur marquée par la nostalgie du temps qui passe, des amis perdus, des êtres aimés et d'un monde voué à disparaître.
Bien d'autres artistes ont été sensibles à la poésie des lieux, comme Camille Saint-Saëns, George Bernard Shaw et même Winston Churchill, qui peignit quelques toiles lors de son séjour dans l'archipel, à Camara de Lobos.

Les enfants du pays

Si les enfants du pays passés à la postérité sont peu nombreux, rendons toutefois justice aux Madériens restés dans l'Histoire : Baltazar Dias, dramaturge populaire, José Vincente Barbosa du Bocage, éminent zoologiste et homme politique, Fernando Augusto da Silva, talentueux historien et journaliste, Horacio Bento de Gouveia, écrivain, poète, enseignant et journaliste, et Herberto Helder, l'un des poètes contemporains en langue portugaise les plus originaux.
– ***Baltazar Dias,*** aveugle « clairvoyant », est un dramaturge, poète et romancier du XVIIe s originaire de Madère ; il est surtout connu pour son théâtre populaire très apprécié. Parmi ses œuvres, on peut citer : *La Tragédie du marquis de Mantoue, L'Histoire de l'impératrice Porcina, La Malice des femmes* et *Les Conseils pour se bien marier.* Le théâtre municipal de Funchal, situé dans l'avenue Arriaga, porte son nom en son honneur.
– ***José Vicente Barbosa du Bocage*** *(1823-1907),* né à Funchal, est un homme politique portugais mais surtout un zoologiste renommé. Après des études de mathématiques et de médecine à l'université de Coimbra, il est nommé professeur de zoologie à l'école polytechnique de Lisbonne. Il dirigera plus tard le département de zoologie du muséum national d'Histoire naturelle de Lisbonne (rebaptisé *Museu Bocage* en son honneur en 1905). Grâce aux colonies africaines portugaises, les collections du musée s'enrichissent rapidement. Bocage obtient également de la France, et c'est un exploit, des cessions en réparation des vols des anciennes collections commis en 1807 par les armées de Napoléon. Président de la société de géographie de Lisbonne entre 1877 et 1883, il est ministre de la Marine et des Colonies en 1883, puis ministre des Affaires étrangères du Portugal jusqu'en 1886, et brièvement en 1891. Son travail scientifique porte principalement sur les oiseaux et les reptiles, et il publie près de 200 articles. Son étude des oiseaux d'Angola (*Ornithologie d'Angola,* 1877 et 1881) et son manuel pratique sur la collecte et la conservation des spécimens d'histoire naturelle (1862) font référence.
– ***Le père Fernando Augusto da Silva*** *(1863-1949),* professeur et écrivain né à Funchal, a consacré une grande partie de sa vie à étudier l'histoire de Madère. Après le séminaire, il est ordonné prêtre en 1888 et exerce son ministère dans diverses communes de Madère ; il est finalement nommé curé de la commune de Santo Antonio do Funchal. Il a enseigné à l'École industrielle et commerciale Antonio Augusto de Aguiar de Funchal, et a été également rédacteur des journaux *Madeira* et *Diario de Noticias* et rédacteur en chef du *Heraldo da Madeira.* Son œuvre majeure s'intitule *Elucidario Madeirense* (1921, en deux volumes). Fernando Augusto da Silva est considéré comme la référence pour la connaissance du patrimoine matériel et immatériel de Madère.
– ***Horacio Bento de Gouveia*** *(1901-1983)* est originaire du district de Sao Vicente, sur la côte nord de Madère. Après des études dans son île puis à Lisbonne, il fait

une carrière d'enseignant, de poète, d'écrivain et de journaliste. Dans son œuvre, il dresse un portrait réaliste du nord de Madère et, notamment, de sa terre natale, Ponta Delgada, et décrit en détail la vie des simples habitants de l'île comme le paysan, l'agriculteur, le viticulteur ou l'émigré (notamment dans Canga). Son œuvre emblématique s'intitule *Ilheus* (« Îlots »), mais on peut citer également *Lagrimas Correndo Mundo, Torna Viagem, Margareta,* ou encore *Luisa Maria* (œuvre posthume).

– ***Herberto Helder de Oliveira,*** né à Funchal en 1930, étudie les lettres à l'université de Coimbra. Journaliste, bibliothécaire, traducteur, animateur d'émissions à la radio, il s'exile en France, en Belgique et en Hollande pendant la dictature de Salazar ; pour survivre, il exerce alors de multiples métiers qui lui inspireront son recueil *Les Cent pas* (traduit en français). Son œuvre, essentiellement poétique, s'inscrit dans le mouvement surréaliste et de la poésie expérimentale. Son langage emprunte à l'alchimie, à la mystique, à la mythologie œdipienne et fait référence à l'image maternelle. Il refuse le prix Pessoa qui lui est décerné en 1994 et vit entouré d'une aura de mystère, fuyant les mondanités et les contacts avec les médias. Outre *Les Cent pas,* un autre recueil de ses poésies a été traduit en français : *Le Poème continu : somme anthologique,* 1961-2008 (2010).

MÉDIAS

Votre TV en français : TV5MONDE partout avec vous

TV5MONDE est reçue partout dans le monde par câble, satellite et sur IPTV. Dépaysement assuré aux pays de la francophonie avec du cinéma, du divertissement, du sport, des informations internationales et du documentaire.

En voyage ou au retour, restez connecté ! Le site internet • *tv5monde.com* • et son application iPhone, sa déclinaison mobile *(• m.tv5monde.com •),* offrent de nombreux services pratiques pour préparer son séjour, le vivre intensément et le prolonger à travers des blogs et des visites multimédia.

Demandez à votre hôtel le canal de diffusion de TV5MONDE et n'hésitez pas à faire part de vos remarques sur le site • *tv5monde.com/contact* •

Euronews

Restez connecté à l'actualité internationale à tout moment de la journée via Euronews TV, les applications mobiles Euronews disponibles sur IOS, Android, Windows Phone, Blackberry et • *euronews.com* • 450 journalistes, de 30 nationalités différentes, parcourent le monde pour vous informer en temps réel, 24h/24 et en 13 langues ! Euronews, la chaîne d'information la plus regardée en Europe, est accessible dans les hôtels, à bord des plus grandes compagnies aériennes, dans les gares et aéroports internationaux.

Presse

Pas mal de journaux en anglais. Une large part fait ses choux gras de l'actualité sportive, avec notamment ***A Bola*** *(• abola.pt •),* journal in-con-tour-nable pour les fans de sport. Pour les informations plus générales, procurez-vous le ***Madeira Times,*** ou encore le ***Jornal da Madeira,*** et le fameux ***Diario de Noticias da Madeira.***

PATRIMOINE CULTUREL

Les peintures flamandes de Madère

Non, vous ne vous êtes pas trompé de pays ! On trouve bien de superbes peintures flamandes à Madère ! Ces magnifiques œuvres d'art en provenance de Bruges

ou d'Anvers parviennent à Madère pendant l'âge d'or de la production du sucre. Les bateaux portugais arrivaient dans les ports flamands avec une cargaison de *balas,* caisses fabriquées avec le *vinhatico* ou le *til,* sortes de lauriers endémiques de l'île. Ces *balas* contenaient des cônes de sucre cristallisé, surnommés « pains », qui se vendaient très chers.
Au XVIe s, les peintures et les triptyques (retable placé au-dessus de l'autel avec deux volets pouvant se refermer sur la partie centrale) flamands étaient très à la mode dans toute l'Europe. Pour embellir les lieux de culte, cathédrale, églises ou chapelles privées des riches *quintas,* on ne lésine pas. C'était un luxe un peu ostentatoire à l'époque pour une île si petite. La très belle collection de tableaux religieux et de retables rassemblée au musée d'Art sacré de Funchal en témoigne. Un triptyque, en particulier, à ne pas manquer est celui de Saint-Jacques et Saint-Philippe : sur les volets figurent les portraits de la famille du capitaine-donataire de Funchal, Simão Gonçalves da Câmara. Ce descendant de Zarco prit le nom de Câmara en souvenir de Câmara de Lobos (la « chambre des Loups de mer »), anse protégée reconnue par son ancêtre dès 1420.

Hamacs, palanquins, *carros* de bois et *carros de cesto* (fauteuils en osier)

Dès le milieu du XVIIIe s, le climat si doux de Madère est recommandé par les médecins pour une convalescence rapide et agréable. On vient d'abord d'Angleterre, puis de toute l'Europe, retrouver la santé et la joie de vivre. Au siècle suivant, les docteurs soignant la tuberculose recommandent un séjour prolongé à Madère à leurs patients.
Tous ces « touristes de la médecine » viennent accompagnés de membres de leur famille et de leurs amis. Très vite une organisation efficace se met en place ; les autorités délivrent sans aucune difficulté des permis de séjour de plusieurs mois renouvelables. On peut alors louer des *quintas,* meublées ou non, engager des domestiques (femmes de chambre, valets, cuisiniers, jardiniers...). Des jeunes gens costauds proposent leurs services pour transporter les plus faibles ou les plus paresseux en hamacs ou palanquins. En effet, les rues escaladant les hauteurs de Funchal sont abruptes et pavées de petits galets glissants. Une photo immortalise Sarah Bernhardt, lors d'un séjour au *Reid's Palace,* partant en promenade, confortablement installée dans un joli hamac doté d'un petit dais pare-soleil en toile rayée ; les porteurs, flegmatiques, ne semblent pas impressionnés par ce « monstre sacré » du théâtre.
À l'époque, on se déplaçait en général avec de nombreux objets encombrants : carnets où noter ses impressions, chevalet, toiles et tubes de peinture pour les artistes amateurs, ou encore, quand la technologie s'en mêle, un appareil photo. On trouvait également à Funchal des *carros* de bois, sorte de traîneaux à patins, tirés par une paire de bœufs. Ce système ingénieux, les patins en bois glissant facilement sur les galets, fut inventé par le capitaine anglais Bulkeley pour son épouse invalide.
Hamacs, palanquins et *carros* de bois ont été relégués au rayon des antiquités. Mais les amateurs de sensations fortes ne doivent pas se priver d'une descente de Monte en *carro de cesto.* Les *carros de cesto,* nommés également *carrinhos,* sont des fauteuils en osier, biplaces, munis de patins. Ce type de descente rapide fut également inventé par un Anglais (encore !), Mr Gordon, qui pouvait ainsi se rendre en quelques minutes de sa maison de Monte à son bureau de Funchal. Ces curieux engins ne sont dotés ni de frein ni de volant. Deux robustes gaillards, tout de blanc vêtus, chaussés de bottes à semelle de caoutchouc, coiffés d'un canotier, les guident de l'arrière à l'aide de cordes. Le trajet de 2 km dure à peine 10 mn, avec des pointes enregistrées à 50 km/h : sensations fortes garanties ! Cette activité est gérée par l'association des Carreiros de Monte, fondée en 1849. Il ne faut

pas rater cette expérience étonnante, qualifiée comme l'un des événements les plus excitants de sa vie par Ernest Hemingway (1899-1961).

Musique

À Madère, la Fête de la Musique ce n'est pas seulement le 21 juin, c'est toute l'année.

Différents instruments accompagnent les danses et *romarias.* Certains, très particuliers, sont nés du goût des insulaires pour le rythme et la musique. Ils expriment ainsi avec plus ou moins de force, à travers cordes et percussions, la diversité qui caractérise le peuple madérien.

Les chants de l'île sont spontanés et repris en chœur ; tout le monde chante, juste ou faux, l'important est de donner de la voix, même si elle est parfois un peu stridente ou éraillée. On chante pour fortifier son courage au cours des durs labeurs des champs ou des vignes. On chante pour s'entraîner le long du chemin vers le but du pèlerinage. On chante pour exprimer le deuil ou la joie, et qu'importe si le résultat manque parfois d'harmonie.

Il y a des instruments traditionnels comme la viole à neuf cordes, l'accordéon, le tambour ou le triangle. On pratique également l'ocarina, petit instrument à vent de forme ovoïde, muni d'un bec et dont le nom vient de l'italien *oca* (oie : sa forme évoquant le corps dodu d'une oie miniature). Mais il y également des instruments spécifiques à Madère. Pour rythmer chants et danses, on utilise un petit tambour, le *bombo,* et le *reco-reco,* assemblage de planchettes fixées sur une corde qui rappelle les crécelles d'antan. La *machete* s'inspire de la guitare pour plaquer des accords. La *braguinha* à quatre cordes est très populaire. La *machete de rajão* à cinq cordes s'est même trouvé une lointaine descendance hawaïenne que nous connaissons sous le nom de ukulélé.

Avec le *brinquinho,* il y a autant à regarder qu'à écouter. Des petites poupées-marionnettes, vêtues de costumes folkloriques, s'agitent le long d'un mât mettant en branle clochettes et castagnettes fixées sur leurs dos, sous l'impulsion du musicien.

Pour les inconditionnels, il y a bien sûr le *fado* venu de Lisbonne ou de Coimbra. Il exprime la *saudade,* savant mélange de passion et de mélancolie. Ce chant nécessite une voix puissante et s'accompagne très simplement d'une guitare ou d'une mandoline. L'âme de Madère, pourtant, ne s'y reconnaît pas tout à fait.

Tous les festivals de l'île font une place d'honneur à la musique populaire. Cependant, 12 jours après Noël, *Cantar os Reis,* ou fête dédiée aux Rois mages, est peut-être ce qui se rapproche le plus des traditions anciennes. Des choristes accompagnés de musiciens vont de porte en porte saluer les habitants en chantant, exactement comme les « koliadés » de l'Avent qui célèbrent les Rois mages dans les pays slaves. Dans le courant de la 3e semaine d'octobre, le grand festival de l'Orgue permet de découvrir certains instruments exceptionnels des XVIIIe et XIXe s. Des concerts de

LE UKULÉLÉ, LE BEAU CADEAU DE MADÈRE À HAWAII

Le 23 août 1879, un navire anglais accoste à Hawaii ; à bord, 400 émigrés de Madère venus travailler dans les plantations de canne à sucre dont trois menuisiers ébénistes. Dans leurs malles, des cavanquinhas, *instruments à cordes dont ils jouent avec brio. Les Hawaïens sont subjugués. Le roi leur demande de venir jouer au palais pour son anniversaire. Un ébéniste s'empresse de fabriquer un instrument de musique, génial compromis entre le modèle de Madère et la guitare hawaïenne, immédiatement baptisé ukulélé, c'est-à-dire « puce sauteuse ». En effet, le mouvement des doigts du musicien ressemblait aux mouvements frénétiques d'un chat voulant se débarrasser de sa puce...*

haut niveau rassemblent, dans les églises, orchestres de formation classique et solistes réputés. C'est alors la « grande musique » qui prend possession des lieux.

Folklore

Et dire qu'on a pris la peine de rédiger un arrêté municipal en 1933 pour imposer aux marchandes de fleurs de Funchal le port du costume traditionnel de Madère ! Apparemment, elles ne s'en plaignent pas et arborent toujours avec fierté la jupe à rayures multicolores verticales (et bande de couleur à l'ourlet s'il vous plaît, mais ne cherchez pas à voir les culottes bouffantes blanches en dessous...), le corsage blanc à manches larges, le boléro rouge brodé et, par temps frais (il ne fait jamais vraiment froid à Funchal), la cape rouge jetée négligemment sur l'épaule.
Les hommes (mais il n'y a guère de fleuristes masculins) portent des culottes blanches aux genoux, une chemise blanche à manches longues et col ouvert, et, dessus, un gilet et une ceinture rouges. Pour la tête, on a le choix. De préférence la *carapuça,* bonnet bleu à rebords rouges, ou la *barrete de là,* le fameux bonnet à oreilles de la campagne. Aux pieds, les *botachas,* ces bottes si souples et très molles.
Ces tenues traditionnelles de Madère sont aussi portées lors des danses et peuvent varier en couleurs et accessoires.
Les danses folkloriques sont à l'unisson de ce peuple : on y exalte le travail, l'acceptation de son destin et, malgré tout, le bonheur de vivre.
La danse de Ponta do Sol est probablement la plus chargée d'émotion. Hommes et femmes avancent à petits pas pour évoquer les chaînes qui entravaient leurs ancêtres esclaves, têtes baissées pour indiquer la soumission indispensable si l'on souhaitait rester en vie... Le *fado,* mot qui signifie « destin », n'est pas loin. La danse dite « lourde » est d'une autre nature : c'est le poids des lourdes charges qui pèsent sur les épaules mais, une fois le travail terminé, c'est la joie. La danse du pêcheur – on dit même chasseur d'espadon – est plus fluide, en un mot plus aquatique... La danse « mauresque » est accompagnée de sonorités très orientales. La danse des *romarias* est toute de ferveur joyeuse. Et, pour terminer, la plus étonnante est la danse des vendangeurs et, plus exactement, de ceux qui foulent et piétinent le raisin pour en extraire le jus précieux.
Lors des fêtes, des festivals et, tout particulièrement, lors des *48 Oras a Bailar* de Santana entre les 11 et 13 juillet, si vos pieds frétillent, n'hésitez pas, entrez dans la danse, battements de mains et claquements de doigts vous accompagneront.

PERSONNAGES

– ***João Gonçalves Zarco, alias « Zarco »*** *(1390-1470)* **:** pour tout savoir de la vie du premier capitaine-donataire de Madère, lire la rubrique « Histoire » plus haut.
– ***Cristiano Ronaldo*** *(né en 1985 à Funchal)* **:** d'humeur changeante mais diablement doué, il est certainement l'un des plus grands joueurs de football de l'ère moderne. Il a porté les couleurs du célèbre club anglais de Manchester United avant de rejoindre le Real Madrid, avec lequel il a remporté de nombreux trophées. Il peut s'enorgueillir d'avoir 3 Ballons d'or ! Capitaine de la sélection portugaise, il fait preuve de qualités techniques et physiques exceptionnelles. Il a aujourd'hui son musée à Funchal, « CR7 » (voir à « Funchal »).
– ***Antonio de Abreu*** *(1480-1513)* **:** né à Madère, officier de marine et fin navigateur, il participe en 1511 à la prise de Malacca avec Afonso de Albuquerque. Malgré ses blessures, il accepte de prendre le commandement d'une expédition plus lointaine. Antonio de Abreu va atteindre les Moluques (îles de la Sonde) et ouvrir la voie à un commerce des épices, en particulier la noix de muscade, vers le Portugal. Au cours de cette navigation, il reconnaîtra l'île de Timor, qui va rester portugaise jusqu'en 1975. Malheureusement, il ne put

guère jouir de son succès, car sur la route du retour au Portugal, en 1513, la mort était au rendez-vous du côté des Açores.

– ***João Fernandes Vieira*** *(1613-1681)* **:** né à Machico, à Madère, ce métis afro-portugais s'est exilé au Brésil encore enfant. Il se fait une place enviée grâce à ses bonnes relations avec Maurice de Nassau et à ses liens commerciaux avec la Compagnie néerlandaise des Indes orientales. Mais les prêches des prêtres le persuadent de rompre tout lien avec ces Hollandais « hérétiques » car protestants. Il se fera le héraut de la révolution du Pernambouc pour les chasser du Brésil. Alors que le roi du Portugal Joào IV tente d'apaiser la Hollande en prétendant qu'il ne s'agit là que de quelques rebelles. Les batailles de Guarapes donnent la victoire aux révoltés. Après 9 ans de guerre, la paix, signée en 1654, marque la fin de la présence hollandaise au nord du Brésil. João Fernandes Vieira reçoit le titre, un peu pompeux, de chef suprême de la Révolution, de la guerre de Libération et de la restauration du Pernambouc. Il est particulièrement fier d'avoir été le leader de cette « guerre de libération divine ». Et le Portugal va le récompenser en le nommant gouverneur du Paraíba (1655-1657), puis gouverneur de l'Angola (1658-1661). Retiré à Olinda, au cœur de ce Pernambouc qu'il a contribué à délivrer de la présence hollandaise, encensé par tous pour son rôle dans cette guerre de libération, il s'éteint en 1681. À Madère, on est fier de cet enfant du pays si illustre au Brésil et l'on peut voir son buste à Funchal.

– ***Luís da Câmara Pestana*** *(1863-1899)* **:** né à Funchal. La rue qui porte son nom n'est pas loin de la cathédrale. Élève à Funchal, puis étudiant à Lisbonne, il se révèle brillant et publie comme thèse *Le microbe du carcinome.* Conscient de son attirance pour les travaux de laboratoire, il part à Paris pour étudier la bactériologie et participer aux expériences de l'Institut Pasteur. De retour à Lisbonne, il est chargé de créer un laboratoire capable d'analyser l'eau de consommation courante. Sollicité lors d'une épidémie de peste à Porto, il y est contaminé et meurt peu après à Lisbonne. Le roi Carlos Ier, ému, accordera une pension à sa veuve. Et le Portugal a décidé de donner son nom au prix prestigieux couronnant des recherches en microbiologie.

– ***Le comte de Carvalhal*** *(1778-1837)* **:** pour en savoir plus sur cet aristocrate, se reporter à la Quinta do Palheiro, dans les environs de Funchal.

– ***Une grande famille anglaise à Madère, les Phelps*** **:** la saga débute avec l'installation, à Madère, des Phelps venus du Gloucestershire en 1784. Le chef de famille se lance dans les affaires et réussit ; il aura les moyens de pourvoir à l'éducation de nombreux enfants. Le septième de la fratrie, Joseph Phelps (1791-1876), reprend l'entreprise familiale. Joseph épouse en 1819 Elizabeth Dickinson (1795-1869), elle-même membre d'une famille nombreuse. En 1821, Joseph fonde, avec d'autres membres influents de la communauté anglaise, la Funchal Association en vue de promouvoir l'éducation et l'enseignement à Madère. La famille est installée à Carmo House, à Funchal, et passe l'été, comme il se doit, dans la *quinta dos Prazeres.* Ces notables sont chargés d'accueillir les personnalités lors de leur passage à Madère, et une descendante de la famille garde un souvenir ému d'une aïeule qui eut le privilège de manger son dessert sur les genoux de Napoléon III. Des sept filles et quatre garçons issus du mariage de Joseph et d'Elizabeth, c'est la fille ainée, deuxième Elizabeth de la famille, qui va laisser un souvenir durable à Madère. Encore jeune fille (d'ailleurs, elle restera célibataire), elle souffre de la misère des viticulteurs travaillant pour son père et confrontés aux maladies de la vigne. Elle va fonder une école de broderie pour les jeunes filles et femmes désireuses de travailler sans quitter leur foyer. La broderie de Madère lui doit beaucoup. Les Phelps vont retourner en Angleterre, fortune faite et leurs œuvres en bonnes mains. Tous ont pris du poids, y compris notre Elizabeth, et, les voyant se rendre à l'église, on chuchotait « voilà des tonnes de Phelps »...

Les Habsbourg et Madère

Le climat exceptionnel de Madère, où, comme l'a si joliment dit Paul Morand, « l'été vient passer l'hiver », en a fait un lieu de villégiature qui rivalise très vite avec la Côte d'Azur et d'autres lieux à la mode au XIXe s. Parmi les visiteurs, plusieurs membres de la famille impériale autrichienne ont fait quelques séjours prolongés autour de Funchal.

- Tout d'abord ***l'archiduc Maximilien de Habsbourg*** *(1832-1867).* Il a 20 ans à peine lors de son premier séjour en 1852, durant lequel il tombe amoureux de la princesse Maria Amelia, fille unique de l'empereur du Brésil, venue se soigner à Madère. Hélas, elle meurt de la tuberculose dès l'année suivante. Une dizaine d'années plus tard, sa mère, l'impératrice, fera construire à sa mémoire un hôpital pour les pauvres tuberculeux, baptisé Maria Amelia. Maximilien se console et, dès 1857, épouse Charlotte, fille de Léopold Ier, roi des Belges. En 1859, un deuxième séjour leur permet de profiter de cette île paradisiaque. Mais, encouragé par Napoléon III, Maximilien va se laisser tenter par l'aventure mexicaine ; assuré d'être bien accueilli, le voilà empereur du Mexique. Malgré ses efforts, il ne réussira pas dans cette entreprise et sera fusillé lors de la révolution menée par Juarez en 1867 ; la pauvre Charlotte en deviendra folle. Triste destin pour un jeune homme cultivé, passionné d'art et d'histoire. Il avait, avant cette déplorable aventure, acheté l'île de Lokrun, près de Dubrovnik, pour y restaurer un monastère et y implanter des arbres de toute provenance. Les récits enthousiastes de ses séjours à Madère incitèrent sa belle-sœur, Élisabeth d'Autriche, à s'y rendre en 1860.

- ***« Sissi », impératrice d'Autriche*** *(1837-1898).* Comment oublier l'histoire si romantique d'un empereur épris d'une fée dansante et joyeuse ! Élisabeth, hélas, se retrouve dans une cage dorée au palais de la Hofbourg à Vienne. Le souci de l'étiquette et surtout la froideur de Sophie, mère de l'empereur et tante de Sissi (tante qui aurait tant préféré comme belle-fille son autre nièce, Hélène, si docile), vont plonger notre bel oiseau dans le désespoir. L'amour de François-Joseph pour son épouse est profond et vrai. Quand il voit ses yeux enfin briller lors des récits de Maximilien et à la vue des incroyables orchidées rapportées de Madère, il la laisse partir, en 1860. La reine Victoria met à sa disposition le yacht royal *Victoria et Albert* à Anvers, et Élisabeth, loin de la Cour et de ses intrigues, retrouve le goût de vivre à la faveur de ce voyage et malgré la tempête. Elle n'a que 23 ans et déjà deux enfants qui lui ont été prestement enlevés par sa belle-mère. Là aussi, elle est entourée d'espions à la solde de l'irascible Sophie. Ne doit-elle pas faire aménager un tunnel de toile pour aller de son logis à la mer sans être vue et ainsi éviter les médisances ? Sportive accomplie, elle va parcourir l'île et en admirer les paysages spectaculaires. Dans les jardins du Casino, là où se trouvait la *quinta* Vigia, sa demeure lors de son premier séjour, une statue la représente en grande robe de bal. Après plusieurs mois enchanteurs, Élisabeth va décider de s'éloigner de plus en plus souvent de Vienne. Elle fait même construire à Corfou une superbe demeure : l'Achilleion. Voyageuse égoïste abandonnant mari et enfants pour certains, âme tourmentée et mélancolique pour d'autres, elle revient à Madère après la mort de son fils Rodolphe, à Mayerling, et réside alors à l'hôtel *Reid's,* qui vient d'ouvrir. Cet hôtel ne pouvait pas espérer meilleure publicité.

- Aucun oracle n'avait prédit à l'archiduc Charles, petit-neveu de l'empereur François-Joseph, qu'il lui succèderait sur le trône. Mais la mort du prince héritier Rodolphe, à Mayerling, en 1889, puis l'assassinat de l'archiduc François-Ferdinand, à Sarajevo, en 1914, en firent son successeur. Ce fut dans des circonstances extrêmement difficiles : François-Joseph meurt en 1916 en pleine Première Guerre mondiale. ***Charles devient donc empereur sous les titres de Charles Ier d'Autriche et de Charles IV de Hongrie.*** Il avait été surnommé « le gentilhomme européen ». Polyglotte confirmé, il parlait couramment le hongrois, le croate, le tchèque, le roumain et le polonais en plus de l'allemand ; il n'aspirait qu'à la paix. Malheureusement, l'Autriche-Hongrie était l'alliée de l'Allemagne, et toutes ses tentatives de conclure une paix séparée seront vouées à l'échec. Tout en soutenant le moral des troupes autrichiennes en parcourant les différents champs de bataille, il tente de jeter les bases de ce qu'il nomme une « fédération danubienne » pour répondre aux aspirations d'autonomie des différentes nations de l'empire. Mais c'est trop tard : une telle entreprise aurait pu réussir 50 ans plus tôt. À la fin de la Première Guerre mondiale, il est contraint à l'exil mais refuse d'abdiquer. À deux reprises, en mars et en octobre 1921, il a l'espoir de retrouver son trône hongrois. Le régent Horthy s'y opposera. Exilé à Madère dans des conditions précaires (la pension prévue ne sera jamais versée), il s'attire la sympathie et gagne le cœur des Madériens. Avec Zita de Bourbon-Parme, épousée en 1911, ils forment un couple uni et élèvent simplement leurs sept enfants (le huitième sera posthume). Ils logent à la Villa Victoria, puis à la Villa Quinta, à Funchal, et tous admirent leur générosité, leur piété et leur assiduité aux services religieux. Il succombe prématurément à une pneumonie en 1922 ; sur son lit de mort, il prend la peine de questionner ses médecins sur leur santé. Sa modeste tombe à l'église de Monte devient le rendez-vous des nostalgiques de l'Empire austro-hongrois, mais aussi de tous ceux qui se souviennent de sa chaleur humaine et de sa bonté. Il a été béatifié en 2004.

POPULATION

À Madère, les premiers colons sont principalement des Portugais venus de l'Alentejo et de l'Algarve, animés d'un véritable esprit pionnier. Dès les années 1450, des esclaves africains sont employés dans les plantations de canne à sucre. Des Espagnols et des Italiens originaires des régions les plus pauvres et attirés par les récits des marins viennent participer à la mise en valeur de l'île. Des Flamands et des Bourguignons vont suivre après 1477 quand, à la mort de son père Charles le Téméraire, Marie de Bourgogne épouse Maximilien d'Autriche. Au XVIe s, des Juifs et des Maures chassés par les Rois Très Catholiques trouvent refuge dans l'île. Et, dès la fin du XVIIe s, les Anglais s'installent un peu partout. Le Madérien sera le résultat de ce mélange à forte dominante européenne.

À certaines époques et de façon cyclique, la population, trop nombreuse, ne trouve pas suffisamment à se nourrir. Une première vague d'émigration emporte les plus aventureux ou les plus désespérés tout d'abord vers le Brésil ou les colonies africaines. Au retour de certains d'entre eux considérablement enrichis, de nouveaux candidats à l'émigration se manifestent, avec l'espérance de trouver, eux aussi, une vie meilleure. Mais, au XIXe s, tant de Madériens voulurent quitter l'île que les autorités locales, confrontées à la pénurie de main-d'œuvre, durcirent les conditions légales d'émigration. Par la suite, les destinations sont plus diversifiées : Guyane anglaise, Curaçao, Hawaii, Afrique du Sud, Australie.

L'ESPRIT INSULAIRE

Plus étonnant, l'île de Jersey compte également de nombreux Madériens : venus travailler dans l'hôtellerie ou la restauration de manière saisonnière, beaucoup d'entre eux y sont restés.

Une forte communauté madérienne vit au Venezuela depuis le « boom » pétrolier des années 1960 (environ 200 000 quand la population actuelle de l'île compte quelque 250 000 habitants). Une autre communauté encore plus importante, forte d'environ 300 000 personnes, vit en Afrique du Sud. Au milieu du XXe s, la famille Pestana y a si bien réussi qu'elle revint à Madère investir dans les hôtels de luxe. Ce fut le cas également de José Manuel Berardo, surnommé le « roi de l'Or » pour avoir fait fortune avec ce précieux métal à la fin des années 1980. Lui aussi revint à Madère investir dans son île natale et planter dans sa *quinta* des arbres emblématiques de l'Afrique du Sud comme les cycas, qu'on peut admirer dans son « Jardim tropical Monte Palace » (voir plus loin « Dans les proches environs de Funchal »).

RELIGIONS ET CROYANCES

Toute l'année, les *festas* sont le témoignage d'une foi profonde exprimée de façon exubérante. Si les saints traditionnels de l'église catholique sont honorés avec éclat, les saints « locaux » ne sont pas négligés pour autant. L'église, le cimetière et les rues qui y mènent sont décorés ; on voit partout les croix rouges des voiles des navires d'Henri le Navigateur : la religion plonge ses racines dans l'histoire. Les poteaux disparaissent sous des brassées de feuillages mêlées à des fleurs naturelles ou en papier et à des guirlandes de lumières éclatantes. Les *xerolas,* immenses constructions de fruits et de légumes sous forme de globe, portées par des hommes, remercient Dieu et la Terre Mère. Ces fêtes sont très suivies, la messe du dimanche, un peu moins.
Mais à Madère sont également présents l'Église d'Angleterre, les baptistes, les presbytériens, les Témoins de Jéhovah, et même les mormons.
Il semble qu'aucun rite africain, héritage des lointains esclaves, ne se pratique officiellement. Cependant, dans la vie quotidienne, on retrouve certains aspects de l'aménité des pays de l'ouest de l'Afrique. Il faut – et l'éducation des enfants y veille – être poli et amical en toutes occasions. Avec un « étranger », on va souvent utiliser un langage « fleuri » et d'une courtoisie raffinée, car les saints et les dieux vous entendent. La conversation est un art, et les femmes, en particulier les brodeuses, vont sacrifier au rite du *janelar,* c'est-à-dire une conversation d'un porche ou d'une fenêtre à l'autre le temps d'une pause. Attention, pas de médisances, car la Vierge vous entend. À Madère, on croit en Dieu, on croit aux Saints et, surtout, si l'on est superstitieux, on ne lésine pas sur les pétards et les feux d'artifice pour illuminer sa vie et celles de ses proches. Ainsi, le Ciel vous en tiendra compte.

DU BOL ? OU PAS DE BOL ?

Pour les plus jeunes, la fête de la Saint-Jean revêt une importance majeure. La veille, les jeunes filles inscrivent sur des petits papiers les noms des maris espérés ; plongés dans un grand bol d'eau, celui qui émerge et s'ouvre le lendemain est le bon. Cela se pratique encore dans les petits villages. Mais impossible de savoir ce qui se passe lorsque plusieurs papiers ouverts entrent en conflit...

SAVOIR-VIVRE ET COUTUMES

Repas

Les heures des repas sont légèrement plus tardives que les nôtres : le déjeuner a lieu vers 14h et le dîner vers 20h.

Fumer

La législation sur le tabac interdit de fumer dans les lieux publics depuis le 1er janvier 2007 en dehors des espaces réservés (100 m² réservés dans les bars et les restos).

Courtoisie et art de la parlote

Un petit conseil en passant : les Portugais apprécient rarement nos efforts surhumains pour nous adresser à eux en espagnol. Pour des raisons historiques évidentes, les deux langues n'ont pas toujours fait bon ménage. L'effort s'avère d'ailleurs souvent inutile, puisque primo on comprend généralement mal la

réponse, à moins de maîtriser un max, secundo l'ami interlocuteur répond, une fois sur deux, dans un français parfait.
Tout le monde vous le dira, les Portugais sont rarement à l'heure pour les rendez-vous. Leur gentillesse et leur disponibilité vous feront vite oublier ces quelques minutes de retard. Si vous ne connaissez pas la personne à laquelle vous vous adressez, faites précéder le nom de votre interlocuteur d'un « *Senhor* » pour un homme ou d'un « *Senhora* » pour une femme. Avec l'habitude, on vous tapera facilement sur l'épaule et on vous appellera par votre prénom, c'est bon signe ! Puis on vous fera la conversation, car ici plus qu'ailleurs on aime papoter, quitte à s'arrêter tous les 3 m dans la rue pour vous expliquer le pourquoi du comment droit dans les yeux.

Jours de la semaine

Au Portugal, la semaine commence le dimanche (*domingo* ou *dom.*). Le lundi étant le deuxième jour, on l'appelle *segunda-feira* (ou encore 2ª). Puis viennent *terça-feira, quarta-feira, quinta-feira* et *sexta-feira.* Et pour changer un peu, le dernier jour de la semaine est *sábado,* le samedi (pour voir si vous avez bien suivi).

Noms de famille

Comment distinguer le nom d'usage parmi les nombreux noms que déclinent les Portugais lorsqu'on leur demande leur nom complet ?
Le nom est souvent composé de deux prénoms et de deux noms (le dernier nom de la mère suivi du dernier nom du père) : le nom d'usage est alors généralement formé du premier prénom et du dernier des noms. Cette règle est cependant très souple, et vous pourrez rencontrer quelqu'un ayant quatre ou cinq noms de famille et se faisant appeler par son deuxième prénom ou par ses deux prénoms. Sachez toutefois que le prénom vient normalement avant le nom (y compris dans la plupart des classements alphabétiques) et qu'il est toujours plus aisé de joindre quelqu'un si l'on connaît son nom complet.

SITES INSCRITS AU PATRIMOINE MONDIAL DE L'UNESCO

Organisation des Nations Unies pour l'éducation, la science et la culture

En coopération avec le centre du patrimoine mondial de l'UNESCO

Pour figurer sur la liste du Patrimoine mondial, les sites doivent avoir une valeur universelle exceptionnelle et satisfaire à au moins l'un des 10 critères de sélection. La protection, la gestion, l'authenticité et l'intégrité des biens sont également des considérations importantes.
Le patrimoine est l'héritage du passé dont nous profitons aujourd'hui et que nous transmettons aux générations à venir. Nos patrimoines naturel et culturel sont deux sources irremplaçables de vie et d'inspiration. Ces sites appartiennent à tous les peuples du monde, sans tenir compte du territoire sur lequel ils sont situés.
Pour plus d'informations : • *whc.unesco.org* •
– ***La forêt laurifère de Madère*** est un vestige exceptionnel d'un type de forêt de lauriers autrefois largement répandu. C'est la plus grande forêt de lauriers qui subsiste. Primaire à environ 90 %, elle contient un ensemble unique de plantes et d'animaux, dont beaucoup d'espèces endémiques telles que le pigeon trocaz de Madère. Se reporter aussi plus haut au chapitre « Faune et flore ».

L'ÎLE DE MADÈRE

FUNCHAL

▸ Pour les plans de Funchal, se reporter au cahier couleur.

Au tout début, au XVe s, les marins et les colons de Zarco et de Vaz Teixeira s'implantent respectivement à Câmara de Lobos et à Machico ; mais, très rapidement, Zarco, qui a pourtant été fait « comte de Câmara de Lobos », va préférer les avantages de la baie que l'on va nommer Funchal.

Les premiers habitants s'installent en 1421 ; ce sont principalement des artisans et des commerçants à l'origine de la *zona velha* ou « vieille ville ». En 1425, la ville de Zarco prend forme autour du Castelo São Lourenço. Elle s'étage en amphithéâtre de la Ponta do Garajau à l'est, la Ponta da Cruz à l'ouest à la *levada* de Santa Luzia au nord. Élevée au rang de cité en 1508, elle devient, par la volonté du pape Léon X, le siège d'un diocèse en 1514. Des remparts la mettent relativement à l'abri des pirates au XVIe s, des forts protègent et surveillent son port. Constamment embellie au cours des siècles et malgré les incendies, les pillages et les tremblements de terre, Funchal irradie un charme puissant dû à ses rues pavées de mosaïques de basalte, ses jardins éclatants de couleurs et sa baie inimitable : elle est le cœur vivant de l'île.

BIENVENUE À LA FENOUILLÈDE !

Funcho *en portugais signifiant le fenouil, on peut traduire Funchal par la « Fenouillède ». Cette plante, du latin* foeniculum, *petite herbe de la famille des ombellifères, omniprésente aux alentours de la baie, est connue par ailleurs dès l'Antiquité. On la dit « tonique, stomachique, sudorifique et apéritive ». Elle est censée améliorer la vue, donner du lait aux nourrices et favoriser l'amaigrissement. On s'en sert dans les assaisonnements pour les ragoûts et les poissons. À Funchal, on trouve aujourd'hui de la liqueur, de l'huile essentielle très aromatique et des bonbons au fenouil (les fameux* rebuçados de funcho*).*

Orientation

La ville est assez peu étendue, à peine 2 km de long. Tout se fait facilement à pied, sauf les hauteurs, comme Monte (mais le téléphérique est là pour vous aider, comme celui du Jardin botanique). Funchal se divise grosso modo en quatre zones : autour de la cathédrale (Sé), au centre-ville ; à l'est, la vieille ville (Zona velha) ; sur les hauteurs de São Pedro, au nord-ouest ; de la fortaleza São Lourenço vers la mer (l'estrada Monumental), tout à l'ouest. Toute cette zone se visite aisément à pied. Pour aller dans les proches environs, le réseau de bus est très bien développé. Sinon, taxi, side-car ou *tuk-tuk* !

Arrivée à l'aéroport

✈ ***Aeroporto Internacional da Madeira (Santa Cruz) :*** *à 20 km à l'est du centre-ville de Funchal.* ☎ *291-520-700.*

Pour gagner le centre-ville

– Utiliser soit l'***Aerobus*** ; compter 5 € l'aller, 8 € l'A/R. Env ttes les heures ; horaires restreints le w-e. Il s'arrête vers l'*Hotel Sirius et Windsor* (arrêt n° 4), l'*Hotel Madeira* (arrêt n° 6), le *residencial Colombo* (arrêt n° 7) et tout le long de l'estrada Monumental (la rue des hôtels), jusqu'à la Praia Formosa. Idem en sens inverse.

– Soit le ***bus*** *(SAM,* ☎ *291-201-151 ; ● sam.pt ●).* Compter 3,35 €/pers. Fonctionne tlj sf le 25 déc. Env 20 bus en sem 7h-20h45 ; env 15 bus le sam ; 6 le dim 8h30-16h15. Dans tous les cas, compter de 30 mn à 1h. Bien prévoir pour votre avion retour !

Adresses utiles

✉ ***Poste*** *(oficina de Correio ; zoom couleur B2)* ***:*** *av. Zarco, 9.* ☎ *291-202-830. Lun-ven 8h30-20h, sam 9h-13h. Une autre antenne à l'aéroport tlj sf sam, dim et j. fériés 9h30-13h, 15h-19h.* Dans tous les cas, distributeurs de timbres à l'extérieur.

■ ***Supérettes :*** *sur l'av. do Mar et dans la vieille ville, supérettes* ***SPAR,*** *ouvertes tard le soir. Et supermarché* ***Pingo Doce,*** *centre commercial* Anadia, *entrée principale rua Visconde de Anadia (zoom couleur C2). Lun-sam 8h-22h.*

– ***Parking :*** parking « long stay » (long séjour) possible, 4,50-17 €/j. près du Madeira Story Centre *(zoom couleur C2).*

– ***Téléphériques :*** voir plus bas (« Dans les proches environs ; Monte ; Comment y aller ? »)

✚ ***Urgences :*** se reporter au chapitre « Urgences » de « Madère utile », plus haut.

– ***Objets trouvés :*** *rua da Infância, 28.* ☎ *291-208-200.*

Transports

Locations de voitures

On trouve à l'aéroport tous les loueurs de voitures, qui ont souvent une annexe sur l'estrada Monumental, à l'ouest de la ville. Ils peuvent aussi vous amener votre véhicule à l'hôtel.

– ***Europcar,*** ☎ *291-524-633.* ***Sixt,*** ☎ *291-523-355.* ***Rodavante,*** ☎ *291-524-718.* ***Avis,*** ☎ *291-524-392.* ***Guerin,*** ☎ *291-522-249.* ***Hertz,*** ☎ *219-426-300. Et* ***Goldcar,*** ☎ *291-523-689.*

Bus

Plusieurs compagnies de bus, aux couleurs différentes, se partagent la desserte de la ville et de ses environs. La plupart des bus partent de l'avenida do Mar *(zoom couleur B-C3).*

🚌 ***Horários do Funchal*** *(jaune ; zoom couleur C3,* ***1****)* ***:*** ☎ *291-705-559. ● horariosdofunchal.pt ●* Dessert le centre-ville de Funchal, plus les n° 56 pour Santana, n° 77 pour Santo da Serra, n° 81 vers Curral das Freiras, n° 85 pour Boqueirão, n° 103 vers Arco de São Jorge, n° 113 et n° 129 à destination de Camacha, et n° 133 vers Porto da Cruz-Santana... Le mieux est de se procurer la *Carte Giro,* utilisable à volonté sur ce réseau, si vous restez plusieurs jours sur place. Tarifs : 1 j., 4,60 € ; 3 j., 11,60 € ; 5 j., 16,20 € et 7 j., 21,85 € (+ le prix de la carte rechargeable dans chaque cas, soit 0,50 €). Ticket à trajet unique : 1,95 € dans le bus, 1,35 € dans les kiosques jaunes de la compagnies ; réduc. Pour connaître la position de votre bus : SMS 3599.

Rodoeste *(rouge ; zoom couleur B3,* ***2****) : ☎ 291-220-148. • rodoeste.com.pt •* Dessert le sud, l'ouest et le centre de l'île. Plusieurs bus/j. pour Câmara de Lobos (commence tôt le matin, à 7h35) ; trajet 30 mn ; tarif 5,35 €. Bus n° 80 à 10h pour Calheta (trajet 1h30) et Porto Moniz (3h15 de trajet), bus retour tlj à 16h, arrivée à Funchal à 19h40. Bus n° 139, Funchal-Santa (par São Vicente). Également bus pour São Vicente et Ponta Delgada. Possibilité de rejoindre le Cabo Girão (bus n° 154, une dizaine/j.) et Corrida-Jardim da Serra avec le n° 96.

SAM *(vert ; zoom couleur C2,* ***3****) : ☎ 291-201-151. • sam.pt •* Dessert l'est de l'île. Env 50 bus/j. pour Machico 6h45-23h45 ; 16-25 bus/j. le w-e. Lignes nos 20, 23 (express service), 53, 113, 156. Durée : 50 mn. Compter 3,35 €/pers (paiement à bord). Bus également pour Santa Cruz (2,75 €/pers), Caniçal et Porto da Cruz (4 €/pers). Mêmes lignes. Assure aussi la ligne depuis/vers l'aéroport.

EACL *(rouge, gris ; zoom couleur C2-3,* ***4****) : • eacl.pt •* De Funchal à Caniço, ttes les 30 mn. Compter 20-30 mn et env 2,20 € (paiement à bord).

Taxis

On voit les taxis jaunes partout à travers la ville. Prise en charge à partir de 2,50 €, puis 0,63 €/km. Plus cher le soir, les w-e et j. fériés. *☎ 291-765-760 ou 291-982-334.*

Visites guidées de la ville

■ ***Friendly guides*** *(zoom couleur B2,* ***5****) : largo do Varadouros, 5. 📱 969-616-464. • madeira.friendlyguide@gmail.com •* Envie de partir faire un tour en side-car ? Une randonnée dans les *levadas* ? Une visite guidée de la ville ? Une virée en *stand-up paddle* ? Du canyoning ? Ces « guides sympathiques » sauront vous conseiller et vous diriger vers les personnes adéquates, en fonction de votre budget et de vos envies.

En side-car

■ ***Madeira Sidecar Tours :*** *📱 969-691-007. • madeirasidecartours.com/fr • En side-car (pour 2), compter 40 € la 1re heure, 30 € les suivantes.* Filipe concocte votre itinéraire avec vous, en français, en anglais, et en portugais bien sûr. Parcours nocturne de 1h, ou tours de jour, pour des points de vue originaux, où vous ne seriez jamais allé sans le side-car de Filipe, aux horaires indiqués pour le soleil et l'horizon dégagé ! Pour avoir un bon aperçu de la ville, compter 2-3h. L'un de nos coups de cœur à Funchal.

En bus

■ ***Hop On Hop Off Yellowbus :*** *• yellowbustours.com/fr/villes/funchal/circuits • Tarifs : 12 € pour 48h, 22 € pour Câmara do Lobos. À prendre sur l'av. do Mar, aux guichets d'Horarios do Funchal (zoom couleur C3,* ***1****).* Parfait pour visiter la ville en fonction des arrêts (vieille ville, centre-ville, estrada Monumental, Câmara de Lobos, Monte et São Vicente), à votre rythme et assez rapidement. Réduc dans de nombreux sites et musées de la ville (Madeira Story Centre, les broderies Bordal) avec votre billet (conservez-le !). Moins cher sur le site internet.

En *tuk-tuk*

Deux compagnies se partagent le marché du *tuk-tuk*, cette version du triporteur à moteur revisitée, importée d'Asie : ***Tukxi*** *(• tukxi.pt • ; ☎ 291-207-083 ; 📱 917-229-193)* ou ***Tuk Tuk Madeira*** *(• tuktukmadeira.com • ; 📱 963-029-250).* Possibilité de se balader de 30 mn à 1h (voire plus) à travers la ville. L'occasion aussi de se faufiler dans des petits coins cachés. Tarifs : 7,50-15 € selon les trajets et les durées. Ils viennent vous chercher à l'hôtel, ou vous les trouvez au début de l'estrada Monumental *(plan couleur d'ensemble).*

Où dormir ?

Les petits déj sont toujours inclus dans le prix des chambres.

Autour de la Sé (*cathédrale*)

Bon marché (moins de 50 €)

■ ***Residencial Zarco*** (*zoom couleur B-C3,* **20**) : *rua da Alfândega, 113. ☎ 291-223-716. • residencialzarco.com • Doubles 20-35 € selon saison et confort, appartements 27-42 €. Petit déj en sus.* À deux pas de la cathédrale. Pas le grand luxe, mais fonctionnel et central. Ambiance pension de famille, déco rustique et lits en bois, mobilier d'un autre âge, mais rapport qualité-prix unique ! Un peu bruyant pour les chambres sur la rue. Très propre.

■ ***Hotel Apartemento Reno*** (*zoom couleur A-B2,* **21**) : *rua das Pretas, 15-25. ☎ 291-226-125. • reno1@sapo.net • Double 43 € ; appartement 4 pers 55 €. (à la réception).* On ne vient pas ici pour la déco, d'un autre âge ! Mais emplacement idéal, si vous êtes en transit, près de tout, à deux pas du centre. Appartements vastes, certains avec kitchenette plus modernes que les autres. Pas de clim. Pour les familles, excellent rapport qualité-prix. Les chambres les plus calmes sont sur l'arrière de la bâtisse. Service minimal, petit déj très léger, mais propre et accueil souriant.

Prix moyens (50-80 €)

■ ***Albergaria Catedral*** (*zoom couleur B2,* **22**) : *rua do Aljube, 13 ; réception au 1er étage. ☎ 291-230-091. Juste en face du parvis de la cathédrale. Doubles 50-60 €.* Ambiance très 1970 dans le hall d'entrée. Chambres confortables, plutôt élégantes, un poil rétro, mais bien décorées. Nos préférées ont vue sur la cathédrale (nos 101, 102, 201, 202, 301, 302, 401, 402), et certaines disposent même d'un petit balcon ou d'une terrasse (1er étage). De quoi être aux premières loges pour trouver la grâce !

Zona velha (*vieille ville*)

Bon marché (moins de 50 €)

■ ***Hostal Santa Maria*** (*zoom couleur D2,* **23**) : *rua de Santa Maria, 145 ; réception au 1er étage. ☎ 291-649-120. • santamariafunchal.com • Dortoirs 4, 8 et 10 lits 17,50-20 €/pers, twins/doubles 35-60 €.* La seule et unique AJ de Funchal, mais quelle adresse ! Nichée dans une ancienne école toute restaurée. Couleurs flashy, confort hyper moderne, et touches déco chaleureuses, comme les lustres de l'attique, le petit salon à l'accueil, le bois de récup' joyeusement détourné dans les dortoirs... Adresse ouverte à tous. Cuisine bien équipée à dispo, laverie et plein d'autres services. Propreté nickel. Petit jardin. Accès au resto et au bar au rez-de-chaussée (voir « Où manger ? »). Ambiance conviviale.

■ ***Pensão Residencial Mirasol*** (*zoom couleur D2,* **24**) : *rua Bela de São Tiago, 67. ☎ 291-201-740. • mirasol.biz • Doubles 28-35 €.* Dans une grande bâtisse à la façade gris souris. Une adresse pas trop éloignée du centre-ville. Grandes chambres, avec salles de bain, TV et ventilo. Déco rustique, mais l'ensemble reste confortable. Accueil sympa.

Prix moyens (50-80 €)

■ ***Residencial Da Mariazinha*** (*zoom couleur D2,* **23**) : *rua da Santa Maria, 155. ☎ 291-220-239. • residencialmariazinha.com • Doubles 48-58 €. (réception).* Une dizaine de chambres, toutes différentes, mais décorées avec goût, souvent dans les teintes bordeaux. Certaines ont accès au jardin d'hiver. Bien équipées, propres et confortables, avec parquets et azulejos. Espaces communs cosy. Les chambres sur l'arrière sont plus calmes. Notre coup de cœur et meilleur rapport qualité-prix dans le centre-ville. Excellent accueil.

☗ ***Hotel Sirius*** *(zoom couleur C1,* ***25****) : rua das Hortas, 29/31. ☎ 291-229-357 et 291-226-117. • hotelsirius@sapo.pt • Doubles 42-50 € suivant saison.* Hyper central, un petit hôtel d'une charmante simplicité. Accueil pro, francophone et affable de la patronne. Offre une quarantaine de chambres très classiques, fonctionnelles et bien tenues. Certaines avec balcon, toutes avec salle de bains (certes, parfois vieillotte, mais propre), TV câblée... Solarium au dernier étage avec vue extra. Snack et resto corrects au rez-de-chaussée. Petit parking privé (peu de places, penser à réserver). Comme on dit, bien pour une nuit ou deux, excellent rapport qualité-prix.

Chic (80-150 €)

☗ ***Hotel do Carmo*** *(zoom couleur C2,* ***26****) : travessa do Rego, 10. ☎ 291-201-240. • hoteldocarmomadeira.com • Doubles 62-140 €. (réception).* Un hôtel seventies rénové qui garde les (belles) traces de son passé. Façade blanche, de petits balcons avec pierre grise et rouge, hall d'entrée et ses assises rétro. Piano. Dans chaque chambre, déco unique, qui fait la part belle aux événements des 1970's : la n° 101, le vol du Concorde, la n° 314, le premier pas sur la Lune, la n° 110, le roi Pelé, etc. Terrasse à 360° (idéale pour les feux d'artifice de fin d'année !), piscine et son solarium. Ventilo dans les moins chères, AC dans les autres chambres. Parquets, propreté et accueil serviable.

Très chic (à partir de 150 €)

☗ ***Quinta Bela São Tiago*** *(plan couleur d'ensemble,* ***27****) : rua Bela de São Tiago, 70. ☎ 291-204-500. • quintabelasaotiago.com/fr • Doubles à partir de 144 €.* À quelques encablures du centre-ville, au calme, face à la baie de Funchal. Vue splendide ! Belle demeure de maître, aux murs jaunes, avec jardins fleuris, fontaines et terrasse en damiers reposante. Le temps semble suspendu. Déco trop standard dans les chambres, et sans grand charme, dommage ! Celles avec vue mer ont bien sûr notre préférence. Accueil serviable.

Sur les hauteurs de São Pedro

De bon marché à chic (moins de 50-150 €)

☗ ***Hotel Monte Carlo*** *(zoom couleur A1,* ***28****) : calçada da Saúde, 10. ☎ 291-226-131. • hotelmontecarlo-madeira.pt • À deux pas du Convento Santa Clara. Doubles 48-110 € ; studios 3 pers 80-150 €. (réception).* Une adresse bien cachée, sur les hauteurs et sous les fleurs. Grande demeure, style pension de famille cosy au charme suranné, avec vieux parquets, grandes chambres confortables, salle de lecture très seventies au 5e étage avec ses vieilles machines à écrire, piscine panoramique et une vue sur la mer superbe. On resterait des heures à contempler l'horizon depuis la terrasse ! Accueil discret.

De la fortaleza São Lourenço vers la mer (estrada Monumental)

Bon marché (moins de 50 €)

☗ ***Colombo Residencial*** *(zoom couleur A2,* ***29****) : rua da Carreira, 182. ☎ 291-225-231. 📱 963-269-488. • residencialcolombo.com • Doubles 40-45 € selon saison.* Bien situé, dans une rue calme. Une soixantaine de chambres réparties sur 3 bâtiments. Confortables, plutôt vastes et toutes différentes, certaines mieux aménagées et plus modernes que d'autres. Essayez d'en voir plusieurs si possible. Mobilier ancien traditionnel. Déco rustique, parquet au sol. Très propre. 16 chambres disposent même d'une kitchenette bien pratique. Quelques triples et familiales. Un bon rapport qualité-emplacement-prix. Coffre-fort en location à l'accueil. Terrasse sympa sur le toit.

Prix moyens (50-80 €)

Hotel Madeira *(zoom couleur A2,* ***30****)* **:** *rua Ivens, 21. ☎ 291-230-071. • hotelmadeira.com • Doubles 67-102 €.* Avec sa façade aux balcons en triangle, cet hôtel hyper central est le bon plan rapport qualité-prix du coin. Chambres confortables, propres et bien équipées, certaines avec balcon et même baignoires jacuzzi (les plus chères). Clim. Hyper calme. Billard, et cerise sur le *bolo de mel* : piscine sur le toit, avec petit café très agréable (la vue sur les hauteurs, la nuit, est splendide). Petit déj-buffet. Accueil pas trop souriant mais correct.

São Paulo & Alegria *(zoom couleur A2,* ***31****)* **:** *rua Pimenta Aguiar, 2. ☎ 291-741-931. • apartamentossaopauloealegria.com • Doubles 39-80 € selon saison.* Dans une grande demeure en pente. Des appartements avec kitchenette, mobilier en bois et linge de lit propre et moelleux. Quelques petites touches déco bienvenues et colorées. Nos chambres préférées donnent sur le toit et la petite terrasse fleurie et calme au dernier étage (nos 20, 21 et 33). On a presque l'impression d'être seuls au monde ! Pas d'ascenseur. Petit déj possible. Bon accueil.

Chic (80-150 €)

Quintinha de São João *(plan couleur d'ensemble,* ***35****)* **:** *rua da Lavada de São João. ☎ 291-740-920. • quintinhasaojoao.com • Doubles et suites 125-230 € suivant saison. Repas 30-35 €. Parking gratuit.* Un magnifique 5-étoiles à l'architecture traditionnelle, à prix presque trop beaux pour y croire, au milieu d'un parc exceptionnel, un vrai paradis tropical... À seulement 1,2 km du centre historique ! Offre 40 chambres spacieuses et lumineuses au confort intégral (trop long d'énumérer !). Accueil jeune, pro et souriant. Terrasse sur jardin à l'exubérante végétation, piscines extérieure et intérieure, sauna, jacuzzi, fitness, 2 bars... Remarquable cuisine d'une finesse exquise, dont on conseille les délicieux plats aux effluves évoquant Goa. Lecteurs, lectrices en voyage de noces, voici une adresse pour vous... Un grand coup de cœur dans cette catégorie !

Très chic (à partir de 150 €)

Quinta Penha da França *(plan couleur d'ensemble,* ***32****)* **:** *rua Imperatriz Dona Amelia, 85. ☎ 291-204-650. • penhafranca.com/fr • Doubles 53-185 € selon confort et saison. (accueil).* L'un de nos meilleurs rapports qualité-prix dans cette catégorie et pour une *quinta* ! À quelques minutes à pied du centre-ville, avec les pieds dans l'eau et vue mer. Joli jardin dans une verdure foisonnante. Deux parties, une ancienne, une plus moderne. Piscine, grande véranda à l'entrée pour se poser dans de confortables canapés, piano et bar. Ambiance pension de vacances très sympa. Nos chambres préférées ont un balcon ou une petite terrasse au rez-de-chaussée, sur l'arrière du bâtiment, dans la partie ancienne (les moins chères !). Déco florale, rustique et convenable. Clim. Accueil souriant.

Spécial coup de folie

The Vine *(zoom couleur A2,* ***33****)* **:** *rua dos Aranhas, 27. ☎ 291-009-000. • hotelthevine.com • Entrée par une galerie commerciale, au 1er étage. Doubles à partir de 130 €.* Un hôtel hyper design, conçu et imaginé par l'architecte portugaise Nini Andrade Silva. Hall d'entrée aux sculptures dantesques en bois, assises en osier spectaculaires, piano et vue sur la ville. Chambres aux lumières tamisées, avec béton ciré, couleurs plutôt sombres, grises et noires, rehaussées de touches vert d'eau et d'œuvres d'art. Grand lit, baignoire aux formes futuristes... dans la chambre. Sur les toits, piscine à débordement, bains de soleil ronds, bar à 360° et resto recherché *Uva.* Du grand luxe !

Quinta Jardins do Lago (*plan couleur d'ensemble,* **36**) **:** *rua Dr. João Lemos Gomes, 29.* ☎ *291-750-100.* • *jardins-lago.pt* • *Doubles 196-450 €.* L'adresse de charme par excellence, en dehors du centre *(navette gratuite, 4 transferts/j.).* Une quarantaine de chambres, tout confort naturellement, avec matières élégantes (marbre, cèdre), ouvertes sur un grand parc, la pièce maitresse de la propriété. Plus de 500 espèces différentes, sur 2,6 ha de jardins ouverts aux hôtes. À foison, des mangues, de la citronnelle, des caféiers, le fameux *chickenhead* (demandez à voir sa bouille), petit lac avec cygnes, et la fameuse « Colombo » (là aussi, surprise de taille !). Sans oublier la piscine, vaste et agréable, noyée sous la verdure. Service à la hauteur des lieux, petit déj exquis. Accueil charmant. Demi-pension possible *(40 €/j. par pers).* Une retraite enchantée !

Hôtel historique

Reid's Palace (*plan couleur d'ensemble,* **34**) **:** *estrada Monumental, 139.* ☎ *291-717-171. Résa en France :* ☎ *01-55-62-18-00. Doubles à partir de 295 € (jusqu'à 2 360 € !).* Si vous rêvez de dormir dans un hôtel historique, c'est ici qu'il faut casser le cochon ! Sur une falaise, face à la mer, au XIXᵉ s, quand les Anglais venaient passer leurs hivers sur l'île de Madère, William Reid, un jeune immigrant, eut l'idée de louer des maisons à ces riches visiteurs. C'est ainsi qu'il fit fortune. Son palais, devenu hôtel de luxe, l'atteste encore. Possibilité d'y dormir, à partir de 295 €. Une paille ! Plus de 160 chambres, tout confort naturellement, aux matières délicates et décorations très florales. Et même la possibilité de choisir la qualité de son oreiller parmi une sélection de 10 matières ! Salle de bridge. Vieil ascenseur d'origine dans la partie ancienne de l'hôtel, cocktail bar, comme dans les films, sans oublier le *five o'clock tea* (35 € quand même !)... On s'attendrait presque à voir Winston Churchill, habitué des lieux, surgir, son cigare au coin des lèvres... Délicieusement intemporel. Grand jardin, spa et terrasse avec vue mer. Le minimum. Voir aussi plus loin « À voir. À faire ».

Où manger ?

Autour de la Sé (cathédrale)

Sur le pouce

Casa do Bolo do Caco (*zoom couleur C2,* **40**) **:** *rua Fernão de Ornelas, 29.* *914-758-975. Compter 1,10-2,50 €.* Le long d'un comptoir, on choisit ses ingrédients pour son sandwich traditionnel de l'île de Madère, à mi-chemin entre le panini et le hamburger. Pour casser une graine sans se ruiner. Même en terrasse !

Opan (*zoom couleur C2,* **41**) **:** *rua du Carmo, 2.* ☎ *291-700-550. Tlj 7h-20h (14h dim). Sandwichs 1-3 €.* Une chaîne de cafétérias modernes, aux quatre coins de la ville, pour acheter des sandwichs, des omelettes, des soupes, mais aussi des pâtisseries et autres douceurs.

Penha d'Aguia (*zoom couleur B2,* **42**) **:** *rua de João Gago, 6.* ☎ *291-228-119. Tlj 7h-20h.* L'idéal pour manger vite fait, bien fait sans se ruiner. Frais, varié et de quoi se poser un peu. Entre deux balades, ça fait du bien !

Theo's Bazar Café (*zoom couleur B2,* **43**) **:** *av. Zarco, 2A. Tlj 9h-minuit. Sandwichs 3-5 €, snacks et plats 9-15 €.* Au 1ᵉʳ étage d'une boutique de broderies, beau bâtiment Art déco. Déco moderne en salle, mais avouons qu'on vient surtout ici pour la terrasse et plus précisément les petits salons arrondis à chaque extrémité. Parfait pour prendre le pouls de la ville, tout en prenant de la hauteur ! Cuisine simple et accueil sympa.

De prix moyens à chic (12-25 € et plus)

Armazém do Sal (*zoom couleur C2,* **20**) **:** *rua da Alfândega, 135.*

☎ 291-241-285. Résas : 919-134-411. Tlj sf sam midi et dim 12h-15h, 18h30-23h. Menu midi 7,95 € ; le soir menu 30 € (39 € mets et vins) ; plats 10-18 €. Certainement l'un de nos coups de cœur. Dans une bâtisse en basalte, cachée au fond d'une impasse transformée en terrasse extérieure couverte, une adresse de charme. Belle salle en pierres et colombages, tables nappées, et photos d'art contemporain aux murs. Dans l'assiette, la cuisine d'un jeune chef plein de talent. Des plats traditionnels et des expériences qui revisitent le terroir juste ce qu'il faut. Parfois, des soirées musicales. Résa obligatoire (surtout le soir).

Zona velha (vieille ville)

Bon marché (7-12 €)

A Bica (zoom couleur C2, **44**) : *rua Do Hospital, 17. ☎ 291-221-346. Tlj sf dim 12h-15h, 18h-22h. Plats 4-15 €.* Une adresse qui ne paie pas de mine et qu'on pourrait louper facilement. Quel dommage... Dans une salle en sous-sol, juste en face du marché, déco rappelant les temps anciens de Funchal et tables nappées. Une affaire de famille, service en français, très sympathique. Plats du jour extra, au très bon rapport qualité-prix, et tous les classiques de la cuisine de Madère : *espada molho vilão* (à l'ail et au vin blanc), ou à la banane, naturellement. Les gourmands préfèreront l'assiette mixte de poissons. Mais aussi des viandes pour les amateurs. Desserts maison. L'une de nos adresses préférées.

A Barreirinha Bar Café (plan couleur d'ensemble, **45**) : *au pied de l'église Santa Maior, largo do Socorro, 1. ☎ 291-627-418. Tlj 7h-minuit (2h ven-sam).* Voir plus loin « Où boire un verre ? ». Burgers et snacks de qualité. Pour changer un peu du poisson !

Prix moyens (12-25 €)

O Jango (zoom couleur D2, **46**) : *rua de Santa Maria, 162/166. ☎ 221-221-280. Tlj 11h-23h. Menu midi très complet 18,50 €.* Une taverne croquignolette, une terrasse à étages, ses jolies tables nappées d'orange et ses azulejos qui rappellent l'Afrique. Un resto populaire, bien connu des Madériens, qui ne cède rien aux facilités touristiques, et qui accueille les visiteurs du jour avec le sourire. Cuisine traditionnelle régionale, copieuse et servie avec soin. La carte fait la part belle aux poissons et fruits de mer. Une bonne adresse.

Tasca Literaria (zoom couleur C2, **47**) : *rua de Santa Maria, 77. 962-375-913. Plats 13-16 €.* Une adresse chaleureuse, grâce à cette voûte de pierre, ces vieux bouquins, les photos jaunies d'amis, les faïences au mur et le rouge coquelicot qui égaie les nuits de Funchal. Accueil souriant, belle terrasse et, le soir, un pianiste truculent, fou de jazz (et d'Art Tatum !). Plats traditionnels et, pour les viandards, des assiettes copieuses, cuites au feu de bois.

Jaquet (zoom couleur C2, **48**) : *rua de Santa Maria, 5. ☎ 291-225-344. Ouv 12h30-16h30, 19h-22h30 tlj sf sam soir, dim et j. fériés.* Une toute petite salle avec ses grosses pierres, une vue plongeante sur les cuisines et un accueil un peu bourru font tout le charme de cette adresse rustique. Ici, on ne travaille que les fruits de mer (succulents *lapas* – berniques –, grillés et à l'ail) et le poisson. Et le patron est fier de vous présenter (et de vous faire sentir !) les produits du jour dans les marmites. Faites votre choix sur les tableaux noirs. Hélas, pas de terrasse.

Chic (au delà de 25 €)

Restaurante Santa Maria (zoom couleur D2, **23**) : *rua de Santa Maria, 141. ☎ 291-649-125. Tlj 11h-minuit. Plats 14-19 €.* Grande salle de resto, sol en béton brut, design industriel et épuré, une adresse plutôt originale pour Funchal. Bar à salades recouvert de boîtes de sardines, assez amusant. Le poulpe, le steak de thon, la farandole de sushis... la carte fait la part belle aux produits de la mer, mais les végétariens et viandards ne sont pas oubliés. Service attentionné et belles assiettes. Vaste terrasse insoupçonnée à l'arrière et belle carte des vins du Portugal.

I●I *Restaurante do Forte* *(zoom couleur D3, **49**)* **:** *rua Portão São Tiago, à l'intérieur du Forte de São Tiago, à droite après l'entrée. ☎ 291-215-580. Menu dégustation 29 € (sans vin).* Un resto élégant et chic, pour une cuisine distinguée, dans un cadre enchanteur, de jour comme de nuit. La meilleure table est située... entre les créneaux, avec vue mer ! Carré d'agneau aux figues, bar en croûte de sel, macaron de mûres... Service à la hauteur.

I●I *Arsenio's* *(zoom couleur D2, **50**)* **:** *rua de Santa Maria, 169. ☎ 291-224-007. Tlj midi et soir. Plats 15-19 € ; menu complet 26,50 €.* Un petit resto d'angle, joliment décoré, avec sa terrasse gris souris en prise sur la rue. Gambas, crevettes, *cataplana* (mélange de fruits de mer). Assez intime le soir, et très apprécié pour ses soirées fado.

De la fortaleza São Lourenço vers la mer (estrada Monumental)

Sur le pouce

I●I *Restaurante Ritz* *(zoom couleur A2-3, **51**)* **:** *av. Arriaga, 33. ☎ 291-281-405. Tlj 8h30-minuit. Plats 2-6 €.* Rien à voir avec le célèbre palace parisien ! Nous voici dans l'ancienne chambre de commerce, recouverte d'azulejos des années 1920, aux décors champêtres d'antan. Jolie terrasse, et balcon au 1er étage, très romantique le soir pour un dernier verre. Côté cuisine, snacks, sandwichs, quiches et omelettes. Soirées orchestre certains soirs et week-ends. Une halte reposante au cœur de l'agitation de la grande artère commerçante.

I●I *Mercearia Dona Mécia* *(zoom couleur A2, **52**)* **:** *rua Dos Aranhas, 26. ☎ 291-221-559. Lun-jeu 8h-22h, ven 8h-minuit et sam 10h-20h. Fermé dim. Snacks portugais 5-10 €.* Dans une petite cour pavée, quelques tables en bois, des bancs, des coussins le long des grilles de fer et un petit comptoir rétro pour choisir ses gourmandises ou commander son café noir. Parfait aussi pour un verre en début de soirée.

Bon marché (7-12 €)

I●I *Restaurante Londres* *(zoom couleur A2, **53**)* **:** *rua da Carreira, 64. ☎ 291-235-329. Tlj sf dim 11h45-15h45, 18h-22h30. Plats 8-12 €.* Longue salle en enfilade, tables nappées, clientèle de passage et d'habitués et serveurs en livrée. Cuisine traditionnelle, notamment des brochettes de viande savoureuses. Les petits appétits n'hésiteront pas à prendre les demi-portions. Frais, copieux et vite servi. Parfois de l'attente, mais ça va vite ! La bonne adresse de quartier.

I●I *Jardim das Flores* *(zoom couleur A2, **54**)* **:** *rua Ivens, 10. ☎ 291-225-234. Tlj sf sam et dim midi 12h-15h, 18h-22h30. Plats 8-12 €.* Terrasse qui donne en plein sur le jardin São Francisco, un peu en retrait de la route et en hauteur. Jolie cadre, même si la déco n'est pas la partie essentielle de ce resto. Cuisine typique et populaire (soupe de citrouille, steak de thon, *bitoque*). Bon rapport qualité-prix. Service adorable des propriétaires. Le soir, ambiance presque romantique, et au calme.

De prix moyens à plus chic (12-25 €)

I●I *O Combatentes* *(zoom couleur A2, **55**)* **:** *angle rua Ivens, 1 et 2, et rua de S. Francisco. ☎ 291-221-388. Tlj sf dim 11h45-15h30, 18h-22h30. Salades 8 €, poissons 10 €.* Un bistrot d'angle assez élégant, avec ses nappes bien blanches, bien repassées, ses quelques tables à l'étage qui surplombent la salle décorée d'objets du temps passé, les poissons bien rangés au frais à l'entrée et les serveurs en livrée. Porc à l'ail et au vin, sabre noir à la banane (bien sûr !), mais aussi brochettes de viande, et plats pour végétariens. Gardez de la place pour le dessert maison, un demi-froid glacé au madère. Miam !

I●I *O Celeiro* *(zoom couleur A2, **56**)* **:** *rua dos Aranhas, 22. ☎ 291-230-622.*

Tlj sf dim. Plats 16-19 € ; potages 4-7 €. Restaurant typique, un tantinet rustique, ambiance cellier aménagé avec goût, pour une cuisine traditionnelle madérienne de qualité. Tous les classiques du genre à base d'ail, de grillades et le fameux sabre noir. Jolie terrasse bien protégée, avec azulejos rappelant le temps passé.

Casa Velha *(plan couleur d'ensemble, **57**) : rua Imperatriz Dona Amelia, 69. ☎ 291-205-607. Tlj, midi et soir. Résa conseillée. Plats 10-15 €.* Depuis plus de 25 ans, ce restaurant bien caché de Madère offre une cuisine traditionnelle de qualité. Cadre romantique. Au choix, sous la tonnelle de verdure ou la véranda, de jolies tables bien nappées. Plats centrés autour des produits de la mer (carpaccio de sabre noir, saumon mariné maison, risotto aux fruits de mer, spaghettis au homard, etc.). Mais aussi des plats pour végétariens et férus de viande. Il y en a pour tous les goûts.

Leeno's *(plan couleur d'ensemble, **58**) : rua de Leichlingen, 30. ☎ 291-627-184. Tlj 11h30-15h30, 17h30-23h. Plats 12-16 €.* Un resto au cadre soigné, salle design et terrasse grande ouverte sur la mer pas loin très prisée et au calme. Spécialités de Madère côté carte. Ambiance simple et conviviale.

Où manger une pâtisserie ? Où déguster une glace ?

Zona velha (vieille ville)

Gelateria Italiana da Lorenzo *(zoom couleur B2, **78**) : rua do Carmo, 7. Tlj 8h-minuit.* Des glaces rafraîchissantes aux parfums locaux (hmm... la tangerine) et internationaux. Quelques places pour s'asseoir.

Ottavia Gelateria *(zoom couleur B2, **79**) : rua Dos Ferreiros, 47. ☎ 291-220-531. Tlj 8h-22h.* Une valeur sûre, avec sa belle devanture. Parfums variés et riches. Salle proprette.

De la fortaleza São Lourenço vers la mer (estrada Monumental)

Boutique Lido *(plan couleur d'ensemble, **80**) : estrada Monumental, 296. ☎ 291-712-548.* Des pâtisseries comme s'il en pleuvait ! Parfait à toute heure de la journée. Si vous résistez, dites-le nous !

Où boire un verre ?

Autour de la Sé (cathédrale)

Theo's Bazar Café *(zoom couleur B2-3, **43**) : av. Zarco, 2A. Tlj 9h-minuit. Voir « Où manger ? ».*

Loja do Chá *(maison de thé ; zoom couleur B2, **70**) : rua do Sabão, 33-35. 916-871-842. Tlj 9h30-20h (15h w-e et j. fériés).* Une halte bienvenue, sur une place aérée, sous les parasols. Belle collection de thés, à prendre bien glacés ! Demandez les thés du Portugal. Infusions savoureuses, snacks pas mauvais (crêpes, sandwichs), et même un *english afternoon tea* dans la plus pure tradition.

Saudade Madeira *(zoom couleur B2, **71**) : rua João Gago, 2. ☎ 291-237-151. Tlj sf dim 9h-19h (15h sam). Tapas 2-3 €, salades 5 €.* Un concept original : un café, avec sa longue terrasse et ses fauteuils tous plus confortables les uns que les autres, où tout ou presque s'achète ! Boutique d'artisanat de Madère. Accueil sympa.

Zona velha (vieille ville)

Venda Velha *(zoom couleur D2, **46**) : rua de Santa Maria, 170. 925-003-460. Tlj 12h-4h.* Ambiance de taverne revisitée, sur 2 étages, avec vieux comptoirs d'épicerie, balance, et la marchandise dans les meubles d'époque repeints en blanc. Ambiance d'enfer les soirs de matchs : tout le monde déborde dans la rue ! La coutume ici est de jeter les cosses de ses cacahuètes par terre. Petite terrasse pour goûter la *poncha* (orange, miel, rhum, citron). Même proprio que l'*Hostal Santa Maria* voisine.

🍷 ***A Barreirinha Bar Café*** *(plan couleur d'ensemble,* ***45****)* ***:*** *au pied de l'église Santa Maior, largo do Socorro, 1. ☎ 291-627-418. Tlj 7h-minuit (2h ven-sam). Sandwichs, salades, burgers maison 3-8 €.* L'un de nos bistrots préférés, au bout de la longue promenade de bord de mer, dans le prolongement de Santa Clara. Vue superbe, en plein jour, depuis la terrasse qui plonge vers l'horizon. Pour une *Coral* bien fraîche ou un café *gelado* sous les parasols. Belle carte de snacks également pour casser une graine pas chère (hamburger du mois d'un très bon rapport qualité-prix). Service jeune et extra. Le soir, ambiance du tonnerre, qui déborde sur le trottoir. Beau programme musical et varié.

🍷 ***Banana's*** *(zoom couleur D2-3,* ***72****)* ***:*** *largo do Corpo Santo, 20. ☎ 291-794-4534. Tlj jusqu'à 1h.* Sur une charmante place aérée, l'idéal pour un verre à l'apéro ou en fin de soirée. Vaut pour sa terrasse, essentiellement, et sa carte de cocktails à prix corrects.

🍷 ***Macaronésia*** *(Cafe dos Macarones ; zoom couleur C2,* ***73****)* ***:*** *au 1er étage du Mercado dos Lavradores. Lun-ven 8h30-19h, sam 8h30-14h.* Avec sa terrasse avec vue sur la ville, ses parasols et ses sandwichs, snacks et fruits frais (on ne peut faire plus frais !), cette adresse nous a enchantés pour un verre, un café ou un snack léger.

Sur les hauteurs de São Pedro

🍷 ***Bar de l'Hotel Madeira*** *(zoom couleur A2,* ***30****)* ***:*** *rua Ivens, 21. ☎ 291-230-071. Au dernier étage, sur le toit de l'hôtel. Tlj 10h-23h. Cocktails 5 €.* Vue extra le soir sur Funchal illuminée, un verre de liqueur de banane ou de maracuja à la main (2,50 €), au bord de la piscine.

🍷 ***Café Fortaleza*** *(plan couleur d'ensemble,* ***73****)* ***:*** *Beco do Amaro, Jardim da Fortaleza do Pico. 📱 966-093-315. Tlj 10h-20h.* Le genre d'adresse qui se mérite, certainement l'une des plus hautes de Funchal (111 m), au bout de la rua do Castelo. Au pied d'une forteresse du XVIIe s (qui ne se visite pas), d'abord en bois, puis en pierre, qui accueillait les soldats en charge de la protection de Funchal contre les pirates. Aujourd'hui, on peut y boire un verre, manger une glace, surfer sur sa tablette et regarder les enfants jouer (aire de jeux).

De la fortaleza São Lourenço vers la mer (estrada Monumental)

🍷 ***Mercearia Dona Mécia*** *(zoom couleur A2,* ***52****)* ***:*** *voir « Où manger ? ».*

🍷 ***Beerhouse Madeira*** *(zoom couleur A3,* ***74****)* ***:*** *Pontao de São Lázar. ☎ 291-229-011. Tlj du matin au soir tard.* Tout au bout du ponton, avec vue sur la marina et l'horizon des paquebots. Superbe ! On vient surtout ici pour goûter la bière maison, brassée à Câmara de Lobós. Fraîche et légère, parfaite pour se désaltérer !

🍷 ***Yacht Bar Praia Formosa*** *(plan couleur d'ensemble,* ***75****)* ***:*** *estrada Monumental, 275. ☎ 291-629-838. Donne sur la plage (bus no 43). Tlj 10h-20h.* La paillote en contrebas du *Madeira Regency Palace.* Au premier rang pour les couchers de soleil ! L'idéal pour un verre. Vite pris d'assaut, ne désemplit pas le week-end (il faut souvent faire la queue !).

Où sortir ?

♪ ***Vespas Club*** *(zoom couleur A3,* ***76****)* ***:*** *av. Sá Carneiro, 7. ☎ 291-234-800.* Trois salles, ambiance festive, bonne musique (house, R'n'B et même disco). Ça déborde parfois sur les trottoirs !

♪ ***Discoteca Copacabana*** *(zoom couleur A3,* ***77****)* ***:*** *av. do Infante, à l'intérieur du casino. ☎ 291-140-424. Ven-sam 23h-4h.* Bon enfant.

■ ***Casino*** *(zoom couleur A3,* ***77****)* ***:*** *av. do Infante. Dim-jeu 15h-3h, ven-sam 16h-4h.* Machines à sous, roulette, black jack et poker.

A Barreirinha Bar Café *(plan couleur d'ensemble,* ***45****)* **:** *au pied de l'église Santa Maior, à l'est, largo do Socorro, 1. ☎ 291-627-418. Tlj 7h-minuit (2h ven-sam).* Belle programmation musicale, très rock, indé. Pour boire un verre en se trémoussant !

Achats

Autour de la Sé (cathédrale)

Douceurs et gourmandises

Fábrica Santo Antonio *(zoom couleur B2,* ***81****)* **:** *travessa do Forno, 27/29. ☎ 291-220-255. Lun-ven 9h-19h, sam 9h-13h.* La caverne (sucrée) d'Ali Baba ! Derrière un comptoir en bois patiné par les coudes des gourmands depuis 1883, toutes les spécialités de gâteaux *(bolos)* à base de miel, de sucre de canne, d'écorce d'oranges, ou encore ces *rebuçados de funcho,* petits bonbons au fenouil, l'origine du nom de Funchal. Accueil extra.

Artisanat

Saudade Madeira *(zoom couleur B2,* ***71****)* **:** *voir « Où manger ? ».*

Vin de Madère

D'Oliveiras *(zoom couleur B2,* ***85****)* **:** *rua dos Ferreiros, 107. ☎ 291-220-784. Lun ven 9h-18h, sam 9h30-13h.* Pour faire le plein de madère. Pas de visite, mais dégustation gratuite de la production maison, sur de gros tonneaux transformés, au milieu des barriques. En sortant, appréciez la porte de pierre avec armoiries de la ville de 1619.

Divers

Bazar do Povo *(zoom couleur B2)* **:** *rua Bettencourt, 1/5. ☎ 291-202-560. Lun-jeu 9h-19h30, ven 9h-20h, sam 9h-13h.* L'ancêtre des galeries marchandes sur l'île ! On y trouve de tout, du sous-sol au 1er étage. Des babioles à ramener, sûrement !

Zona velha (vieille ville)

Broderies

Bordal *(zoom couleur C2,* ***82****)* **:** *rua Fernão Ornelas, 77. ☎ 291-222-965. • bordal.pt • Lun-ven 9h-13h, 14h-19h ; sam 9h-13h.* Boutique au rez-de-chaussée mais, surtout, ateliers de fabrication (visite guidée gratuite) dans les étages. Découverte passionnante de cet artisanat, propre à Madère, né à la suite des ravages et des épidémies dans les vignes. Il fallait bien s'occuper et vivre ! La tradition perdure. On découvre les différentes étapes, du dessin sur calque à la transposition, avec curvimètre en main, pour estimer le nombre de points à faire. Puis viennent les trous, dans le modèle, le passage au bleu indigo avec la paraffine, la pièce estampée. La broderie proprement dite est réalisée au domicile des brodeuses. On aperçoit leurs travaux, validés, fignolés, lavés, repassés. Un savoir-faire unique, qui a un coût et qui doit être « tamponné » par l'institut de broderie. Tout doit être fait à la main, avec un logo bleu rond fourni lors de la vente. Deux autres boutiques à Funchal, en face du casino *(av. do Infante, 26B ; tlj 9h30-13h30, 15h-19h)* et à l'aéroport.

Patricio & Gouveia *(zoom couleur C2,* ***83****)* **:** *rua Visconde de Anadia, 34. ☎ 291-222-723. • patriciogouveia.pt • Lun-ven 9h-13h, 15h-18h30 ; sam 9h30-12h. Pause café (!) 10h30-10h40 et 16h30-16h40.* Visite libre et gratuite des ateliers en étage. De très beaux produits à la boutique.

De la fortaleza São Lourenço vers la mer (estrada Monumental)

Vin de Madère

A Loja do Vinho *(zoom couleur B2,* ***84****)* **:** *av. Arriaga, 28. ☎ 291-228-978. • blandyswinelodge.com • Lun-ven 10h-18h30, sam 10h-13h. Fermé dim et j. fériés.* Pour acheter les vins de Madère de l'une des principales maisons de production (voir aussi « Old Blandy Wine Lodge » dans la rubrique « À voir. À faire »).

À voir

Visites guidées

- *Friendly guides :* voir « Adresses utiles ».
- *En side-car, en tuk-tuk ou en bus :* voir « Adresses utiles ».

Autour de la cathédrale

Sé *(cathédrale ; zoom couleur B2)* **:** *av. Arriaga. Lun-sam 7h-12h, 16h-18h45 ; dim 7h30-12h, 16h-19h (le temps de faire la sieste convenablement !).* On s'arrête sur le parvis pour apprécier cette façade simple aux contrastes marqués par le basalte noir, le tuf rouge et la blancheur du crépi. Construite au XVe s par les chevaliers de l'Ordre du Christ, on observe dans la pénombre le plafond de la nef, réalisé en caissons ciselés *(artesonados)*, sur des arcades de lave peinte. Grandiose ! Le meilleur point de vue, avec l'éclairage le plus propice, se trouve au niveau de la chapelle du saint Sacrement, à droite du chœur, terriblement baroque avec ses colonnes torses. Bel exemple de *talha dourada* (sculpture sur bois, dorée à l'or fin). Le chœur, lui, est marqué par les stalles travaillées et finement ciselées (il y a même une femme nue au niveau des accoudoirs !) de style manuélin. On apprécie aussi le maître-autel, qui ressort terriblement bien sur ce fond bleu ciel. Les panneaux sont des peintures flamandes marquant les étapes du christianisme, comme la vie de la vierge, mais aussi la Passion du Christ.

Museu de Arte Sacra *(zoom couleur B2)* **:** *rua do Bispo, 21. ☎ 291-228-900. • museuartesacrafunchal.org/homepage.html • Mar-sam 10h-12h30, 14h30-18h ; dim 10h-13h. Entrée : 3 €.*
L'un des musées les plus originaux de la ville : imaginez un peu, on y célèbre l'art... flamand ! C'est le résultat des contacts commerciaux de l'île avec Anvers et les Flamands. Les riches propriétaires madériens envoyaient leurs cargaisons et, en retour, ils étaient mis en scène dans des tableaux somptueux, non sans gagner peut-être une petite place au paradis !
La cour qui mène aux étages, toute pavée, est remarquable et marque l'importance de l'évêque, dans ce palais épiscopal du XVIIe s qui servit jusqu'au début du XXe s. On avance vers les étages sous l'œil de *Saint Georges et le dragon.* Au 1er étage, on s'arrête devant la croix processionnelle du XVIe s, au centre de la première pièce, de 127 cm de haut, offerte par Manuel Ier à la cathédrale. Somptueux objets d'orfèvrerie religieuse dans la pièce. Plus loin, la *Última Ceia,* une cène en bois sculptée par Manuel Pereira. Spectaculaire. Au 2e étage, on est accueilli par le Saint-Jacques de Dirk Boots (mi-XVe s), avec manteau rouge sur fond végétal. Il aurait chassé les Sarrasins en prenant la tête des troupes castillanes en 844, comme le laisse croire l'arrière-plan du tableau. Certainement peint à Bruges. Émouvant.

AMSTRAMGRAM

Chaque année, pour le 1er mai, la représentation de Saint-Jacques par Dirk Boots est l'objet d'une procession dans la ville. Saint Roch, jusqu'au XVIe s, était le saint appelé à la rescousse pour venir en aide aux plus démunis. Oui, mais voilà, face à la peste, saint Roch a montré ses limites. On chercha donc un autre saint à prier... par tirage au sort ! C'est ainsi que saint Jacques fut choisi. Mieux : on fit ériger une église en son honneur, aujourd'hui appelée l'igreja de Santa Maria Maior (église Sainte-Marie Majeure).

Très belles sculptures, notamment Sainte-Catherine, dans du bois dégrossi. Ne manquez pas l'un des chefs-d'œuvre du musée : la *Descente de croix* de Gérard David (1518), d'école flamande (naturellement !). Les deux personnages de part et d'autre du triptyque seraient les donateurs en personne, un marchand de Florence et sa femme. Encore une merveille : *L'Adoration des Mages* de Machico (début XVIe s). Les rois mages sont aussi de riches propriétaires locaux de l'époque et symbolisent les trois âges de la vie. Le petit mouton au premier plan doit nous faire croire que nous sommes dans une étable, mais le ciel est bien vaste... et bien clair ! Enfin, dernier exemple du genre de rapport entre la Flandre et Madère, les panneaux du tryptique de Saint-Jacques et Saint-Philippe, de Pieter Coecke van Aelst (XVIe s). De part et d'autre encore, les mécènes, à savoir Simão Gonçalves de Câmara, capitaine-donataire de Funchal, et sa femme Isabelle, le petit fils de Zarco et sa femme, qui commanda cette œuvre en 1516.

SUCRÉ SACRÉ ?

Simão Gonçalves de Câmara fut tellement fier de voir son fils nommé évêque qu'il envoya au pape un cadeau peu banal. C'était une maquette du Palais pontifical avec tous les cardinaux. Le tout... en sucre.

Igreja do Colégio *(église du Collège, appelée aussi igreja de São João Evangelista ; zoom couleur B2)* **:** *largo do Município.* ☎ *291-233-534. Messes lun-sam à 17h, dim à 10h, 12h et 19h30. En dehors de ces horaires, l'église est ouverte à la visite lun 10h-18h, mar-jeu 10h-12h et 15h-18h, ven-sam 16h-18h, dim 9h-13h et 18h-21h. GRATUIT (sauf la montée sur la terrasse, 1 €).* Les jésuites de l'île, qui disposaient de nombreuses terres viticoles, utilisèrent une bonne partie de leurs revenus dans l'ornementation – chargée ! – de cette église, exemple typique de leurs constructions, avec vaste nef et chapelles adjacentes. Son édification débuta en 1629, mais ne s'acheva qu'au XVIIIe s. La visite vaut pour le maître-autel, archétype de la *talha dourada,* technique de sculpture et de dorure sur bois à l'or fin, typique du Portugal. Levez la tête pour apprécier les azulejos. Ne manquez pas non plus la chapelle des 11 000 vierges, la troisième sur la gauche en entrant. On se sent tout petit face à ce retable de 1654, avec un reliquaire en bois doré, et neuf statues polychromes de 70 cm de haut, dans des niches, séparées qui par une main, par un bras, par une pyramide. Les symboles foisonnent ! Poussez la visite au fond à gauche de la chapelle en pénétrant dans la sacristie par l'arrière du chœur. Là, le meuble réservé aux chasubles en impose. Il fut réalisé en bois de jacaranda. Le décor, tout autour, n'est pas mal non plus. On termine la visite en grimpant au sommet de l'église. Quelques objets liturgiques au passage. Belle vue sur la place de l'hôtel de ville, et l'occasion d'apprécier les décorations en pavages noir et blanc.

Colégio *(zoom couleur B2)* **:** *juste derrière l'Igreja do Colégio ; entrée par la rua dos Ferreiros. Lun-ven 10h-18h, sam 9h-14h. Visite guidée possible avec les étudiants. GRATUIT.* Pas facile d'imaginer la vie autrefois, mais le site est apaisant. Petit bistrot et boutique d'artisanat original *(Gaudeamus),* le tout géré par les étudiants eux-mêmes. Chapeau ! Concerts de fado le dernier vendredi du mois à 21h (gratuit).

Praça do Município *(place de l'hôtel de ville ; zoom couleur B2)* **:** avec pavage en écailles de poisson (bien visibles depuis le sommet de l'Igreja do Colégio voisine) et Câmara municipal (hôtel de ville), ancienne propriété du comte de Carvalhal, construite début XIXe s. Arrêtez-vous juste sous le portail d'entrée pour apprécier le blason de la ville : cinq pains de sucre. *Visites guidées (en anglais) à 11h, 14h et 15h30 en sem. Tarifs : 3,50 €.* Dans la cour intérieure, des balcons très élégants avec statue au centre de Léda et le Cygne.

L'immeuble Banco do Portugal *(zoom couleur B2)* **:** *av. Arriaga, 8. Ne se visite pas.* Immanquable, grand immeuble de 1940, réalisé par le même architecte que le marché des Laboureurs, Tavares. Force des contrastes entre le basalte gris et la blancheur immaculée des immeubles. En face, au centre de la place, la statue de Zarco, l'un des découvreurs de l'île (voir « Personnages » dans « Hommes, culture, environnement »). Elle fut réalisée pour l'Expo universelle de Séville en 1929.

Instituto do Vinho da Madeira *(zoom couleur B2)* **:** *fermé pour travaux.*

Núcleo Museulógico da Cidade do Açúcar *(musée du Sucre ; zoom couleur B2)* **:** *fermé pour travaux.*

Zona velha (vieille ville ; zoom couleur B-C-D2-3)

La première cité créée par les Européens hors d'Europe depuis la période romaine ! Depuis quelques années, les murs et surtout les portes de la vieille ville ont été recouverts par les artistes de l'île. Des fleurs, des personnages (et même Obélix au nº 158 de la rue Santa Maria !) sont apparus. De quoi redonner des couleurs à une zone de la ville en plein réveil. Pour plus d'infos sur les artistes et leurs œuvres localisées : • *arteportasabertas.com* •

Mercado dos Lavradores *(marché des Laboureurs ; zoom couleur C2)* **:** *rua Profetas. Lun-jeu 8h-19h, ven 7h-20h et sam 7h-14h. Fermé dim.* Dans une grande bâtisse réalisée par Edmundo Tavares en 1937. Appréciez avant d'entrer, à droite, l'azulejos représentant le marché autrefois. Les plus attentifs auront remarqué que la statue représentée de Léda et le Cygne se trouve désormais à l'intérieur de la mairie... Ce marché des Laboureurs grouille de toutes parts, un vrai lieu de vie. Venir tôt le matin. Au rez-de-chaussée, fleurs, fruits, légumes, quelques babioles et des bistrots pour casser la croûte pas cher. C'est coloré et ça sent bon. Les marchands vous tendent des fruits à goûter. Notre préféré : l'ananas-banane. Au sous-sol, au fond du bâtiment, le marché aux poissons. On observe le ballet maîtrisé des poissonniers au milieu des étals de thons, de sabres noirs et autres poissons de roche. Pour vous remettre de vos émotions, direction le 1er étage. On y retrouve des fruits et des légumes, mais aussi le délicieux café *Macaronésia (Cafe dos Macarones),* avec sa terrasse et sa vue sur la ville (voir la rubrique « Où boire un verre ? »). Parfait pour une pause !

Madeira Story Centre *(zoom couleur C2)* **:** *rua Dom Carlos I, 27. ☎ 291-000-770. • storycentre.com • Entrée : 9,90 € ; réduc. Billet combiné avec le téléphérique A/R 21,50 €/pers ; 13,40 € avec la visite du Old Blandy Wine Lodge et 18,40 € avec la Quinta do Palheiro.*
Un musée très vivant, en français, pour comprendre l'histoire de l'île. Petits et grands y trouveront leur plaisir ! Tout commence au 3e étage. De l'île volcanique, la forêt laurifère, les plantes cultivées. Au 2e étage, on rentre dans le vif du sujet. Depuis quand l'île était-elle connue ? Qu'en savaient les navigateurs ? Pline l'Ancien (23-79) appelle Madère et ses voisines les « îles Purpuraris » en référence à l'arbre à dragon (dragonnier), qui servait pour la teinture des vêtements.
Un grand nom émerge de l'histoire médiévale du Portugal : Denis (ou Dinis) le Libéral, roi du Portugal de 1279 à 1325. La longue durée de ce règne lui permet de créer l'université de Coimbra et de soutenir activement les Templiers confrontés au procès inique que leur fit le roi de France Philippe le Bel.

À LA CROISÉE DES CHEMINS

Le drapeau de la région autonome de Madère, adopté en 1978, est formé de deux bandes verticales bleues encadrant une bande jaune. Cette dernière est marquée au centre d'une croix rouge et blanche représentant l'Ordre du Christ, créé spécialement pour permettre aux Templiers, dont l'Ordre avait été dissous par le pape Clément V en 1312, de continuer à combattre les Maures. Cette croix était également l'emblème de la flotte d'Henri le Navigateur.

Grâce à lui et en accord avec le pape, les Templiers portugais et ceux qui souhaitaient les rejoindre vont se regrouper sous le nouveau nom d'Ordre du Christ, conservant l'habit blanc et la croix rouge du Temple. Dès 1319 ils vont animer d'un esprit de mission les expéditions des Portugais le long des côtes d'Afrique. Sur le portulan (carte marine) médicéen de Florence de 1351 figurent déjà l'île de Madère et les Açores. Mais il est avéré que si ces îles ont été à cette date assez précisément situées dans l'Atlantique, elles ne furent guère explorées. On découvre ensuite des fac-similés de mappemondes du XVe s, quand l'île fut découverte, grâce notamment à Henri le Navigateur (qui... ne voyageait pas !), des astrolabes, des cartes... Puis voici l'arrivée des premières communautés, la production de sucre, de vin, la razzia de Montluc, l'arrivée des Jésuites qui apportèrent avec eux des cépages, le sercial et le verdelho, qui feront la gloire de l'île. Viennent ensuite les difficultés liées au mildiou, la réponse des brodeuses à la crise et une broderie madérienne devenue une référence à travers le monde... Sans compter la gloire locale, Cristiano Ronaldo, l'un des meilleurs ambassadeurs de l'île ! Tout comme les autres stars, tel le pétrel, un oiseau protégé grâce à Alec Zino (1916-2004), riche homme d'affaires local. Pour protéger cette espèce, il acheta tout simplement l'Ilhas Selvagens, près de Madère, où les derniers couples nichaient. Elle fut transformée en réserve ornithologique. Aussi simple que cela !
En fin de parcours, possibilité de boire un verre dans le décor des cabines d'avion de l'Aquila Airways, la première compagnie d'hydravion qui desservit l'île jusqu'en 1957, ou encore de voir les photos des catastrophes naturelles de février 2010 : plus de 114 l/m² d'eau sont tombés en quelques heures, quand seulement 750 l/m² tombent... chaque année ! Boutique. Café.

☨ ***Museu de Electricidade – Casa da Luz*** *(musée de l'Électricité – maison de la Lumière ; zoom couleur C2-3)* **:** *rua Casa da Luz, 2. ☎ 292-114-80. Mar-sam 10h-12h, 14h-18h. Entrée : 2,70 €.* Cinq vastes salles pour expliquer l'arrivée de l'électricité sur l'île, dans une ancienne centrale électrique. Si l'électricité est présente depuis 1895 à Madère, on y découvre les difficultés du terrain pour l'installer chez tous les habitants, mais aussi l'avantage d'une telle surface volcanique pour en dégager des courants et des sources d'énergie. Certaines zones de l'île ne furent connectées au réseau électrique qu'en 1980 ! Explications pas toujours limpides, mais quelques jeux amuseront les plus jeunes d'entre nous. Café au rez-de-chaussée.

☨☨☨ ***Bordal*** *(zoom couleur C2,* ***82****)* **:** *voir la rubrique « Achats ».*

☨ ***Patricio & Gouveia*** *(zoom couleur C2,* ***83****)* **:** *voir la rubrique « Achats ».*

☨ ***Núcleo Museulógico do Bordado Madeira / Instituto do Bordado, Tapeçaria e Artesanato da Madeira*** *(institut de la Broderie, Tapisserie et Artisanat de Madère ; zoom couleur C2)* **:** *rua Visconde do Anadia, 44. ☎ 291-211-600. • bordadomadeira.pt • lun-ven 9h30-12h30, 14h-17h30. Entrée : 2,50 €.* Quelques pièces réparties sur trois salles. Certaines, d'exception, comme la nappe utilisée pour la réception de la reine Elizabeth, en 1957, à Lisbonne. Les amateurs apprécieront. C'est ici aussi que sont validées officiellement les broderies madériennes, avec un logo bleu et rond, le gage d'une broderie locale. À bon entendeur !

☨ ***Fortaleza de São Tiago*** *(fort Saint-Jacques ; zoom couleur D3)* **:** *rua do Portão de São Tiago. ☎ 291-213-340. Lun-sam 10h-12h30, 14h-17h30. Entrée : 3 € ; réduc.* Dans un ancien fort construit au XVIIe s pour se protéger de l'attaque des pirates. Aujourd'hui, ce beau bâtiment jaune a été transformé en musée d'art contemporain avec des œuvres d'artistes madériens. Vue superbe. Resto (assez chic) à l'entrées et petit espace « plage » (en béton !) *Barreinrinha* en contrebas.

Sur les hauteurs de São Pedro

☨☨☨ ***Convento de Santa Clara*** *(couvent Sainte-Claire ; zoom couleur A2)* **:** *calçada de Santa Clara, 15. ☎ 291-742-602. Lun-sam 10h-12h, 15h-17h. Entrée :*

2 €. Visite guidée obligatoire sans grand intérêt (à part pour ouvrir les portes !), prenez le petit fascicule fourni pour vous repérer.
Fondé par le fils de Zarco à la fin du XVe s, João Gonçalves de Câmara. Ce couvent a d'abord accueilli les filles célibataires de Madère ; la petite-fille de Zarco d'ailleurs y fut admise. Une vingtaine de franciscaines gèrent encore l'ensemble, un ordre arrivé sur l'île en 1497. Le couvent a été transformé en jardin d'enfants, vos compagnons de visite tout le long.
Au pas de course, nos coups de cœur : le chœur inférieur, avec des stalles en bois très joliment sculptées, notamment celle de la mère supérieure (facile à trouver !), et trône sculpté réservé à l'évêque ou au supérieur, quand ils passaient par le couvent. Sous l'autel, une représentation effrayante du Christ, pour rappeler aux clarisses la condition de mortelles. Notez aussi la grille qui leur permettait d'entendre la messe, leur seul contact avec l'extérieur. Les nonnes encore en place aujourd'hui peuvent aller et venir à loisir. Cloître très fleuri. On découvre des œuvres cachées et conservées derrière de grands panneaux de bois, ouverts pendant la visite, quand ce n'est pas le tombeau de la première abbesse du couvent et sa sœur, enterrées sur un chemin passant, qui seraient foulées au quotidien par leurs consœurs ! Chapelle de la Résurrection magnifique, avec plafonds peints du XVIIe s et magnifique vierge noire de Tenerife. Dans le chœur supérieur, superbes plafonds dits à entrelacs.
Le clou de la visite reste l'église de Santa Clara, avec son clocher mauresque aux carreaux de Séville, et où domine Saint-Michel au sommet. Près de l'autel en bois peint et faux marbre, les figures de Santo Antonio et Santa Clara, qui entourent un tabernacle en argent (1671). Azulejos de toute beauté le long des murs. Zarco – oui, le grand découvreur de l'île ! – serait enterré avec son épouse et son fils juste devant l'autel (on voit une petite trappe), tout comme son gendre, à l'entrée de la nef, dans un enfeu gothique. Hélas, c'est dommage que la visite hyper rapide et peu intéressante ne laisse pas trop le temps d'apprécier les charmes de l'endroit.

Casa Museu Frederico de Freitas *(zoom couleur A2)* **:** *calçada de Santa Clara, 7. ☎ 291-202-570. • casamuseuff.blogspot.fr • Mar-sam 10h-17h30. Entrée : 3 € ; réduc.*
L'ancienne demeure toute rouge rosé des comtes de Calçada exhibe aujourd'hui une belle collection privée d'objets liturgiques et d'azulejos rassemblés par Frederico de Freitas (1902-1980), homme de loi qui légua sa fortune à la région.
– La première partie de la visite vous conduit à la Casa da Calçada, avec la visite de la maison, et son mobilier de choix, comme les meubles du XVIIe s réalisés à partir de caisses à sucre, en provenance du Brésil. Ça sent bon la cire et l'encaustique ! On a l'impression que le propriétaire vient juste de quitter son piano XIXe s ou le petit jardin d'hiver. Belle collection d'ivoires portugais et européens des XVIIe et XVIIIe s. Mais notre pièce préférée reste la bibliothèque, cocon ouaté où l'on reconnaît le proprio dans deux caricatures de presse à l'entrée, sur le mur de gauche. Le rêve de tout bibliovore !
– Pour la suite de la visite, direction la Casa dos Azulejos, dans une partie bien plus moderne et aérée, qui met en valeur ces carreaux de céramique venus du monde entier et de toutes les époques, de la Perse ilkhanide (XIIIe s) à l'époque qajar (XIXe s), en passant par Iznik (XVIe s). Certains proviennent même du couvent Santa Clara tout proche !

Quinta das Cruzes *(Domaine des Croix ; zoom couleur A2)* **:** *calçada do Pico, 1. ☎ 291-740-670. • mqc.gov-madeira.pt • Tlj sf lun et j. fériés 10h-12h30, 14h-17h30. Entrée : 5 € ; réduc.*
Voici une demeure de maître comme les premiers colons savaient les édifier, en hauteur, pour apercevoir les bateaux de pirates à l'horizon. Cette *quinta* abritait Zarco lui-même, avant de passer aux mains des Lomelino, riche famille dont on aperçoit, dans la première salle de la demeure, le blason au plafond (lion, étoile, épée et casque de chevalier).

Cette *quinta* rassemble aujourd'hui plusieurs musées en un seul. Le visiteur est accueilli par un jardin archéologique très romantique. Un peu moins quand on s'approche des œuvres, découvrant par exemple ce pilori du XVe s où étaient attachés les condamnés avant d'être fouettés ! Plus loin, deux très belles fenêtres manuélines en pierre. Remarquez les décorations très florales et... animales ! Les férus de botanique iront jeter un œil, au fond du jardin, à l'orchidarium. On y découvre des centaines de pots d'orchidées sous serre, qui seront vendues dans les marchés alentour.
Puis on pénètre dans le musée dédié aux arts décoratifs de l'île de Madère. On suit le sens de la visite et de nos coups de cœur, salle après salle. Dans la salle 3, on observe du mobilier chippendale (rien à voir avec les hommes musclés et peu vêtus, mais davantage avec l'artiste anglais Thomas Chippendale – 1718-1779), notamment les chaises avec gerbes de blé. Un beau mélange des échanges entre Madère et l'Angleterre. Ça se niche jusque dans le mobilier ! Dans la salle 6, des meubles d'inspiration française. Quand même ! Ils adoptent le style Empire des XVIIIe et XIXe s. Belle collection de glyptiques (salle 7), objets gravés des IIIe s av. J.-C. au XIXe s. Dans la salle 9, dans l'une des vitrines de la salle à manger, tout un service avec les portraits de... Marie-Antoinette et Louis XVI, cachés derrière l'arbre à saucisses local. Cette porcelaine chinoise était réalisée en hommage, par les émigrés européens et leurs descendants disséminés aux quatre coins de la planète. Splendide crucifix indo-portugais en ivoire sur oratoire dans la chambre à coucher (salle 10).
Au rez-de-chaussée, on découvre les influences venues d'ailleurs : le Japon et l'art namban (salle 13) de la fin du XVIe s, héritage des découvertes du Portugal faites en Inde, aux Philippines et en Chine, mais aussi l'influence hispano-mauresque (mudéjar) sur les Arts déco des XVIe et XVIIe s et les azulejos fleuris (salle 14). Mais le clou de la visite, ce sont ces bahuts réalisés à partir des anciennes caisses à sucre, entre les XVe et XVIIe s (salle 12). Un sucre envoyé au Brésil et qui mit fin à cette culture sur l'île ! La salle 16 est aussi très intéressante pour sa présentation des différents modes de transport, des traditionnelles chaises à porteurs au palanquin-hamac, qui servaient aux riches propriétaires à grimper dans les montagnes sans se fatiguer ! Enfin, on termine la visite par les salles consacrées à l'argenterie, avec des objets étonnants, comme ce hochet à clochettes (n° 179) ou en corail (n° 180), bon pour les gencives paraît-il ! En sortant, pause thé possible dans la demeure en face, Universo de Mémòrias João Carlos Abreu *(lun-ven 8h-17h.* ᯤ *)*, sous une tonnelle, autour d'une fontaine où Cupidon glougloute. Scones, cakes, gâteaux et snacks salés.

🏛 ***Museu municipal e Aquário*** *(Musée municipal et aquarium ; zoom couleur A2)* **:** *rua da Mouraria, 31. ☎ 291-229-761. Tlj 10h-18h. Entrée : 3,86 € ; réduc.* Un lieu hors du temps, qui mériterait bien une rénovation. Collection de bestioles naturalisées en tout genre, de la raie manta au beluga, en passant par des araignées et des papillons. À droite de l'entrée, un tout petit aquarium tout sombre, à faire frémir les plus jeunes ! Quelques anguilles, crabes et tortues sont encore dans les bassins. En dernier recours.

De la Fortaleza São Lourenço vers la mer (estrada Monumental)

🏛🏛🏛 ***Old Blandy Wine Lodge*** *(zoom couleur B2)* **:** *2 entrées possibles, av. Arriaga, 28, près de la boutique* A Loja do Vinho, *et rua São Francisco, 10. ☎ 291-228-978. • blandyswinelodge.com • Lun-ven 10h-18h30, sam 10h-13h. Fermé dim et j. fériés. Visites guidées de 30 mn, 45 mn ou 1h : respectivement 3,30 €, 5,50 € et 13 €/pers, avec 1 à 2 tests ; ttes les 30 mn, sur rdv. Visite à 11h30 en français.*

On découvre les chais Saint-François au cours de cette visite, ainsi que l'histoire du madère (voir aussi la rubrique « Boissons » dans « Hommes, culture, environnement » plus haut), des fûts en chêne américain ou en cèdre du Brésil, en remarquant au passage que le vin de Madère n'est pas stocké dans des caves fraîches mais dans les greniers et combles bien chauds *(canteiro)* ! Car c'est grâce à la chaleur, sur les bateaux, que la fermentation s'est faite, et grâce à l'addition d'eau-de-vie. Conservé dans ces fûts de bois, le vin développe ses arômes issus des différents cépages : le sercial, cépage sec et ambré, le verdelho, moyennement sec, plus cuivré, le boal et, enfin, la malvoisie.
Le petit musée de la maison nous permet de découvrir les *borracheiros,* ces outres de 40 l en peau de chèvre utilisées pour la récolte, ainsi que des lettres de remerciement de Winston Churchill ou du prince Rainier de Monaco.
Plutôt connu dans nos contrées pour allonger les sauces que pour l'apéro, le fromage et le dessert, le madère se révèle être un délicieux vin pour l'ensemble du repas, de l'entrée au dessert. Dans la salle de dégustation, appréciez les azulejos aux murs, représentant la vie à la campagne et réalisés par Max Romer (1878-1960), artiste allemand jamais reparti ! Possibilité d'acheter trois bouteilles à la boutique (voir rubrique « Achats » ; réduc en cas de visite) et de les récupérer après la douane à l'aéroport.

Palácio e Fortaleza São Lourenço e museu militar *(zoom couleur B2-3)* **:** *av. Zarco. ☎ 291-202-530. • representantedarepublica-madeira.pt • Pour le palais, horaires très fluctuants, visites gratuites lun à 12h, mar et mer à 10h et jeu-ven à 10h et 12h30. Pour le musée militaire, tlj sf dim 10h-17h ; entrée : 2 €.* Le bateau sur lequel est arrivé Zarco s'appelait le *São Lourenço.* En souvenir, on nomma ainsi ce qui est devenu la résidence du gouverneur de l'île, construite au XVIe s, et siège du pouvoir militaire. Quelques belles pièces au mobilier madérien, notamment les meubles en caisses à sucre, et des peintures de Max Römer. Pour le musée militaire, pas grand-chose à voir, à part quelques canons et tenues militaires.

Jardim de São Francisco *(zoom couleur A2)* **:** Saint-François, protecteur de l'environnement, accueille les visiteurs sous des arbres aux feuilles amusantes. À l'emplacement d'un ancien monastère franciscain. Calme et rafraîchissant. Petite buvette pour se poser.

Museu CR7 – Cristiano Ronaldo *(plan couleur d'ensemble)* **:** *rua Imperatriz Dona Amelia, 10. ☎ 291-639-880. • museucr7store.com • Tlj 10h-18h. Entrée : 5 € ; réduc.* Un musée pas bien grand, à la gloire du footballeur né à Funchal. Des photos, des coupes, des lettres de fans et même une statue en cire de l'artiste ! Quelques programmes interactifs pour poser avec son idole. Boutique.

Parque de Santa Catarina *(zoom couleur A3)* **:** un parc clos bien sympathique pour une pause de verdure face à la mer, à l'ombre, autour de la petite chapelle blanche de Santa Catarina. Les enfants et les amoureux s'y retrouvent. On y voit même les statues d'Henri le Navigateur sous son arche à l'entrée, de Christophe Colomb et du *semeur* de Francisco Franco (1919). À l'angle sud-ouest, la Quinta da Vigia toute rose, siège du gouvernement régional.

Casino *(plan couleur d'ensemble)* **:** *possible de venir jouer de 15h à 3h du mat dim-jeu et de 16h à 4h ven-sam.* Construit par l'architecte brésilien Oscar Niemeyer en 1976. On dirait une énorme pieuvre de pierres ! Abrite également la discothèque *Copacabana* (voir « Où sortir ? »).

Marina *(zoom couleur A-B3)* **:** kiosques pour les sorties en mer, vers les Ilhas Desertas, pour les dauphins et les baleines. Avec la réplique de la caravelle *Santa Maria* de Christophe Colomb *(• santamariadecolombo.com •).*

Museu da Fotagrafia Vicentes *(zoom couleur B2)* **:** *en travaux.* Créé en 1852, seulement 12 ans après l'invention de la photo.

Reid's Palace *(plan couleur d'ensemble)* **:** *estrada Monumental, 139. ☎ 291-717-171. Résa en France : ☎ 01-55-62-18-00.*
Pour les habitants de Funchal, il n'existe qu'un « Ritz » au monde : leur hôtel *Reid's*. En effet, phonétiquement, cela se prononce Ritz. Notre pauvre César Ritz doit se retourner dans sa tombe ! C'est un certain Mr William Reid qui fit construire ce palace en 1887 ; hélas, il mourut avant l'achèvement des travaux. Ses deux fils, William et Alfred, reprirent le flambeau, et l'inauguration eut lieu en novembre 1891. Les architectes étaient renommés, en particulier Somers Clarke, qui venait de terminer le *Shepherd's Hotel* du Caire. En 1925, la famille Reid céda son hôtel à une société du même nom, laquelle fut remplacée en 1937 par la société Island Hotels. Aujourd'hui, le palace est connu sous le nom de *Belmond-Reid's*. Malgré tous ces changements, le *Reid's* reste le lieu de villégiature privilégié de l'aristocratie anglaise. De nouvelles constructions ont augmenté sa capacité hôtelière sans nuire pour autant à l'harmonie de l'ensemble. Parmi les hôtes de ce lieu magique, on ne compte plus les ducs et les duchesses, princes et princesses, rois et reines, et même une impératrice en exil, Zita, l'épouse de Charles Ier d'Autriche. Après Rainer Maria Rilke, George Bernard Shaw, Sir Winston Churchill et tant d'autres, les people d'aujourd'hui sont courtoisement mais fermement incités à respecter le « dress-code » à l'anglaise pour le dîner.
Amis routards, à défaut d'y séjourner sur un coup de folie en cassant le petit cochon, n'hésitez pas à prendre un verre sur la fabuleuse terrasse dominant la baie de Funchal. Là, tout n'est que luxe, calme et volupté, et la vue plongeante sur le port réduit les gros paquebots de croisière à leur taille réelle : une coquille de noix !

À faire

Sorties en mer

Voilier Santa Maria *(zoom couleur B3)* **:** *bureau d'infos dans la marina. ☎ 291-220-327. • madeirapirateboat.com • Départ le mat à 10h30 et l'ap-m à 15h. Tarif adultes : 30 € ; réduc. Durée 3h.* La réplique de la caravelle qui permit à Christophe Colomb (qui épousa la fille de l'un des découvreurs de l'archipel) de traverser l'Atlantique, construite pour l'expo universelle de 1998 à Lisbonne, où la caravelle représentait l'île de Madère. Se renseigner sur les itinéraires (souvent le Cabo Girão). Parfois, on peut même apercevoir des dauphins.

Ventura *(zoom couleur B3)* **:** pour aller voir les dauphins, veaux de mer, vers les Islas Desertas, les pétrels, etc. Propose différents tours, en voilier ou en zodiac. *Compter 30-65 €/pers ; réduc.*

Plages

Praia Formosa *(plan couleur d'ensemble ; à l'extrême ouest)* **:** *à la fin de l'estrada Monumental. Bus n° 43.* Une plage de galets et de sable noir. Le paradis des coureurs au petit matin. C'est ici que Cristiano Ronaldo doit construire son futur hôtel. Le *Yacht Bar Praia Formosa* ne désemplit pas le week-end (voir « Où boire un verre ? »).

Praia da Barreirinha *(plan couleur d'ensemble ; à l'extrême est)* **:** une petite plage, en dur. Pour se trempouiller les pieds !

Fêtes et manifestations

- **Fête de l'Atlantique** *(festival do Atlântico)* **:** *en juin.* Concerts dans la ville les vendredi et samedi, feux d'artifice.
- **Funchal Jazz Festival :** *1re sem de juil, dans le parc Santa Catarina.*
- **Fête de la ville de Funchal :** *21 août.* Jour de foire.

DANS LES PROCHES ENVIRONS DE FUNCHAL

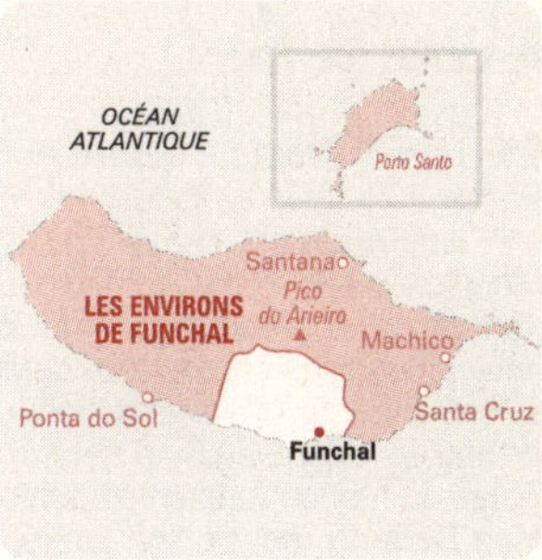

MONTE

Arriver – Quitter

– ***Teleférico do Funchal*** *(zoom couleur C-D3) : ☎ 291-780-280. • telefericodofunchal.com • Tlj 9h-17h45. Tarifs : 10 € l'aller simple, 15 € A/R ; réduc ; gratuit pour les moins de 6 ans.* Autrefois, on grimpait sur la colline João Gomes vers Monte grâce au chemin de fer. Le train s'est arrêté en 1943. En 2000 a été inauguré le téléphérique, un vrai défi pour les bâtisseurs ! Ses 39 cabines parcourent les 3 173 m en distance inclinée à la vitesse de 4 m/s, pendant 15 mn. La pente est de 560 m, et la plus haute tour est la troisième, à 39 m de haut. Durant le trajet, on découvre la superbe vue sur toute la baie. Et les habitations au-dessous. De là-haut, pour redescendre, on peut prendre le même téléphérique en sens inverse, ou bien le téléphérique pour le Jardim botânico, les paniers d'osier, ou enfin... utiliser ses pieds.

– ***Teleférico do Jardim Botânico*** *(plan couleur d'ensemble) : • telefericojardimbotanico.com • Tlj sf 25 déc 9h-17h. Tarifs : 8,75 € aller simple, 12,75 € A/R ; réduc. Billets combinés possibles téléphérique + jardin, 22,50 € aller simple, 29,90 € A/R ; réduc.* Depuis Monte, possibilité de rejoindre le jardin botanique sans repasser par Funchal. Pratique !

– ***Descente en panier d'osier*** *(plan couleur d'ensemble) : juste au pied de l'Igreja Nossa Senhora do Monte. Lun-sam 9h-18h. Tarifs : 1 pers 25 €, 2 pers 30 €, 3 pers 45 €.* Une expérience à vivre ! Et pour cela, être patient, faire la queue et s'embarquer dans l'un de ses *carreiros* (paniers en osier et bois) qui servaient autrefois à faire la descente plus rapidement vers Funchal. Aujourd'hui, la route est bitumée, ça glisse moins bien ! Mais les élégants conducteurs, coiffés de leur canotier, ont un sacré coup de main... Amateurs de frissons, n'hésitez pas !

Où manger ?

Bon marché (7-12 €)

|●| ***Alto Monte*** *(plan couleur d'ensemble, **59**) : en contrebas de l'église et du Jardim Tropical Monte Palace. ☎ 291-782-26. Tlj 8h-23h. Plats 8-10 €.* Snack-bar, avec belle vue. Soupes, légumes, poissons et autres viandes grillées. L'idéal pour se requinquer à peu de frais !

Prix moyens (12-25 €)

|●| ***Quiosque do Monte*** *(plan couleur d'ensemble, **60**) : dans les jardins de la Quinta do Monte, en face de l'arrivée du téléphérique de Funchal, tt de suite à droite avt l'entrée. ☎ 291-780-100. Tlj 12h-17h. Sandwichs 5-10 €, salades 10-12 €.* Dans les jardins de la belle et

traditionnelle demeure, un petit kiosque vert, quelques tables au calme et une vue superbe sur la ville en contrebas. Le sentiment d'être seul au monde !

À voir. À faire

Jardim Tropical Monte Palace (plan couleur d'ensemble) : *caminho do Monte, 174, juste en face de l'arrivée du téléphérique de Funchal. ☎ 291-780-800. • montepalace.com • Bus n*os *20, 21, 22 ou 48. Tlj sf 25 déc : jardins 9h30-18h, musée 10h-16h30. Entrée : 10 € ; réduc.*
L'un des plus beaux jardins de Madère, d'ailleurs reconnu par certains magazines américains comme l'un des trois plus beaux jardins du monde ! Appartient à José Berardo et sa fondation, un riche homme d'affaires portugais qui a fait fortune en Afrique du Sud, détenteur de l'une des collections d'art les plus importantes au monde (présentée notamment à Lisbonne, à la fondation Berardo). Ici, José Berardo montre son intérêt pour l'art africain, à travers le musée, hyper moderne, aux lignes tranchantes, notamment avec des sculptures du Zimbabwe, ainsi que des pierres et autres minéraux. Pas la section la plus enthousiasmante, reconnaissons-le.
On est surtout venu pour le jardin. Ou plutôt « les » jardins. On est accueilli par des oliviers millénaires, datant du IIIe s av. J.-C., sauvés in extremis par la fondation en Alentejo. Puis on descend un long chemin en pente, décoré d'azulejos représentant les grandes étapes et autres dates de l'histoire du Portugal. On parvient au niveau du lac central, assez monumental, avec des cygnes voguant sur l'eau et une sculpture de femme éperdue, en marbre, au centre, et des céramiques égyptiennes. Tout autour, des chemins de traverse pour découvrir la flore de l'île, notamment le dragonnier, le houx de Madère (sans épine !) ou la figue de l'enfer, surnom donné à cette espèce de plante utilisée pour attraper des poissons grâce à sa sève asphyxiante. Notre partie préférée du jardin est située en contrebas, autour du Monte Palace (qui ne se visite pas), ancienne résidence du consul anglais Charles Murray, construite au XVIIIe s. Tout autour, les jardins orientaux, plus ramassés, nous feraient presque croire que nous sommes sous des cieux asiatiques, grâce à ces portiques rouges du Japon, ce Bouddha tout doré, ou encore les carpes koï. De toute beauté !

Igreja Nossa Senhora do Monte (plan couleur d'ensemble) : *Nossa Senhora do Monte, 291. Lun-sam 10h-18h.* Belle église en basalte et chaux, typique de l'île, avec porche à arcades gris. Notre-Dame de Monte est la sainte patronne de Madère, présente au-dessus de l'autel, avec sa cape. Chaque année, à l'Assomption, les fidèles grimpent les 74 marches de l'escalier… à genoux. L'église fut consacrée en 1818 à l'emplacement même où les jumeaux Adam et Ève avaient construit leur première chapelle. À l'intérieur, on retrouve le tombeau en fer de Charles Ier d'Autriche (1887-1922), qui trouva refuge sur l'île après la Première Guerre mondiale. C'est ici qu'il passait ses vacances, mais il n'aura pas la chance de profiter d'une longue retraite : arrivé en 1921, il meurt d'une pneumonie un an plus tard. En sortant de l'église, à droite, accès au jardin municipal très reposant.

ADAM ET ÈVE EXISTENT !

Adam Gonçalves Ferreira et sa sœur jumelle Ève furent les premier-nés Portugais de l'île ! D'où leurs prénoms…

Jardim do Imperador (plan couleur d'ensemble) : *lun-sam 9h30-17h30. Entrée : 6 €.* Charles Ier d'Autriche (1887-1922) eut la chance de se voir prêter cette demeure de maître (aujourd'hui un peu en décrépitude) lors de son arrivée sur l'île, en 1921. Il aimait Madère pour y avoir passé ses vacances. Cette ancienne demeure, construite en 1826 par un Anglais, est rachetée par un banquier portugais, qui la cèdera au gouvernement de Madère. Les jardins restent superbes, avec des cèdres, des séquoias et d'autres arbres du Japon, du Guatemala, et le

bruit des lézards surpris d'être dérangés pendant leur sieste ! On s'arrête q
instants devant le jardin Malakoff, plein de roses et... d'un boulet de cano

***Jardim Botânico** (plan couleur d'ensemble) : ☎ 291-211-200. Bus nos 29, 31 et 31A. Tlj sf 25 déc 9h-18h (dernier ticket à 17h30). Entrée : 5,50 € ; réduc. CB refusées.* Trois entrées possibles. Nous partons de celle située près de l'arrivée du téléphérique. Compter deux bonnes heures de visite. Près de 80 000 m^2 répartis en parcelles de 150 à 300 m^2 depuis plus de 50 ans ! On se promène et on déambule dans ce grand jardin au gré des sections. Voici nos coups de cœur. Dans la partie des plantes succulentes (n° 19), qui stockent l'eau dans leurs tissus pour la réutiliser au moment voulu, des cactus, des euphorbes et des aloès. Elles peuvent vivre avec moins de 250 ml d'eau par an ! La section des aromatiques et médicinales (n° 18) présente des plantes utilisées autrefois pour se nourrir, guérir, ou... tuer ! La section 15, avec les plantes chorégraphiées, est la plus spectaculaire, et la plus photographiée aussi ! Un vrai talent d'ordonnancement et une précision hors norme. Ne manquez pas non plus, dans le même genre, les topiaires en section 22, un art délicat de la sculpture des arbres. On se croirait presque dans un dessin animé, prêt à croiser Alice au pays des merveilles ! Les palmiers vous attendent en section 20. Asseyez-vous et écoutez les perroquets tout proches. Un arc-en-ciel de plumages ! Sans oublier les paons (blancs !), pigeons, canards, poules, etc.

***Quinta do Palheiro** (hors plan couleur d'ensemble) : ☎ 291-793-044. • palheirogardens.com • Bus nos 36, 36A (tlj sf sam), 37 et 47 du front de mer de Funchal. Tlj 9h-17h30. Fermé 25 déc et 1er janv. Entrée : 10,50 € ; réduc (billets complets avec le téléphérique de Funchal et Madeira Story Centre).*
En dehors de la ville ; mieux vaut prendre le bus ou un taxi. Intéressant pour ses jardins et son histoire... De nombreux aristocrates portugais sont venus rejoindre Zarco dès 1420. D'ailleurs, ses quatre filles épousèrent des nobles, et leurs enfants œuvrèrent pour l'embellissement de Funchal. Ce fut la base d'une aristocratie plutôt terrienne, éprise de l'île. On trouve encore les descendants de ces illustres familles : Mendoça, Pinto, Almeida, Cunha. João José Xavier de Carvalhal Esmeraldo Valconcelos de Antouguia Bettencourt Machado (on arrête...), plus connu sous le nom de premier comte de Carvalhal de Lombada, se distingue par sa passion pour la botanique. Il ne manque pas d'humour, car il baptise sa magnifique *quinta* du nom de Palheiro (« chaumière »). Elle lui sert uniquement de résidence d'été et de pavillon de chasse. En effet, il loge habituellement à Funchal, dans un petit palais, devenu propriété de la ville.
Connaissant sa passion, le roi João VI du Portugal lui fait parvenir des arbres et des plantes du monde entier. Certains capitaines de navires sont chargés de faire relâche à Funchal pour lui apporter les nouvelles espèces découvertes dans les contrées lointaines. Lors de la période migueliste (1828-1834, tentative d'installation d'un pouvoir absolu par un « usurpateur » du nom de Miguel), il doit fuir et s'échappe à bord du navire *Alligator* en partance pour l'Angleterre. Son séjour outre-Manche lui permet d'apprécier les jardins anglais. De retour en 1835, il est nommé gouverneur civil de Funchal. Sincèrement préoccupé par les difficiles conditions de vie des paysans, il sera aimé et apprécié. Célibataire à sa mort, en 1837, il lègue tous ses biens à son neveu. Celui-ci organise des fêtes mémorables, mais bientôt l'argent vient à manquer. En 1885, la famille Blandy acquiert la *quinta* aux enchères. Aujourd'hui, la Casa Velha do Palheiro, restaurée en 1997, est un hôtel au luxe délicat qui fait partie des « Relais et Châteaux ». C'est là que l'écrivain Marcus Binney a rédigé la saga de la famille Blandy (toujours aux commandes du complexe Palheiro), ouvrage publié en 2011. Ce complexe regroupe un golf de 18 trous, le village et les magnifiques Jardins do Palheiro. C'est l'occasion de découvrir, outre le cèdre bleu *(cedrus libani atlantica),* le metrosideros de Nouvelle-Zélande *(metrosideros excelsa),* aux plumets ou goupillons de fleurs rouges plutôt cocasses ; dans son pays d'origine, il est surnommé « arbre de Noël », car il fleurit à cette époque de l'année. De nombreuses fleurs d'Afrique du Sud, de Chine et même d'Australie créent un cadre enchanteur. Il faut impérativement visiter la

partie la plus sauvage de ces jardins exceptionnels, nommée Ribeiro do Inferno (« Rivière de l'Enfer ») : vous aurez ainsi le bonheur de voir quelques pigeons trocaz qui ont choisi d'y habiter en toute tranquillité.

LES ENVIRONS DE FUNCHAL

EIRA DO SERRADO ET CURRAL DAS FREIRAS (VALLÉE DES NONNES)

Accès par l'ER 107 ou bus n° 81. C'est ici, dans cette cuvette érodée, que les clarisses du Covento Santa Clara ont trouvé refuge quand la baie de Funchal fut prise d'assaut par les pirates en 1566. On s'arrête à l'Eira do Serrado, belvédère spectaculaire encaissé entre les montagnes, qui domine tout le village. Possible de longer un petit chemin par la gauche, derrière l'hôtel *Estalagem Eira do Serrado,* et d'atteindre un point de vue magique. Vous voici au-dessus des gorges de Socorridos. Ne laissez pas tomber l'appareil photo, ce ne serait pas pratique pour aller le récupérer ! Le 1er novembre chaque année, ne pas manquer la *Festa da Castanha* (fête de la Châtaigne). Étals, guirlandes et fiesta assurés !

Où manger ?

|●| *Restaurante Vale das Freiras :* *caminho da Padaria, 2, en plein centre-ville. ☎ 291-712-548. Tlj de 9h jusqu'au dernier client le soir ! Plats 9-12 € ; soupes 3-4 €.* Un grand resto-snack, avec terrasse au 1er étage qui surplombe la rue principale. Ici, la spécialité, c'est la châtaigne, qui servait de plat de résistance aux nonnes réfugiées. On les propose sous toutes leurs formes : poêlées, en soupe, en salade, etc. Un régal ! Gardez un peu de place pour les desserts excellents (même proprio que la pâtisserie *Lido,* à Funchal).

CÂMARA DE LOBOS

35 150 hab.

Environ 8 km à l'ouest de Funchal, au fond de son anse harmonieuse, voici l'un des plus attachants petits ports de Madère. Les premiers explorateurs de l'île, João Gonçalves Zarco et T. V. Teixera, y découvrirent une grosse colonie de phoques moines (ou loups marins). Le lieu fut alors baptisé Câmara de Lobos (« la chambre des Loups »). Même s'il a beaucoup perdu de son

LES VACANCES DE MONSIEUR CHURCHILL

Début 1950, Winston Churchill, en congé de la politique (battu aux élections de 1945) et à la recherche d'un microclimat favorable pour l'écriture de ses mémoires, vient à Madère et tombe en amour pour Câmara. Il y viendra plusieurs fois pour peindre son petit port de charme, depuis une petite terrasse, gros cigare au bec. Néanmoins, des élections (qu'il gagnera !) le rappellent à Londres... Vous nous avez compris, Madère, ça donne la baraka !

importance économique, le port a su conserver un vrai charme, avec son vénérable quartier de pêcheurs, ses blanches et humbles demeures aux tuiles rouges et ses barques colorées.
Si proche de la capitale, un tel environnement serein n'a évidemment pas manqué d'attirer nombre de gens, et les villas ont naturellement colonisé toute la montagne alentour... Une halte privilégiée, donc, pour un bon repas de poisson et fruits de mer, ainsi que pour tester les *ponchas* parfumés concoctés dans les estaminets du port (et inventés ici, dit-on !)... Mais ça, vous l'aviez deviné...

Arriver – Quitter

➢ ***Nombreux bus de la capitale :*** entre autres, les n° 154 (qui continue jusqu'au Cabo Girão), 3, 27 et 96.
– ***Grand parking :*** à l'arrivée.

Adresse utile

i *Office du tourisme :* *rua Padre Clemente Nunes Pereira (Casa da Cultura).* ☎ *291-943-470. Lun-ven 9h-12h30, 14h-17h ; sam 9h30-12h.* Bonne documentation.

Où manger ? Où boire un verre ?

Bon marché (7-12 €)

🍽 🍸 ***Bar do Mar :*** *le 2e en arrivant sur le quai.* ☎ *291-632-956. Tlj 10h-19h (en continu).* C'est l'un des plus anciens, et Octavio, le patron, sympa et francophone, accueille chaleureusement. Son bar, autrefois épicerie, n'a pas sacrifié au modernisme et est resté dans son jus (derrière le comptoir subsistent les anciens et rustiques rayonnages sous vitres ; sol en petits galets ronds). Petite cuisine sans prétention, mais fraîche, bien tournée et bonnes portions : *bacalhau* aux oignons, spaghettis au *xara* (un poisson local), omelette-frites, saucisses grillées, salades, sandwichs... Terrasse bien sûr. Prix fort modérés.

🍽 🍸 ***Viola :*** *estrada Gonçalves Zarco, 596 (sur la vieille route de Cabo Girão), à l'entrée d'Estreito Câmara de Lobos (sur la droite).* ☎ *291-945-601. Tlj jusqu'à 22h.* Dans un coin un poil excentré et peu touristique (environ 3 km du port), un resto au cadre très banal, essentiellement fréquenté par les locaux. Une adresse authentique, donc, réputée pour son *espetada,* de tendres et *juicy* brochettes grillées au feu de bois (puis, à table, suspendues à une potence), ainsi que pour son *frango no churrasco.* Plats servis généreusement, accompagnés de *milho frito* (genre de polenta frite découpée en cubes), à arroser de petits vins de pays gouleyants. Accueil au diapason de la qualité des mets.

Prix moyens (12-25 €)

🍽 🍸 ***Praia Vigario :*** *sur la plage de Vigario (« du Vicaire »).* ☎ *291-942-110.* 📱 *966-453-343.* • *praiavigario@hotmail.com* • *À moins de 10 mn à pied du vieux port, praça da Autonomia. Tlj midi et soir jusqu'à 22h. Menu déj complet 14 € ; plats 11-12 € max.* Resto d'architecture très moderne, grande salle aérée, cadre austère en carreaux de céramique (nul décor marin, pas de filets, ni de homard empaillé)... Super terrasse les pieds dans l'eau pour une fraîche et belle cuisine de la mer. En plus de l'agréable terrasse, c'est ce qu'il y a dans l'assiette qui compte. Goûter au potage crémeux de *mariscos,* au *polvo lagareiro* (poulpe au four), super tendre, parfumé. Accueil et service pro.

Où dormir ? Où manger dans les environs ?

Chic (80-150 €)

Quinta da Serra : *estrada do Chote, 4 (9325-140),* ***Jardim da Serra.*** *☎ 291-640-120. • reservations@hotelquintadaserra.com • hotelquintadaserra.com • Doubles 105-115 € suivant confort, suites 140-165 €. Petit déj-buffet inclus. Repas 25-30 €.* Sur les hauteurs de Câmara (820 m), voici un superbe hôtel sis dans un parc de 100 ha, ancienne propriété du consul de Grande-Bretagne en 1809. On y découvre de belles essences d'arbres et le plus haut eucalyptus de l'île (64 m et... 10 m de circonférence à la base !). Hôtel tout rose noyé dans la verdure, récemment rénové et offrant 44 chambres du meilleur goût contemporain et de grand confort : clim dernier cri, coffre, téléphone direct, TV câblée avec grand écran plat, minibar, baignoire à remous, balcon... Piscine couverte et chauffée. Salle de billard et salon-bibliothèque. Resto de bonne réputation (ouvert aux non-résidents) offrant une cuisine régionale et internationale de qualité, légumes venant en grande partie du potager bio maison. Très élégante salle à manger et terrasse avec panorama.

Où boire un verre ?

Dans le quartier des pêcheurs, le long de la rua Carreira et sur la petite place, écumez les chaleureux bars traditionnels.

Bar-adega Regional : *rua São João de Deus, 2 (sur la place). ☎ 965-557-228.* Vieux bar dans son jus, murs en pierre de lave, comptoir de marbre et sympathique patron au coup de main expert pour concocter les meilleurs *ponchas* (une dizaine de variétés)...

Dans le même coin, le ***Bar do Mar*** et ***E Prá Poncha,*** pas mal aussi.

Churchill's : à l'entrée du bourg, à deux pas de l'endroit où l'illustre peintre du dimanche posait son chevalet. Bien sûr, touristique en diable... Pour boire un verre et profiter de la terrasse, sans plus.

À voir

Igreja Nossa Senhora da Conceiçao *(église Notre-Dame-de-la-Conception) : rua Carreira.* Dans le vieux quartier des pêcheurs. Minuscule, jolie comme tout, avec son plafond en forme de carène de bateau renversée et couvert de fresques. Superbe autel baroque dont pas un pouce n'a échappé au sculpteur. Nombreuses peintures évoquant la vie du Christ et des saints.

Praça da Autonomia : c'est le centre civique de la ville. La *igreja Matriz* et le vieux kiosque à musique font face à la partie contemporaine quasi design de la place (notamment la nouvelle bibliothèque municipale) et aux aménagements modernes de la plage. Tout ça cohabite pourtant harmonieusement. La ***igreja Matriz*** propose un beau retable, œuvre de Manuel Pereira, déjà auteur de celui, très célèbre, de l'église du Collège de Funchal (une référence), ainsi que d'une éclatante frise d'azulejos. En face, le musée de la Presse.

Museu da Impresa *(musée de la Presse) : praça da Autonomia, 1 (sur la grande place centrale). ☎ 291-910-135. Tlj sf dim-lun 9h-17h30. Entrée : 1,50 €.* Tout nouveau musée qui intéressera ceux et celles qui veulent en savoir plus sur l'histoire de la fabrication des journaux. Immense volume, présentation claire, fort bien documenté. Expo sur les différentes étapes du procès de fabrication. Toutes les « bécanes », des vénérables machines typo *Golding* de 1886 aux modernes rotatives offset, en passant par les Harris de 1911... Tout sur la technique du plomb qui domina longtemps le métier, sur les « cas tiroirs qui livraient des milliers de caractères aux ouvriers typos. San reste de la chaîne, les massicots, le brochage, la communication, le affiches, etc. Vraiment complet et attachant. Pour les mômes, possibili mer sur de petites presses à main.

À faire

Balade à Estreito de Câmara de Lobos et Jardim da Serra : *bus n° 96.* Si vous possédez un peu de temps, très sympa d'aller se promener dans ces deux villages au-dessus de Câmara, où la culture des bananiers l'a cédé à celle de la vigne (à l'origine d'ailleurs d'excellents crus). On notera bien sûr toutes ces petites terrasses méticuleusement cultivées et le panorama prenant de plus en plus d'ampleur... *Jardim da Serra* est également renommé pour ses fruits, notamment la cerise (qu'on honore par une belle fête à la mi-juin). À propos, depuis Cabo Girão, possibilité de revenir en voiture à Jardim da Serra. Direction Câmara, puis environ 500 m après avoir quitté Cabo Girão, une route part à gauche. Attention, à une patte d'oie sans pancarte, surtout, prendre à droite.

➢ Une façon originale d'effectuer cette balade est de suivre l'itinéraire de la ***levada do Norte*** de Estreito de Câmara de Lobos à Cabo Girão. Pas de difficultés majeures, balade d'une dizaine de kilomètres (2h30). Début de la rando à 500 m au-dessus de l'église d'Estreito (se munir bien sûr de l'un de ces excellents guides de randonnées, comme les « 60 itinéraires » de *Rother*). La *levada* est parfois dallée. Spectacle bien évidemment grandiose au *Cabo Girão* et fin de l'itinéraire à *Cruz de Caldeira* où l'on retrouve un bus pour Funchal...

➢ À 3 km au nord de Jardim da Serra débute également une autre rando ***(PR 12),*** plus longue, plus difficile, une vraie, serait-on tenté de dire ! Départ du belvédère de ***Boca da Corrida*** (bus n° 96) pour rejoindre le ***col d'Encumeada.*** Compter une douzaine de kilomètres et bien 6-7h de trajet. En prime, un magnifique panorama sur *Curral das Freiras.* Retour à Funchal par le bus n° 6.

DANS LES ENVIRONS DE CÂMARA DE LOBOS

Cabo Girão : *à env 7 km de Câmara. Depuis Funchal, bus n° 154 (lun-ven 5-6 départs/j. ; w-e slt 1-2). En voiture, depuis Câmara, la vieille route qui part en lacets par Estreito. Depuis Funchal, par la VR 1 (sortie Cabo Girão).* L'un des panoramas les plus époustouflants de l'île ! L'une des attractions majeures de Madère : une falaise de 580 m de haut à laquelle on a accroché un belvédère au-dessus du vide, avec en partie un plancher de verre. Effet vertigineux assuré, au point que certains hésitent à y poser le pied ! Chapeau aussi aux ouvriers qui l'ont construit. Évidemment touristique : parking, boutiques de souvenirs, toilettes payantes... mais ça vaut vraiment le déplacement. À la verticale, on distingue les cultures au pied de la falaise, disposées en rayons. C'est le *fajã,* un ancien éboulement cultivé en petites terrasses, auquel on accède par le téléphérique de Rancho *(env 7 € ; en principe, 8h-18h30, dim 9h).* Plage de galets pour les amateurs.

Fajã dos Padres : *pas loin (par la VR 1 vers l'ouest, sortie Quinta Grande), un ascenseur panoramique permet l'accès à une plage de galets également (env 8 € ; 11h-18h ; 19h en été, fermé mar).* Quelques maisons, de la petite agriculture et une vigne produisant le Malmsey, l'un des meilleurs vins de l'île, grâce au microclimat local. Sur place, resto et une dizaine d'agréables chambres d'hôtes *(à partir de 60 € ; ☎ 291-944-538).* Idéal pour les robinsons.

LES MONTAGNES DU CENTRE

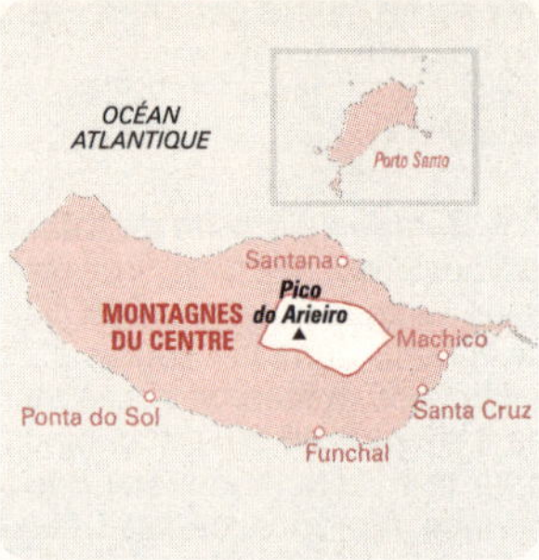

Le centre de Madère recèle les vraies grandes richesses de l'île, et c'est pour cela que, délibérément, on ne commence pas par la côte. Vous allez découvrir une nature intacte, luxuriante, exubérante, fascinante, notamment à travers la forêt *Laurisilva,* classée Patrimoine naturel mondial par l'Unesco. Une végétation à la fois tropicale et méditerranéenne exceptionnelle, dont certains scientifiques n'hésitent pas à dire que « la variété des espèces identifiées à Madère confère à l'île la même importance en terme de biodiversité que certaines régions d'Amazonie »... Ajoutez-y les panoramas les plus époustouflants qui soient, et votre balade dans ce « massif central » restera l'un de vos plus beaux souvenirs... Et encore, c'est surtout à l'occasion d'une randonnée le long de l'une des *levadas* tracées dans la montagne que vous découvrirez les plus séduisants et émouvants paysages... En avant, marche ! Certes, pas beaucoup de routes, mais elles montent haut, souvent au-dessus des nuages, comme celle menant au *Pico do Arieiro* (1 818 m, troisième sommet de l'île).

Comment y aller ? Qu'emporter ?

➢ ***De Funchal :*** prenez l'ER 103 en direction de Ribeiro Frio-Faial. Peu avant Ribeiro, à *Poiso,* tournez à gauche et préparez-vous au grand choc visuel. Hélas, pas de bus pour le *pico* (voiture ou taxi). Important : emportez imperméable ou coupe-vent, un pull, de bonnes chaussures de marche, couvre-chef, lampe de poche, eau, sandwichs... et un guide des randonnées, bien sûr !

PICO DO ARIEIRO

Vous allez d'abord découvrir un grandiose panorama sur tous les grands sommets de l'île : à tout seigneur, tout honneur, à commencer par le *Pico Ruivo,* la plus haute montagne (1 862 m), puis le *Pico das Torrinhas,* la cuvette de *Curral das Freiras,* le *Pico das Torres...* Au nord-est, la *ribeira da Metade,* et, par beau temps, le *Penha d'Aguia* (le rocher de l'Aigle)... Sur place, grande auberge pour prendre des forces avant d'attaquer la balade du *Pico Ruivo.* Compter environ 10h aller et retour.

Un petit chemin pavé vous mène d'abord au *miradouro Ninho da Manta* (1 745 m), offrant à nouveau un spectaculaire panorama. Garder ensuite du souffle pour le raide escalier qui va suivre et la descente vers le tunnel du *Pico do Gato.* Après celui-ci, choix entre deux chemins, la route orientale ou la route occidentale, qui tournent autour du *Pico das Torres.* Le premier suit plusieurs tunnels sous le *pico,* le second le contourne par le haut (plus abrupt, plus de dénivelée bien sûr). La suite, dans le guide « 60 itinéraires ».

Savoir que, sans être trop difficile, cette balade n'est pas recommandée à ceux, celles trop sujets au vertige... Quelques passages spectaculaires au-dessus du vide, parfois sans garde-fou, parfois creusés dans la roche, rudes sentiers pierreux... Fin de l'itinéraire au refuge du *Pico Ruivo* (à 1 775 m). On y retrouve l'autre itinéraire venant d'*Achada do Teixeira* (plus facile pour ceux que ça intéresse, chemin largement pavé, sympa pour le retour). Il ne vous reste plus qu'à entamer la dernière montée vers le *Pico Ruivo*. Sommet à peu près à 20 mn du refuge. Redondant de préciser à nouveau la qualité du spectacle (à 360°)... Possibilité de se restaurer au refuge (mais pas d'y dormir). Cuisine équipée.
À ce stade, retour au *Pico do Arieiro* ou possibilité pour les accros de continuer vers le col d'*Encumeada* (à 1 007 m). Super rando de pro : environ 14 km de descentes et montées souvent raides, prodigues, bien entendu, en saisissants panoramas. Le col d'*Encumeada* se situe sur une crête livrant une belle vue des deux côtés et se révèle le point de départ d'autres petites randonnées beaucoup plus faciles, à travers un paysage plus végétal (comme celle de la *levada do Norte*). Saturé de beauté, vous y retrouvez aussi un bar-resto-magasin de souvenirs pour vous reposer les yeux, et les bus nos 6 et 139 pour le retour à la civilisation. Autre possibilité pour le retour bien sûr, la descente tranquille vers *Achada do Teixeira* (moins de 1h).

DANS LES ENVIRONS DU PICO DO ARIEIRO

➢ ***Retour sur la route de Faial-Porto da Cruz :*** on retrouve l'ER 103 au col de Poiso. Superbe route de montagne pas trop étroite, livrant nombre de paysages variés et de mémorables randonnées. Vers Ribeiro Frio, descente à travers une forêt de pins immenses où le soleil joue habilement parmi les troncs moussus.

★★ ***Ribeiro Frio :*** haut lieu touristique (surtout le week-end), dans un environnement très forestier, célèbre pour ses élevages de truites qu'on peut visiter et déguster dans les restos locaux. Accès par les bus nos 56 et 103 (compagnie *Horários do Funchal*). Halte sympa également pour une petite balade ***(PR 11)*** de 1h au *belvédère de Balcões*. Idéale pour les familles et histoire de revoir d'en bas, pour les nostalgiques, les *picos de Arieiro* et *Ruivo* (beaucoup de monde le week-end, partir tôt le matin). Bien fléché.

Où manger ? Où boire un verre à Ribeiro Frio ?

Prix moyens (12-25 €)

●● 🍷 ***Snack-bar Faisca :*** *dans la descente, après le* Victor Café. *☎ 291-575-634. Tlj.* Bon accueil, cadre sans prétention, cuisine simple, bonne, bien servie. Truite grillée bien sûr. Terrasse surmontée d'un auvent de tuiles. On y parle le français.

●● 🍷 En face, le ***Jardim do Vale,*** même genre, sympa aussi.

●● 🍷 ***Ribeiro Frio*** *(Victor Café) : l'établissement du col le plus connu, rando classique des VTT, point de chute. ☎ 291-575-898. 📱 919-182-218. Tlj 9h-18h30, tte l'année. Bien sûr, spécialité de truite, viandes 12,50-14,50 €, choix de sandwichs.* Boutique de souvenirs. Qualité inégale, accueil parfois limite, et le service peut être très lent. L'itinéraire *Levada do Furado* démarre juste derrière. Juste en face, le ***Mr Johns,*** petit café plus discret. Ses *ponchas* sont appréciées.

★★★ ***La levada do Furado :*** Ribeiro Frio, c'est aussi le point de départ d'une rando sérieuse ***(PR 10)*** qui suit la *levada do Furado* vers Portela. Environ 11 km, avec quelques passages et moments délicats. L'un des grands classiques de Madère. On suit quasiment la margelle de la *levada* à travers une végétation subtropicale, avec tous les ingrédients espérés, petits tunnels, passages creusés le long des rochers en surplomb (sécurisés), traversée de voûtes de fougères arborescentes et de lauriers, panoramas, etc. Peu de dénivelée. En cours de route, pittoresque passage, le *Cabeço de Lamaceiros,* succession de petits tunnels... À l'arrivée, pour le retour, on trouve le bus nº 53 et, en principe, quelques taxis.

La balade du plateau de Feiteiras de Baixo : environ 7 km (2h30). Certes, un poil moins spectaculaire que celle de Portela, cette balade se révèle pourtant intéressante : plus courte, bien moins fréquentée et en boucle. Départ commun avec celle de Portela. Quelques sentiers un peu raides, éviter les jours de brouillard, itinéraire parfois glissant. Traversée de forêts de lauriers, belles fougères et bruyères, au long de petites cascades. Retour à « Rivière froide ».

➢ ***Reprise de l'itinéraire Faial-Porto da Cruz :*** traversée du petit village de **São Roque de Faial.** Tranquille, serein, maisons aux toits de tuiles rouges, quelques chambres pour la nuit. Petits champs en terrasses (osier destiné à la vannerie, vigne), vergers parsemés de *palheiros* (petites granges à toit de chaume). Autour, de beaux cèdres indigènes. Un peu plus bas, pour ceux qui n'auraient pas eu le temps de randonner à *Ribeiro Frio,* voici, avec le *vereda de S. Roque do Faial,* une petite séance de rattrapage. *Levada* de 1,3 km vers le *Pico do Cedro Gorde.* Bien indiqué, sur la droite de la route, pas difficile. En chemin, on peut admirer des formations rocheuses insolites et le massif *Penha d'Aguia.* Végétation quasi exotique. La route défile désormais dans un environnement sauvage à souhait, alternant vallées étroites et verdoyantes et impressionnantes parois montagneuses, notamment le *Penha d'Aguia* de près de 600 m de haut ! Difficile d'imaginer que quelques familles y vivaient encore jusqu'au milieu du XXe s, encore moins qu'on peut grimper au sommet (guide des 60 itinéraires indispensable). Le *Penha d'Aguia* tient son nom de la colonie d'aigles pêcheurs qui y nichaient jadis. Point de départ, le hameau de **Penha de Águia de Baixo** (parking devant le resto). Itinéraire assez raide, être en grande forme... Moins de 4 km, mais au moins 2h de montée. On est évidemment récompensé, les yeux ébahis, voire hagards, par tous les panoramas allant jusqu'aux sommets des montagnes centrales.

LA CÔTE NORD

Certes, un peu plus de nuages et soleil parfois timide, mais aussi un itinéraire plus sauvage, plus abrupt que la côte sud, et moins de grande villes. Ici, les cours d'eau finissent en cascades dans la mer, et il fallut souvent creuser au piolet les routes dans de monstrueuses falaises tombant à pic dans les flots... Sur certaines portions, émotion assurée. Rassurez-vous, cependant en quantité limitée, de nombreux tunnels les ont progressivement doublées... La route débouche souvent sans prévenir sur de grandioses paysages, des palettes de verts incroyables, de romantiques villages, de ravissantes églises baroques et de pittoresques grottes... Bon, on y va !

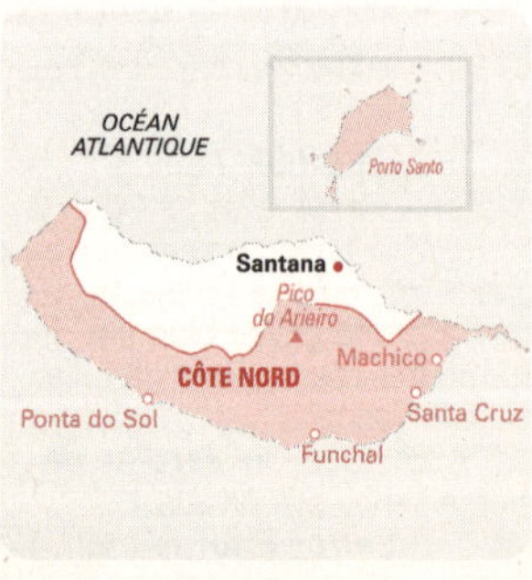

Faial : village assez étendu situé sur deux petits plateaux. Son nom vient de *Myrica faya* (hêtre), arbre poussant en abondance ici. Deux généreuses rivières locales permirent l'implantation de moulins pour broyer la canne à sucre. On y cultive surtout la *chérimole,* un fruit délicieux qu'on fête chaque année en mars (fête de l'Anone). Grand pèlerinage également à l'église de Faial. Piscine naturelle.

PORTO DA CRUZ

3 500 hab.

Petit port tranquille niché au creux de hautes falaises, une étape agréable. Nom provenant d'une grande croix plantée sur le rivage pour guider les premiers navigateurs portugais. Très prospère au XIXe s, car on y embarquait la canne à sucre et les produits agricoles. On y trouve d'ailleurs l'une des dernières sucreries de l'île, produisant de l'*aguardente* et de la mélasse (ne fonctionne qu'au printemps). Ne pas manquer ce petit vin rouge sec local renommé appelé *vinho seco.* Petite *plage de Lagoa* de galets et sable noir et piscine naturelle de belle taille (avec un bassin enfant).
La 1re semaine de septembre, grande *Festa do Vinho* : spectacles folkloriques et « vin sec » coulant à flots.

Où dormir ? Où manger ?

Prix moyens (50-80 €)

Hôtel Costa Linda : *rua Dr. Semiào Souza, Casas Próximas. ☎ 291-560-080. • info@costa-linda.net • costa-linda.net • À deux pas du port. Double 65 €, petit déj inclus.* Petit hôtel d'une douzaine de chambres, sans caractère particulier mais bien tenu. On y parle un peu le français. Chambres au cadre et mobilier d'une certaine sobriété, mais la plupart avec parquet ciré, ventilo, TV satellite, vue sur le large (parfois avec balcon) et doux ressac assuré. *Praça do Engenho,* resto correct au rez-de-chaussée (mais un poil plus cher que les autres).

Hôtel Vila Bela : *rua da Praia, 23. ☎ 291-563-381. 965-015-014. • hotelvilabela@gmail.com • vila-bela.com • Sur le port, à deux pas de la piscine naturelle. Doubles à partir de 50 €, suite 90 €, petit déj inclus. (dans les parties communes).* Petit hôtel de style contemporain, mais tout blanc et plutôt plaisant. Là aussi, une douzaine de chambres fonctionnelles et de bon confort (dont 9 avec vue). Clim, TV satellite, coffre. Certaines avec agréable terrasse et transats. Possibilité de lavage. Accueil aimable. Bar-restaurant avec terrasse en bord de mer. Excellente sangria et bonne cuisine, mais dommage que la publicité outrancière, sur tables et parasols, brise quelque peu la poésie du site.

A Pipa : *dans la rue au-dessus du Vila Bela. 968-527-400. Tlj sf lun. Compter 15-20 € max. CB refusées.* Reconnaissable à sa façade de grosses pierres grises et son toit de tuiles. Salle pas trop grande et chaleureuse (conseillé de réserver le soir). Murs de pierre sèche et en bois pour le cadre, longues tablées habituées à recevoir les familles locales. Excellent accueil, atmosphère populaire et déliée pour une authentique cuisine familiale faite à partir de bons produits. Grand choix à la carte. Spécialité de *cabrito.* Poisson frais à la cuisson exacte, usage judicieux des herbes. Délicieuse *bacalhau* grillée et ses petits légumes, mon tout servi généreusement. Notre meilleure adresse.

À voir. À faire

La plage de Lagoa : un beau sable noir, quelques galets et une mer dynamique (attention aux courants) qui attirent les amateurs de *bodyboard* et autres planchistes. Si le vent est de repos, baignade tout à fait relax. Animation jeune et musicale assurée en juillet-août. Sinon, grande piscine naturelle (et son bassin enfant) après l'hôtel *Vila Bela* (en saison, prix d'entrée modique). Au pied de la falaise, chouette environnement.

O Engenho *(moulin à sucre)* ***:*** *sur le port, repérable à sa haute cheminée. ☎ 291-562-117. Horaires irréguliers. Entrée libre. Ne travaille qu'au printemps (mars-mai), mais visite possible toute l'année.* De tous les moulins qui fonctionnèrent dans la région, c'est le seul survivant. Ce n'est pas sa banale architecture qui fascine, mais la découverte de l'antique procès de distillation, avec ses vénérables alambics et les antédiluviennes machines à vapeur datant des années 1930... Et, pour les amateurs de visites industrielles et d'*aguardente,* ne pas manquer la distillerie de *Calheta,* sur la côte sud...

Randonnée Levada do Castelejo : *compter env 3h A/R.* À partir de Cruz (à mi-chemin de Porto da Cruz et Faial), une sympathique randonnée sans trop de difficultés (cependant, quelques rares passages délicats pour ceux qui sont sujets au vertige). Vous marcherez le long d'une verdoyante vallée préservée, avec d'émouvantes petites cultures vivrières. Au passage, un salut au gentil village de *São Roque de Faial.* Parcours en partie ombragé.

Le col de Portela *(605 m)* ***:*** *sur la route Porto da Cruz-Machico.* Panorama là aussi exceptionnel et point de départ de séduisantes randonnées, notamment celle rejoignant Ribeiro Frio (voir plus haut, la *levada de Furado,* à ce chapitre). Autre très jolie balade, le long de la **levada da Serra,** jusqu'au *sitio das Quatro Estradas.* Une grande partie s'effectue sur un confortable chemin forestier, ombragé par de vieux chênes tordus et moussus, des eucalyptus... Au poste forestier de *Lamaceiros,* halte bienvenue dans un environnement de fougères arborescentes joliment aménagé. Que vous preniez l'itinéraire dans les deux sens, un bus peut vous ramener « en ville » (nº 77 au *sitio das Quatro Estradas,* nº 53 au *col de Portela*).

Randonnée de Portela à la Casa das Funduras *(PR 5)* ***:*** *env 14 km A/R (min 4h30 de trajet).* Une autre fameuse balade. Pour le coup, bien profiter du panorama au col de Portela car, après, à part à l'arrivée, vous n'en rencontrerez guère d'autres. En fait, c'est à une promenade dans des forêts sublimes que nous vous convions, voûtées de fougères arborescentes, de lauriers et d'essences rares... Chemins forestiers faciles, bien balisés, ne nécessitant pas de machette. Nulle attaque de bêtes féroces ni agression du dieu Soleil. Le plus souvent ombragé, dans un exaltant bain de chlorophylle et une rafraîchissante humidité. À la fin, une petite boucle mène au *Miradouro Larano* (panorama jusqu'aux *Pico do Facho* et *ilhas Desertas*). Puis, retour. Une variante vous permet de revenir à Portela sans avoir à repasser par le même chemin. Possibilité de se restaurer au *Miradouro da Portela.*

Bien entendu, aucun de ces itinéraires ne s'effectue sans la brochure des randonnées.

Randonnée de Porto da Cruz à Machico : *env 12 km (min 3h30-4h de trajet).* Bien cornélien, le choix parmi toutes ces balades ! Bon, on vous livre quand même celle-là, car elle ne ressemble en rien aux précédentes. De plus, ces balades côtières sont rares, les hautes falaises empêchant souvent toute continuité. Indispensable de posséder le guide « 60 randonnées » de *Rother.* Balade sur les pas des *Borracheiros,* ces « esclaves » de la vigne qui transportaient, de

Porto da Cruz à Machico, à dos d'homme, le vin jeune dans de lourdes outres en peau de chèvre. Et ceci, pendant plusieurs siècles, car c'était jadis la voie la plus rapide. Itinéraire assez sauvage, se renseigner sur l'état du sentier et les dangers possibles. En tous les cas, exclu pour les gens sujets au vertige, à éviter totalement les jours de pluie ou de grand vent, avoir de super bonnes chaussures et le pied très sûr. La partie la plus sensible se situe jusqu'à *Bosca do Risco* (qui porte bien son nom), avec des passages particulièrement délicats. Après, le chemin suit raisonnablement la *levada.* En conclusion, bien se renseigner sur les conditions de cette randonnée !

SANTANA

8 220 hab.

L'une des plus importantes villes de la côte nord (2e plus grande commune de l'île). Vous serez étonné par son étendue, elle semble ne pas avoir de centre. Là aussi, camp de base pour de belles randonnées. Les fameuses demeures avec toit de chaume triangulaire tombant jusqu'au sol sont l'une des images de marque de la ville.

Arriver – Quitter

➢ ***En bus depuis Funchal :*** une dizaine de liaisons lun-ven ; 3-4 le w-e. Bus nos 56, 103 et 138 (Cie *Horários do Funchal*).

➢ ***En bus depuis Arco de São Jorge :*** bus no 103.

Adresse utile

🅸 ***Office du tourisme :*** *sitio do Serrado. ☎ 291-572-992 et 573-228. Lun 14h-16h30, mar-ven 9h30-16h, sam 9h-13h.*

Où dormir ? Où manger ?

Prix moyens (50-80 €)

🏠 ***Hôtel O Colmo :*** *sitio do Serrado. ☎ 291-570-290. • hotelocolmo-santana.com • Doubles à partir de 50 €, petit déj inclus.* Wi-Fi *(dans les parties communes).* Très central. Architecture néo-méditerranéenne pas déplaisante (toit de tuiles rouges) et large hall. Offre une cinquantaine de chambres correctes et de bon confort (certaines avec balcon). Laverie, centre de remise en forme, piscine couverte. Resto.

Très chic (plus de 150 €)

🏠 |●| ***Quinta do Furão :*** *Achada do Gramacho (ER 101). ☎ 291-570-100. • info@quintodofurao.com • quintadofurao.com • Doubles à partir de 160 €, petit déj compris (réduc en basse saison sur Internet).* Wi-Fi À 1 km du centre (bien indiqué), impossible de rater cet hôtel façon gros manoir tout jaune se détachant sur l'horizon et accroché à sa falaise. Tout seul au milieu des vignes, dans un environnement de rêve et bénéficiant d'un panorama exceptionnel. Tout le charme et le confort désirés. Une cinquantaine de chambres et suites, ainsi que 2 villas. Chauffage central, TV satellite, coffre, minibar... Villas proposant 2 chambres. Piscines extérieure et intérieure, spa, jacuzzi et remise en forme. Bar, billard, cave à vin et resto réputé. En juillet-août, dîner au milieu de vignes. En septembre, l'hôtel organise sa propre

LA CÔTE NORD

fête du vin, avec foulage du raisin et musique. Terrasse au ras des falaises. Enfin, c'est l'une des meilleures tables de la région.

À voir. À faire

Les maisons de paille : avec leur toit de chaume triangulaire descendant jusqu'à terre, l'une des images emblématiques de l'île, mais beaucoup ont disparu. On les découvre dans le « centre-ville », à côté de la mairie. Au nombre de quatre, restaurées, ripolinées et manucurées à souhait. D'autres « maisons de paille » de-ci, de-là dans les environs. Cependant, peu servent d'habitations ; moins pimpantes, souvent décrépites même, avec parfois des toits de tôle, elles sont utilisées comme hangar, étable ou remise.

Parque Temático da Madeira *(parc thématique) : estrada Regional, 101, Fonte de Pedra (bien indiqué). ☎ 291-570-410. • parquetematicodamadeira.pt • Tlj sf lun en basse saison 10h-19h. Entrée : 10 € ; réduc ; gratuit moins de 5 ans.* À environ 5 km de Santana, un joli parc de 7 ha, véritable oasis avec de beaux jardins fleuris, un lac pour canoter, une demi-douzaine d'artisans qu'on voit travailler (le tisserand, le vannier, le potier, etc.). À nouveau, quelques maisons de paille construites à l'identique. L'utilisation de la paille s'expliquant par le manque de pierres dures de construction dans la région (type grès ou basalte). Section consacrée à l'histoire et la culture de l'île : la découverte, la colonisation, l'économie du vin et du sucre... Intéressants audiovisuels, attractions pour les enfants.

Rocha do Navio : *téléphérique ouv mer et sam-dim 9h-12h30 et 14h-17h. ☎ 291-570-220. Trajet : 5 €. À moins de 1 km de l'église de Santana (suivre la rua de Igreja tt droit jusqu'à la pancarte « Rocha de Navio »).* Téléphérique pour la *fajã,* la réserve naturelle au pied de la falaise. Belle vue dans la descente sur l'abrupte paroi, les chutes d'eau, les vignes et la plage. Tout le coin, sur 6 km, a été classé réserve naturelle pour pouvoir laisser en paix les oiseaux locaux, notamment le puffin boréal, et ne pas mettre en danger diverses espèces végétales endémiques. Jadis, le raisin était foulé et porté à pied dans des outres jusqu'au haut de la falaise par un petit chemin (que les fous de marche peuvent aussi emprunter, compter 30 mn pour descendre et 1h pour remonter). Comme en pas mal de lieux sur l'île, cette bande de terre fertile résulte d'un effondrement de la falaise. Y poussent, outre la vigne, des bananiers et autres arbres fruitiers. Quelques maisons et belle plage de galets noirs, mais attention, assez dangereuse. Quelques phoques moines. Gros rocher, la *Rochia do Navio,* appelé ainsi en souvenir du navire hollandais parti pour Haïti et qui s'y brisa en 1860.

Le parc forestier des Queimadas : *à 5 km au sud-ouest de Santana. Quelques centaines de mètres après la sortie du bourg, tourner à gauche dans l'ER 218 (bien indiqué « Queimadas »). Entrée libre.* Route étroite menant à cette très belle forêt sur les pentes du *Pico Ruivo.* D'agréables petits sentiers côtoient les massifs buissons de genêts, d'hortensias, de rhododendrons (en fleurs en février-mars), de vipérines de Madère (hautes grappes de fleurs violettes), d'agapanthes (fameuses pour leurs jolies ombelles mauves ou blanches)... On y trouve la *Casa das Queimadas* au toit de chaume, refuge des gardes forestiers. Tables de pique-nique.

Levada do Caldeirão Verde *(PR 3) : au départ du parc de Queimadas. Près de 14 km ; compter 3h30-4h A/R.* C'est l'une des plus pittoresques. La *levada,* assez étroite, suit en grande partie une falaise (passages délicats sécurisés). Pas trop de dénivelée, quelques à-pics, mais l'abondante végétation qui s'accroche à la roche dédramatise. Ne pas oublier sa lampe de poche pour les tunnels. Après les jours de pluie, certaines portions peuvent être glissantes ou recouvertes d'eau. Festival de lauriers et fougères arborescentes, quelques cascades en cours de route, gorges superbes, avant de parvenir au « cirque vert » et ses impressionnantes parois. Pour les amateurs d'eau fraîche, possibilité de se baigner à l'arrivée. Ceux qui en veulent encore peuvent continuer jusqu'au ***Caldeirão do Inferno,***

pour le coup l'une des randonnées les plus spectaculaires que l'on connaisse (c'est aussi 2h de plus !). Parcours alambiqué, tunnels longs et très bas de plafond, chemins en escaliers, passage sous une chute d'eau, ponts, immenses parois verticales... Bref, un parcours pas vraiment mièvre (et, faut-il le rappeler, guide des « 60 randonnées » ou autre, bien détaillé, indispensable !).

➢ ***Rappel :*** de Santana, possibilité d'effectuer la balade du *Pico Ruivo* de façon plus confortable. Rejoindre le *Pico das Pedras* et *Achada do Teixeira* (à environ 10 km de Santana). La *vereda do Pico Ruivo* démarre au parking de l'Achada do Teixeira. Compter environ 2h30 aller et retour par un chemin bien pavé, sans difficulté et livrant, vous l'aviez deviné, de somptueux panoramas. Le sommet s'atteint en 15-20 mn depuis le refuge (pour la description du site, voir plus haut le texte de la balade du Pico do Arieiro).

DANS LES ENVIRONS DE SANTANA

Ilha et ***Achada do Marqués :*** *à 8 km à l'ouest de Santana. Bus n° 103 (Cie* Horarios do Funchal ; *3 bus/j.).* De jolis petits villages isolés entre deux vallées. Pas de monument notable, juste de pittoresques points de vue et un mode de vie séculaire à déguster en toute quiétude. Culture de la vigne et de quelques légumes, mais surtout un beau citron très juteux prétexte à une fête populaire début mai *(Festa do limão).* Sublime *poncha* à base de... citron, bien sûr. Le dimanche, en début d'après-midi, concours de joutes verbales rimées...

RAP D'AUTREFOIS...

Vieille tradition portugaise qui perdure encore à Madère, à l'occasion notamment de fêtes ou pèlerinages. Les chanteurs s'affrontent à coups de vers rimés, teintés d'humour ou d'ironie, sur les travers de l'adversaire ou des événements et ragots touchant le village. Tout ceci improvisé bien sûr et la foule réagit bruyamment et manifeste son plaisir aux saillies les plus fines ou percutantes...

São Jorge : *à env 8 km de Santana, vers l'ouest.* Arrêt recommandé pour l'une des plus ravissantes églises baroques de l'île (et la plus grande). Date de 1761. Façade classique assez sobre, portail orné de volutes et gros clocher carré. Comment expliquer une telle magnificence intérieure ? Simple, l'évêque de Funchal possédait sa résidence d'été dans le village. Admirez le merveilleux retable sculpté et doré, tranchant sur des murs blancs immaculés, œuvre d'un artiste canarien. Y trône, bien sûr, une statue de Saint-Georges triomphant du dragon. Jolie chaire encastrée dans le mur de la nef.

Depuis l'église, si vous avez un peu temps, un pittoresque chemin côtier creusé dans la roche mène à l'ancien embarcadère. Plus haut, à droite, il menait jusqu'à Santana, avant l'existence des routes. Arrivé au site nommé *Calhau,* vous distinguerez bien le chemin côtier. Attention, par endroits, pas très large, et fin de parcours pas bien entretenue. C'est de là que, jadis, les pêcheurs prenaient la mer...

Aux environs, 5 km à l'ouest, ***Cabanas*** offre à son tour l'un des belvédères les plus pittoresques de la côte. Par beau temps, le regard porte loin sur les falaises, quasi jusqu'à Porto Moniz, et l'on peut apercevoir l'île de Porto Santo.

Où dormir ? Où manger dans les environs ?

Prix moyens (50-80 €)

Cabanas Village Hotel : *sitio de Beira da Quinta.* ☎ *291-576-356.* • *cabanas@cabanasvillage.com* • *cabanasvillage.com* • *Double 50 €, petit déj inclus.* Devant l'entrée, 2 chaumières traditionnelles. Complexe de

25 bungalows ronds sur la falaise, dans un environnement verdoyant (pelouses fleuries). Bon confort, salle de bains basique mais correcte, téléphone direct, 10 chaînes TV, tissus chatoyants... Seul petit truc, en hiver, parfois un peu humide à l'arrivée (mais chauffage d'appoint). Snack et resto (ouvert sur l'extérieur), piscine et billard, boutique de souvenirs et de produits locaux, terrasse panoramique. Très bien comme simple étape.

ARCO DE SÃO JORGE

520 hab.

Une dizaine de kilomètres à l'ouest de São Jorge, voici une bien plaisante oasis sur un plateau en forme de demi-lune, entre mer et haute montagne. Peu peuplé, beaucoup de gens émigrèrent, au Venezuela notamment. On y produit un madère très sec à partir du *sercial,* le cépage local. Ne pas y manquer la plus ravissante roseraie de l'île... Pour nos lecteurs les plus avisés, on peut même y dormir !

Où dormir ?

Prix moyens (50-80 €)

Hôtel de la Quinta do Arco Rosarium : *sitio de Lagoa, au milieu du village ; grand parking devant. ☎ 291-570-250. • miguelcaldeira02@gmail.com • quintadoarco.com • Doubles 50-70 € suivant confort, mais pas de petit déj.* Fort sympathique camp de base pour souffler un peu et rayonner alentour. Dans un luxuriant jardin, une quinzaine de petites villas disséminées parmi poiriers, orangers, avocatiers, figuiers et de plus rares essences. Petits chemins qui virevoltent entre les villas et mènent aux 2 piscines et à la roseraie. En général, séjour, salle de bains et coin cuisine en rez-de-chaussée, et chambre en mezzanine. Terrasse avec hamac. C'est simple, sans chichis, bien tenu. Seul petit défaut, si « l'hiver » se révèle rude, un peu de mal à chauffer... Été et intersaisons, un vrai bonheur ! Salle de billard et bar. Pour manger, essayez le petit resto à l'entrée du village, vers l'ouest... Accueillant et correct.

À voir

La roseraie : *sitio de Lagoa. ☎ 291-570-250. Avr-déc, tlj 10h-18h. Entrée : 5 €.* Créée par le maire de Funchal. Pour les amoureux des roses et des fleurs en général, d'avril à juin, immense jardin avec plus de 17 000 rosiers (et 1 000 espèces du monde entier, certaines rares ou en voie de disparition). Extase olfactive et visuelle garantie. Cependant, même en automne et hiver, malgré une floraison moins généreuse, ça reste une séduisante balade pleine de parfums, avec ses plantes endémiques et ses belles essences d'arbres exotiques. Tout est bien étiqueté, et vous tomberez nécessairement sur la *roseira do imperador,* introduite par Charles de Hasbourg, le dernier empereur d'Autriche (en exil à Madère).

Museu da Vinha e do Vinho : *sitio da Lagoa. ☎ 291-578-106. Tlj sf dim-lun 14h-18h. Entrée : 2 € (verre de dégustation compris) ; gratuit enfant.* Petit musée au milieu des vignes, dans un ancien chai restauré. Assez complet et rendant bien compte de la richesse de cette profession. Tous les outils de la vigne, bien sûr, explications sur les différentes étapes de la production et vénérable pressoir qui servait encore il y a 40 ans. À l'extérieur, expo des cépages de l'île. Petite boutique où l'on peut acheter gâteaux locaux, *bolo de mel,* pain artisanal, etc.

D'ARCO DE SÃO JORGE À PONTA DELGADA

La seule portion de la route côtière qui ne suit pas la mer et s'enfonce profondément dans les terres. Route sinueuse, traversant de superbes paysages de mini-terrasses couvertes de vignes, d'oseraies et d'arbres fruitiers, végétation dense et verdoyante, une nature d'une sérénité totalement émouvante. De temps à autre, on distingue les *solares,* ces maisons de maître des XVIIIe-XIXe s, où vivait l'aristocratie de l'île. Pourtant, ces *solares,* extérieurement, n'apparaissent guère luxueux. C'est plutôt par leur mode de vie féodal que les grands propriétaires se distinguaient. Ils commandaient des armées de métayers, pour qui, jadis, la vie fut bien rude. La dernière portion de la vieille route côtière (ER 101) vers Ponta Delgada n'a pas encore été doublée. Elle donne une bonne idée de l'aventure que représentait le tour de l'île, il n'y a pas si longtemps : quelques kilomètres de route et un tunnel mal équarri creusés dans la falaise, si étroits qu'on n'imaginerait pas qu'on puisse y croiser quelqu'un !

BOAVENTURA

1 221 hab.

Village tranquille, l'une des premières colonies sur l'île. Offre une église du XVIIIe s décorée d'intéressantes fresques modernes et, pour les accros aux panoramas flamboyants, un belvédère sur la vallée de Ribeira do Porco qui s'incline et s'évase doucement sur la mer. Pour les lecteurs résidant dans le village, deux *levadas* en boucle s'offrent à eux.

Où dormir ? Où manger ?

Bon marché (moins de 50 €)

🏠 |●| ***Solar de Boaventura :*** *bien indiqué depuis la route côtière, au milieu du bourg. ☎ 291-860-888. • office@solar-boaventura.com • solar-boaventura.com • Tte l'année. Doubles à partir de 45 €, petit déj inclus.* Ancienne demeure de maître du XVIIIe s qui accueillit un temps l'école, aujourd'hui transformée en hôtel après une restauration réussie. Environnement bucolique de charme, calme total. Une trentaine de chambres assez spacieuses, claires et d'excellent confort ; plantes grasses dans toutes les parties communes, lumineuse rotonde. En outre, fort bon restaurant. Beaucoup de qualités pour y rester plus qu'une nuit !

PONTA DELGADA

1 363 hab.

C'est l'écrivain Horácio Bento de Gouvea qui parla le mieux de Ponta Delgada dans son roman *Ilhéus* (1949). Tous les chapitres dénonçant les terribles conditions d'existence des paysans locaux et le régime colonial furent censurés par le régime de Salazar. Ce n'est qu'après la Révolution des Œillets (1975) que le livre put reparaître au complet sous le titre de *Canga* (le « Joug »). Possibilité de visiter sa demeure natale du XVIIIe s, genre petit *solar* tout rose *(sur l'ER 101, sitio dos Terços, sur rdv au ☎ 291-862-332).* **Livres, souvenirs personnels... la maison semble encore « habitée ».**

Voir aussi l'*église du Bon Jésus (Senhor Bom Jesus)* et ses belles fresques colorées du plafond, représentant entre autres la *Création du monde.* Récentes, mais dans un style lyrique et enlevé.
Enfin, Ponte Delgada est l'une des rares bourgades à proposer une plage (avec « piscine ») sur la côte nord.

SÃO VICENTE

5 723 hab.

Important carrefour, au débouché de la route centrale depuis Ribeira Brava avec l'ER 101. Divisé en deux parties : dans la vallée, le vieux village délicieusement restauré et, 500 m plus bas, un front de mer de peu de charme et littéralement écrasé par l'immense falaise qui le surplombe. Prévoir un peu de temps, car São Vicente possède des choses intéressantes à offrir... Sa plage de galets est l'une des préférées des surfeurs. Spécialités gastronomiques de la région, le *caldo do romaria* (un bouillon de jarret de veau aux oignons, carottes, pommes de terre, piments et saindoux), ainsi que les *cavalas com molho de vilão* (maquereaux au vin blanc, vinaigre, igname et origan)... Mon tout bon et rustique.

Arriver – Quitter

En bus

➢ ***Depuis Funchal :*** avec Rodoeste, nº 139. Départ à 9h (par Encumeada). Retour à Funchal vers 17h.

➢ ***Depuis Funchal et Arco de São Jorge :*** nº 6.

➢ ***Depuis Porto Moniz :*** nºs 150 et 139.

Où dormir ?

Pas de logement au bourg, fort peu d'hôtels sur le front de mer et une adorable chambre d'hôtes dans les terres (bien sûr à réserver impérativement).

Prix moyens (50-80 €)

🏠 🍽 ***Estalagem do Mar :*** *Juncos-Fajã da Areia.* ☎ *291-840-010.* • *online_reservations@estalagemdomar.com* • *estalagemdomar.com* • *Tte l'année. Doubles autour de 50 €, petit déj inclus.* 📶 *(payant ; dans le hall).* Complexe hôtelier à l'architecture assez datée, mais plutôt du genre horizontal (ça, c'est bien !) et en bord de mer (ce qui est une qualité appréciable). Beaucoup de chambres avec balcon face au large, fonctionnelles, assez spacieuses, bien tenues, de bon confort. Devant, grande pelouse piquetée de palmiers, avec agréable piscine ronde (plus une autre à l'intérieur, très appréciable aussi !). Sinon, jacuzzi et sauna, laverie, salle de billard et *darts,* tennis... Transfert depuis l'aéroport pour un prix modéré. Nous n'avons pas pu tester le resto, mais il devrait être au diapason du reste.

🏠 ***Solar da Bica :*** *sitio de Lameiros.* ☎ *291-842-018.* • *reservas@solardabica.pt* • *solardabica.pt* • *À quelques km de la mer, en direction de Ribeira Brava, dans le village de Lameiros. Au rond-point, bien indiqué. Grimper jusqu'au centre, puis c'est la rue qui part droit devant l'église. Repérez une maison rose à gauche (parking en face, hôtel en contrebas). Doubles à partir de 50 €, appartement 85 €, petit déj inclus.* 💻 Imaginez, au pied de la montagne, au sein d'un très grand jardin, cette vénérable demeure de 2 siècles, superbement restaurée et modernisée, toute en harmonie avec les éléments du passé. Charmante salle à manger avec ses poutres anciennes et l'antique pressoir (d'origine et toujours à la même place). Sur les murs, belles gravures de plantes alimentaires ou médicinales. Offre une quinzaine de chambres et appartements aux fenêtres ouvertes sur la vallée. Spacieuses, très confortables, salle de bains nickel, frigo, TV satellite... Petit déj extra offrant beaux fruits du jardin bio, œufs de la ferme et confiture maison. En prime, une belle piscine couverte et chauffée à 25 °C, sauna, salle de remise en forme, massages après les randos... Pas de dîner, mais resto correct dans le village. Accueil pro et souriant. L'une des plus belles adresses de l'île ; ça se sait, très conseillé de réserver...

Où manger ? Où boire un verre ?

Bon marché (7-12 €)

Snack-bar Estoril : *en face de l'église du bourg. Tlj.* Pour grignoter sur le pouce snacks et sandwichs sur une agréable terrasse.

Prix moyens (12-25 €)

Ferro Velho : *au bourg, rua Fonte Velha, près des pompiers. ☎ 291-842-763. Tlj, tte l'année. Compter 15-18 €.* Petite salle de style rustique couverte, des murs au plafond, de bannières de clubs de foot de toute l'Europe (scandale, pas un club français !). Quelques photos anciennes de 1885. Honnête cuisine familiale et bon accueil. *Bacalhau* bien servie. Terrasse protégée.

Quelques cafétérias sur le front de mer où l'on retrouve les familles locales, comme ***Calhau,*** offrant dans un grand espace soupes, salades, sandwichs, viennoiseries, gâteaux, pain maison... À deux pas, ***Corvopan,*** même genre, mêmes prix, et de plutôt bons gros gâteaux crémeux (et un baby-foot pour les amateurs...).

Pub O'Corvo : *au bourg, dans la rue menant à l'église. Ouv slt le soir, tlj en saison.* Spécialisé dans les *poncha, mojito, caipirinha*, cocktails divers... Prix modérés *(2-3 €).*

À voir

Le vieux village : à 500 m et bien séparé du front de mer. Remarquablement rénové et bien mis en valeur. Blanches demeures traditionnelles au toit de tuiles rouges, au long de quelques ruelles de charme pavées. Ne pas manquer l'église du XVIIe s et sa très riche ornementation intérieure. Parvis fait de petits galets rappelant la date du martyr de saint Vincent. Trois nefs sur arcades, débauche de fresques, dorures et azulejos, voûte décorée de volutes avec saint Vincent bénissant les fidèles, chaire en chêne sculptée.

Grutas de São Vicente *(grottes de Saint-Vincent) : sitio do Passo, à moins de 2 km du bourg. ☎ 291-842-404. • grutasecentrodovulcanismo.com • Tlj 10h-19h sf Noël. Entrée : 8 € ; réduc.* Provoquées par des éruptions volcaniques vieilles de 400 000 à 800 000 ans, découvertes en 1885 et ouvertes au public en 1996. Assez originales puisque formées par la lave et non par infiltration d'eau mais, il faut bien le reconnaître, moins spectaculaires. Visite d'environ 30 mn, sur un parcours de 700 m. Explications des guides en portugais et anglais (un poil routinières parfois). On y trouve beaucoup d'eau, quand même, qui s'est infiltrée depuis le plateau de Paul da Serra. Quelques jeux de lumière du plus bel effet. Parmi les accumulations de lave, le « bloc prisonnier » retient l'attention : c'est un rocher transporté par la lave et qui, vu ses dimensions, resta à un moment prisonnier dans un tunnel. À la fin de la visite, à la sortie des grottes, accès au *centre de Volcanologie* avec, entre autres audiovisuels, la projection d'un film pour expliquer la formation de l'île, des volcans et des grottes.

Manifestations

- **_Festa do Senhor Jesus de Ponta do Sol :_** *le 1er dim de sept.*
- **_Romaria de Nossa Senhora dio Rósario :_** *le 1er dim d'oct.*

SEIXAL

1 200 hab.

À mi-chemin de São Vicente et Porto Moniz, un port charmant, une halte bien sympathique, l'une de nos étapes préférées. Cette partie de la côte nord se révèle l'une des plus spectaculaires. La montagne tombe le plus souvent à pic dans la mer, livrant de rares plates avancées comme Seixal (se prononce « séchal », tiens, bonne idée de jumelage avec Seix en Ariège). Bon camp de base pour découvrir la forêt *Laurisilva...* Petite plage de galets noirs et, au bout du quai, une piscine naturelle.

Où dormir ? Où manger ?

Bon marché (moins de 50 €)

Hôtel Brisa Mar : *tout en bas, sur le port même. ☎ 291-854-476. • reservas@brisa-mar.com • brisa-mar.com • Doubles 40-45 € suivant saison, petit déj inclus (vrai jus d'orange). Plats 10 €.* Petit hôtel familial, face à la mer et offrant de plaisantes chambres (2 avec grande terrasse et 5 avec miniterrasse). Clim, téléphone direct, TV satellite. Accueil hors pair de la patronne (un peu francophone), pleine d'attention pour les clients, et c'est tenu méticuleusement. Grande salle à manger avec terrasse panoramique. Vous y dégusterez une fraîche et franche cuisine servie généreusement et pas chère du tout. Goûter à l'*espetada madeira typical,* viandes tendres et vraiment cuites comme on le demande.

Residential Sol Mar : *au centre du village, avt la descente pour le port. ☎ 291-854-854. • residencialsolmar@gmail.com • residencialsolmar.com.pt • Doubles à partir de 40 €.* Petite structure accueillante proposant 6 chambres de bon confort et un resto correct. Vue sur la mer également et salle à manger panoramique.

À voir. À faire

➢ Bon camp de base pour visiter Porto Moniz (pour certains lecteurs, ville trop moderne et touristique pour y dormir) et effectuer de belles balades alentour. En particulier, grimper par une route étroite en lacet lascive vers ***Chão da Ribeira*** et faire le plein de pittoresques images rurales dans cette vallée d'altitude préservée. En haut du village, belles vues sur les alentours garanties. Départ également de petites randos comme le ***vereda de Cavaca*** jusqu'à ***Fanal.*** Ça grimpe bien, sentier parfois rustique, mais sauvage à souhait, entre bosquets exubérants de fougères, sous-bois ombragés, sources, chutes d'eau, petits belvédères... En haut, le chemin s'élargit, prolongé d'escaliers en pierre dans la descente finale au retour...

Miradouro do Véu da Noiva : ce « voile de la mariée » est une pittoresque chute d'eau dégringolant directement dans la mer. Située à environ 1 km à l'est de Seixal. D'après une légende, ce voile, emporté par le vent, serait celui d'une jeune mariée qui s'enfuyait après ses noces (car les parents y étaient opposés).

Attention, cette portion de l'ancienne route côtière (désormais interdite aux voitures) connaît quelques éboulis et chutes de pierre (surtout après une grosse pluie).

Pour piquer une petite tête dans les flots, se rendre au modeste ***Clube Naval do Seixal.*** Entrée libre. Reconnaissable à ses bâtiments cubiques horizontaux donnant accès à une mince plage de galets.

➢ ***La route Seixal-Porto Moniz :*** incroyable, jusqu'à il y a une dizaine d'années, avant le percement des tunnels, la seule voie de communication était la vieille et étroite route côtière accrochée à la falaise. Cette bonne vieille ER 101 ne fut achevée qu'en 1953. Sa construction dura de nombreuses années et coûta une fortune à l'État portugais. Entièrement faite à la main, les ouvriers, accrochés à des cordes dans le vide, la creusèrent totalement au pic. En outre, sans visibilité dans les virages, on se demande par miracle comment les véhicules (à fortiori les camions) pouvaient bien s'y croiser ! Désormais, interdite à la circulation (en tout cas dans le sens Porto Moniz-Seixal). Venant de Seixal, des panneaux et des chaînes en interdisent souvent l'entrée. Cependant, si vous pouvez vous garer, possibilité de s'y balader à pied pour imaginer ce qu'auraient été vos émotions en voiture...

PORTO MONIZ

6 198 hab.

L'anti-Seixal ; autant cette dernière se révèle discrète, presque dédaignée, autant Porto Moniz apparaît comme la petite capitale de la côte nord, avec ses nombreux hôtels et restos, et une attraction majeure : les piscines naturelles. L'été, d'ailleurs, c'est une authentique station balnéaire réputée pour sa cuisine de poisson et fruits de mer. Il faut dire que la ville bénéficie d'une situation géographique privilégiée : un large promontoire tout plat s'étendant loin sur la mer et de la place pour se développer. Pourtant, Porto Moniz fut longtemps isolée du reste de l'île, la route pour Funchal n'ayant été construite qu'après la Seconde Guerre mondiale. Ancien port baleinier également jusqu'à la fin des années 1970.

Arriver – Quitter

➢ ***Bus depuis Funchal :*** le n° 80 passe par Calheta et le n° 139 par São Vicente.

Adresse utile

Office de tourisme *(plan A1) : praça do Lyra. ☎ 291-852-555 et 853-075. • portomoniz.pt • Tte l'année. Lun-ven 10h-16h, sam 12h-16h.* Bon accueil anglophone et plan de ville.

Où dormir ?

Bon marché (moins de 50 €)

Parque de Campismo *(hors plan par B2,* ***10****) : sitio da Ponte, Ribeira da Janeila. ☎ 291-853-856. Peu avt la ville (env 2 km, venant de Seixal), avt le dernier tunnel. Arrêt du bus n° 150. Pour 2, compter 8,60-12,60 € selon taille de la tente.* Certes, drôle d'endroit pour un camping, mais l'un des rares de l'île. Bien tenu. Sanitaires corrects. Conseillé de réserver en été.

⌂ ***Pousada de la Juventude*** *(plan A2, **11**) : vereda da Cadeia. ☎ 291-753-685. 📱 967-452-037. Compter 6 €/pers, double 16 €.* Située un peu en hauteur, dans le « vieux » Porto Moniz, juste après l'église, cette AJ propose 22 lits dans une grande demeure au calme. Dortoirs de 4 et 8 lits, et 2 doubles (avec salle de bains). Accueil gentil comme tout de la responsable, qui parle un peu l'anglais. Simple mais bien propre, sanitaires corrects, cuisine équipée, bonne atmosphère.

⌂ ***Pensão Salgueiro*** *(plan A1, **12**) : Lugardo Tenente, 34 (à deux pas des piscines). ☎ 291-850-080. • reservations@pensaosalgueiro.com • pensaosalgueiro.com • Tte l'année sf déc. Doubles 35-50 € suivant saison, petit déj inclus.* Hôtel classique offrant une vingtaine de chambres rénovées récemment, fonctionnelles, confortables, la plupart avec terrasse et vue privilégiée sur les piscines. Quelques-unes avec kitchenette (frigo, micro-ondes et vaisselle). Resto et bar.

⌂ ***Pensão Perola do Norte*** *(plan B1, **13**) : rotunda do Ilheu Mole, 2A. ☎ 291-853-000. Sur le front de mer. Tte l'année. Doubles 35-50 €.* Hôtel traditionnel sans caractère particulier sur le front de mer et offrant une dizaine de chambres correctes. Certaines avec belle terrasse. Resto.

⌂ ***Alojamentos Rodrigues*** *(plan B1, **14**) : sur le front de mer, très bien situé. ☎ 291-853-233. • reservas@alojamentos-rodrigues.com • alojamentos-rodrigues.com • Doubles à partir de 40 €, petit déj continental inclus (sf pour les 3 avec kichenette).* Petit bâtiment tout blanc à toit de tuiles rouges pas déplaisant (plus look *B & B* qu'hôtel). Une dizaine de chambres simples, très correctes pour le prix (dont 4 avec balcon).

Où dormir dans les environs ?

Bon marché (moins de 50 €)

⌂ ***Casa do Ribeirinho*** *(hors plan par A2, **15**) : sitio do Ribeirinho, à 5 km sur la route de Santa (disposer d'une voiture !). ☎ 291-850-140. • moniztur@moniztur.com • casaribeirinho.com • Doubles 45-50 € ; petit déj en sus. 2 nuits min. CB refusées.* Une mignonne *casa rurale* vieille de 100 ans, sur une colline et entourée de jardins abondamment fleuris, pelouses accueillantes pour buller, *sun deck* pour bronzer. Propose 8 chambres, pas trop grandes mais plaisantes et de bon confort (toutes avec salle de bains). Feu qui crépite dans la salle commune. Petite cuisine (faut attendre son tour) et BBQ dans le jardin pour se faire ses propres grillades. Bon accueil du staff, mais proprio pas souvent là.

Où manger ?

Bon marché (7-12 €)

🍴 ***Poças Café*** *(plan B1, **20**) : au rdc du Cachalote. Tlj. Coffee shop* offrant snacks, viandes et poissons à moins de 10 €. Avec ses tables en bord de piscine naturelle et disséminées entre les rochers, l'une des terrasses les plus agréables de la ville.

Prix moyens (12-25 €)

🍴 ***Cachalote*** *(plan B1, **20**) : à côté de l'aquarium. ☎ 291-853-180. • restaurantecachalote@gmail.com • Tlj midi et soir. Viandes 10-15,50 €, poissons 10,50-16 €. Vins à partir de 11 €.* C'est sûr, resto de bord de mer qui n'a pas été construit par Franck Gehry ou Tadao Ando, mais la cuisine y tient la route à des prix fort raisonnables. Et l'on est assuré d'y trouver de la place avec la meilleure vue panoramique sur la baie et les rochers. Une salle a même été réservée pour les groupes, au-dessus. *Caldeirada* (genre de bouillabaisse) copieuse et parfaitement honorable. Service pro. Au même niveau, ne pas manquer le minimusée consacré à l'activité baleinière de la

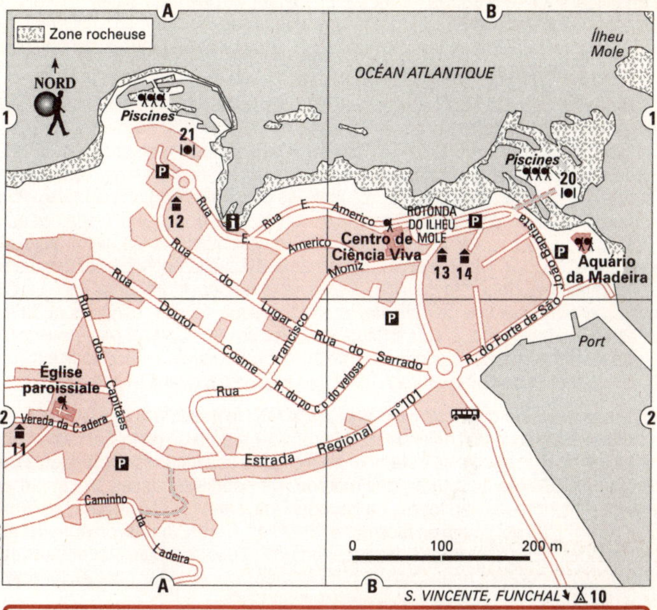

PORTO MONIZ

■ **Adresse utile**

- Office du tourisme

Où dormir ?

- 10 Parque de Campismo
- 11 Pousada de la Juventude
- 12 Pensão Salgueiro
- 13 Pensão Perola do Norte
- 14 Alojamentos Rodrigues
- 15 Casa do Ribeirinho

Où manger ?

- 20 Poças Café et Cachalote
- 21 Orca

ville. Spectaculaires photos type Moby Dick, témoignages, divers matériels traditionnels de pêche, et boutique.

Orca *(plan A1, **21**)* **:** *rua E. Americo. ☎ 291-850-000. Tlj midi et soir. Viandes 9,50-14,50 €, poissons 11,20-21,50 €.* L'autre resto du front de mer. Ignorez la vaste salle sans caractère et choisissez plutôt la terrasse donnant sur la piscine naturelle la plus vaste. Cuisine de poisson correcte, dans une atmosphère inévitablement touristique. Un peu plus cher que le *Cachalote*.

À voir

Aquário da Madeira *(aquarium ; plan B1)* **:** *rua do Forte do São João Baptista (à côté du resto Cachalote). ☎ 291-850-340. Tlj 10h-18h. Entrée : 7 € (possibilité de billet combiné avec le musée des Sciences).* Installé dans le fortin et sûrement victime du manque de place imposé par celui-ci. En effet, il apparaît quand même petit. Et du coup, pas beaucoup d'aquariums pour présenter en détail toutes les variétés de poissons (et petite déception pour certains visiteurs). C'est cependant compensé par un cadre plaisant, de douces lumières bien dosées et, surtout, par l'immense bassin de 500 000 l où évoluent petits requins, raies, murènes, mérous et une quarantaine d'autres espèces. Fascinant et poétique ballet sur fond de roches et végétation bien rendues, dans des auras bleutées lumineuses... Les mômes adorent (les parents aussi, ceci dit !). Possibilité de plonger dans le grand aquarium (assez cher cependant).

Centro de Ciência Viva (musée des Sciences ; plan B1) **:** *rotunda do Ilhéu Mole. ☎ 291-850-300. • portomoniz.cienciaviva.pt • Tlj 10h-18h. Entrée : 3,50 € (billet combiné avec l'aquarium 8 €) ; réduc.* Dans un immense bâtiment moderne. En fait, le musée est là par défaut, installé surtout pour remplir la structure vide d'un projet qui n'eut pas de suite faute de crédits. Résultat : les différentes sections semblent flotter dans des volumes démesurés comme dans un costard trop grand. Certaines salles se révèlent d'ailleurs quasi vides, et beaucoup d'explications ne se livrent qu'en portugais (ça en atténue évidemment un peu l'intérêt). Expos temporaires sur des thèmes scientifiques, peu de sections permanentes. Pourtant, quelques idées intéressantes pour les enfants, comme ce petit sentier avec cailloux, feuilles, brindilles qu'ils sont invités à emprunter pour éprouver leurs sens, les assemblages et mini-expériences manuelles qu'ils peuvent effectuer, quelques audiovisuels en 3D pour expliquer paysages et phénomènes naturels... Tout ça assez limité, quand même !

Les piscines d'eau de mer (plan A1 et B1) **:** le must de la ville bien sûr. Vous en trouverez deux un poil différentes. La première, à côté du resto *Cachalote,* notre préférée *(accès libre).* On se balade entre les récifs volcaniques déchiquetés dans une eau renouvelée au rythme des marées. De petites terrasses en ciment permettent d'étendre les serviettes. La seconde *(payante : 1,50 €, en été 9h-19h, en hiver 10h-17h30)* est située en face du resto *Orca...* Certes moins romantique, mais plus étendue, plus confortable, loin des regards et plus adaptée aux enfants : très large bassin à escalier, beaucoup de plateformes pour bronzer, chaises longues et parasols, vestiaires et casiers en location...

L'église paroissiale (plan A2) **:** *vereda da Cadeia.* En hauteur, juste devant la *pousada de la Juventude.* Date de 1668. Voûte en berceau ornée de peintures et retable baroque richement ciselé et doré.

Manifestation

– **Grande foire aux bestiaux :** *début juil.* L'occasion de découvrir l'artisanat local.

DANS LES ENVIRONS DE PORTO MONIZ

Levada da Central : au sud-est de Porto Moniz, à quelques kilomètres, la *vallée de Ribeira da Janela* offre d'intéressantes petites et moyennes randos, notamment la *levada da Central.* On peut y observer le pigeon trocaz qu'on ne trouve qu'à Madère et, au moment des migrations, l'aigrette garzette et le canard colvert. Il y coule la plus longue rivière de l'île (environ 15 km). Elle prend sa source à Rabaçal, sur le plateau (à 1 065 m), puis dévale vers la côte, souvent en rapides. La *levada da Central* suit son cours. Bien entretenue, très fleurie et sans difficultés majeures, elle permet d'admirer certaines des plus belles cultures en terrasses de l'île et le village éponyme qui s'y éparpille... Ces terrasses, appelées *poios,* sont soutenues par d'ingénieux murets de pierre. Départ du village de *Lamaceiros.* Parsemée de jolis points de vue. *Env 12 km A/R (3h30 à 4h de trajet).* Peu de dénivelée. Lampe de poche obligatoire pour les tunnels. Arrivée au château d'eau *(Casa de Agua).*
Variante plus courte, le ***vereda da Ribeira da Janela.*** C'est le chemin qu'empruntaient jadis les gens de la région pour rejoindre Calheta ou Ponta do Sol, sur la côte sud. Départ à *Ribeira da Janela,* arrivée à *Curral Falso* (ER 209). Trajet : 2,7 km (1h30 environ). Cet itinéraire permet de rejoindre le ***levada dos Cedros*** (PR 14) et la ***vereda do Fanal*** (PR 13).

DE PORTO MONIZ AU COL D'ENCUMEADA

Envie de quitter un peu la côte, de prendre de la hauteur, de respirer l'air frais à pleins poumons, envie d'expérimenter les *levadas* les plus populaires du plateau ? Voici une belle échappée... D'abord, une montée vertigineuse offrant un ample panorama sur Porto Moniz puis, après Santa, direction l'ER 110, l'épine dorsale du plateau madérien, direction le col d'Encumeada. C'est l'une des routes les plus fascinantes de l'île... à condition que la météo soit clémente. Eh oui, là-haut, il pleut souvent, et le brouillard s'y plaît bien. C'est pour cela que les autorités renoncèrent à y construire l'aéroport international. La place ne manquait pas, le relief souvent plat s'y prêtait fort bien, mais vraiment trop de brouillard... Route parfois en moraine, offrant simultanément un prodigieux panorama des deux côtés, auquel peut tout à coup succéder, à 1 400 m d'altitude, un plateau désolé et âpre dans le coin de Pául da Serra (une douzaine de kilomètres à l'ouest de Encumeada) ou bucolique vers Rabaçal, après avoir traversé un immense champ d'éoliennes (ouf, on a donc échappé aux atterrissages venteux et mouvementés sur le plateau, et l'île y a gagné 5 % de sa production d'électricité !). Vers *Bica da Cana,* on retrouve les moutons en nombre et en liberté (attention en cas de brouillard, de même pour les vaches vagabondes du côté de Rabaçal !). Là-haut, il peut aussi faire froid (petite laine de rigueur), et à l'approche du col d'Encumeada, en cas de pluies violentes, la route peut être momentanément fermée pour cause d'éboulements. Embêtant si l'on souhaite trekker dans ce coin-là ou redescendre sur São Vicente ! On est alors obligé d'emprunter l'une des routes redescendant sur Calheta, Madalena do Mar ou Ponta do Sol et de remonter la vallée depuis Ribeira Brava. Consolation, on traversera de belles forêts d'eucalyptus. Et, au passage, on notera que le bord des routes, même sur des portions complètement vierges d'habitations, a abondamment été fleuri... Bouquets d'hortensias ou autres, plantés régulièrement, ne sont pas du tout le résultat d'un ensemencement sauvage par la nature. Bravo !

Où dormir sur l'ER 110 en pleine toundra ?

Prix moyens (50-80 €)

Hôtel Pico da Urze : *Pául da Serra. ☎ 291-820-150. • reservas@hotelpicodaurze.com • hotelpicodaurze.com • Doubles à partir de 60 €, petit déj compris.* À 1 418 m d'altitude, grosse structure moderne qui a eu la bonne idée de garder un profil bas pour ne pas fâcher le magnifique paysage sauvage qui l'entoure. Une trentaine de chambres confortables, assez spacieuses, toutes avec balcon, chauffage, TV satellite, téléphone direct... Resto correct. On peut regretter un service pas toujours au niveau et le chauffage pas au top « l'hiver ». Bon, reste l'adresse idéale pour randonner alentour au-dessus des nuages.

À voir. À faire

Les levadas du côté de Rabaçal : *sur l'ER 110, à 1 280 m.* Pas difficile à trouver, vu, tout à coup, le nombre de voitures sur le parking et les randonneurs équipés qui commencent à descendre sur la petite route de 2 km qui y mène (en principe, en haute saison, navette payante qui fait gagner du temps). Tout autour, paysages sauvages de landes, bruyères arborescentes ou cendrées, genêts, myrtilles de Madère. Commencer de bonne heure, car c'est l'une des balades les plus populaires. La tâche de ces *levadas* consiste à recueillir les eaux de petits affluents de la rivière Ribeira pour nourrir la centrale hydro-électrique et arroser les terrasses agricoles. Trajet de 4,6 km pour les deux premières *levadas* (aller-retour, compter 3h en tout). Niveau de difficulté moyen.

➢ ***La levada do Risco** (PR 6.1) :* démarre au bas de la route (refuge forestier, w-c et aire de pique-nique). Départ et parcours en partie commun avec la *levada das 25 Fontes.* Sentier tranquille, agréable, menant à une impressionnante cascade. Attention, au plus fort de l'été, elle ne coule plus guère !

➢ ***La levada das 25 Fontes** (PR 6) :* elle ne revendique plus 25 sources depuis longtemps, mais ça reste une balade enchanteresse à travers bruyères et forêt de lauriers. Quelques pentes raides et petits passages étroits pour pieds tendres et personnes un poil sujettes au vertige. Arrivée à un cirque rocheux couvert de fougères sur lesquelles glissent les sources avant de plonger dans une grande mare. Enfin, possibilité de prolonger la balade jusqu'au début de la *levada* (10-15 mn). Ne pas oublier sa petite laine et, paradoxalement... de l'eau !

➢ ***La levada da Rocha Vermelha :*** prolongement de la précédente, elle portera la balade à environ 16 km aller et retour (compter 5h-5h30 de trajet). Quelques descentes un peu raides, passages forestiers ou à flanc de montagne, avec vues sur la vallée de la Ribeira, franchissement d'un pont à la *Ribeira dos Cedros* au niveau d'un passage délicat pour les sujets au vertige (belle cascade à côté). Ensuite, de temps à autre, la *levada* suit en corniche la falaise. Rencontre d'une nouvelle haute cascade avant d'arriver à un long escalier de pierre. C'est le moment de s'en retourner à Rabaçal. En conclusion, itinéraire de loin le plus sauvage (et le moins fréquenté), dans un environnement sublime. Cependant, peu favorable si l'on n'a pas le pied très sûr et qu'on est sensible au vertige, la dernière portion de l'itinéraire n'étant guère sécurisée. Rappel : guide des « 60 randonnées » indispensable !

BOCA DA ENCUMEADA (LE COL D'ENCUMEADA)

Au bout de l'ER 110, un autre point de rendez-vous important des randonneurs et point de départ (ou de jonction) de nombreux itinéraires. Situé sur la ligne de partage des eaux. Pour s'y rendre depuis São Vicente, prendre l'ancienne route passant par Encumeada (l'ER 228) et non la voie express pour Ribeira Brava (qui l'évite). Elle grimpe dans une ravissante montagne forestière bordée de massifs d'hortensias et de somptueuses échappées. Arrivée au col d'Encumeada, à 1 007 m, carrefour des routes pour Porto Moniz et de celle qui redescend sur Ribeira Brava. Sur place, panneaux des différentes randonnées, resto, boutique de souvenirs et panoramas sur les deux vallées. Depuis Funchal, accès avec le bus nº 6.

Le col d'Encumeada coupe Madère en deux. Vers l'ouest, *Paul da Serra,* un pittoresque plateau. Précision : Paul n'est pas un prénom, mais veut dire « marais » en portugais, c'est pour cela que le paysage, ici, entre 1 400 et 1 600 m, évoque parfois les tourbières écossaises. Larges étendues de mousses et fougères qui absorbent toutes les précipitations et nourrissent la plupart des sources de l'ouest de l'île. Quasiment pas d'habitants, à part les vaches et les moutons. Attention, la route pour Paul da Serra et Porto Moniz (à 40 km), la fameuse « route des nuages » (ER 110), est parfois momentanément fermée pour cause d'éboulis (après des pluies trop fortes).

À voir. À faire depuis Encumeada

➢ Départ de petits itinéraires tranquilles tel le ***Caminho del Norte (PR 21)*** qui relie Ribeira Grande (3,2 km). Ou alors le ***Folhadal*** *(levada do Norte ; env 5 km, 1h30-2h A/R).* Bien indiqué à partir du col, relativement facile, peu de risques de vertige, un tunnel (prendre une lampe de poche). Belle végétation en cours de

PLANS ET CARTES EN COULEURS

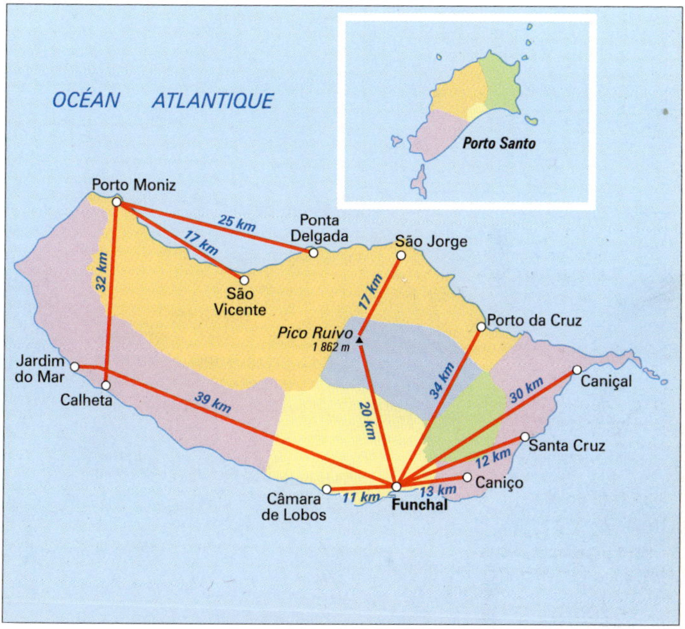

DISTANCES PAR LA ROUTE

SOMMAIRE

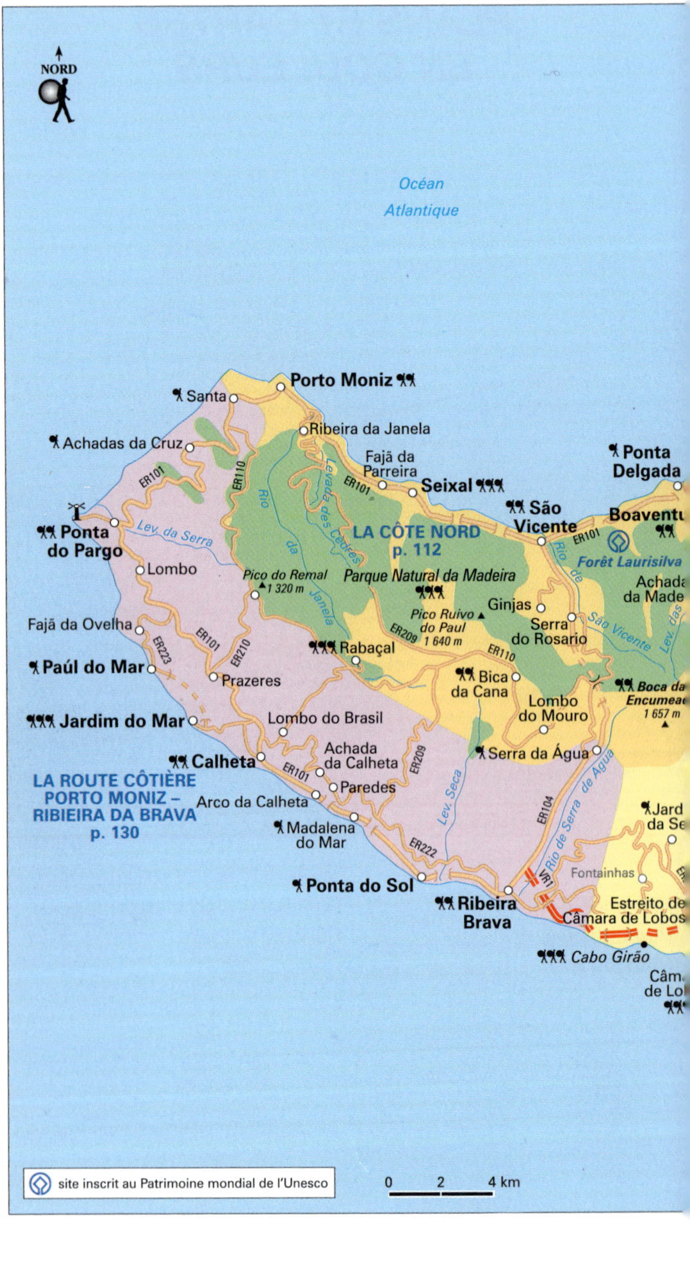
NORD
Océan
Atlantique
Porto Moniz
Santa
Ribeira da Janela
Achadas da Cruz
Fajã da Parreira
Seixal
Ponta Delgada
São Vicente
Boaventu
Ponta do Pargo
Lev. da Serra
LA CÔTE NORD p. 112
Forêt Laurisilva
Lombo
Pico do Remal 1 320 m
Parque Natural da Madeira
Achada da Made
Fajã da Ovelha
Ginjas
Pico Ruivo do Paul 1 640 m
Serra do Rosario
Rabaçal
Paúl do Mar
Prazeres
Bica da Cana
Boca da Encumea
1 657 m
Lombo do Mouro
Jardim do Mar
Lombo do Brasil
Calheta
Achada da Calheta
Serra da Água
LA ROUTE CÔTIÈRE PORTO MONIZ – RIBEIRA DA BRAVA p. 130
Paredes
Arco da Calheta
Lev. Seca
Madalena do Mar
Jard da Se
Fontainhas
Ponta do Sol
Ribeira Brava
Estreito de Câmara de Lobos
Cabo Girão
Câm. de Lo
ER101
ER110
ER223
ER210
ER209
ER222
ER104
VR1
Rio da Janela
Levada dos Cedres
Rio de São Vicente
Rio de Serra de Agua
site inscrit au Patrimoine mondial de l'Unesco
0 2 4 km

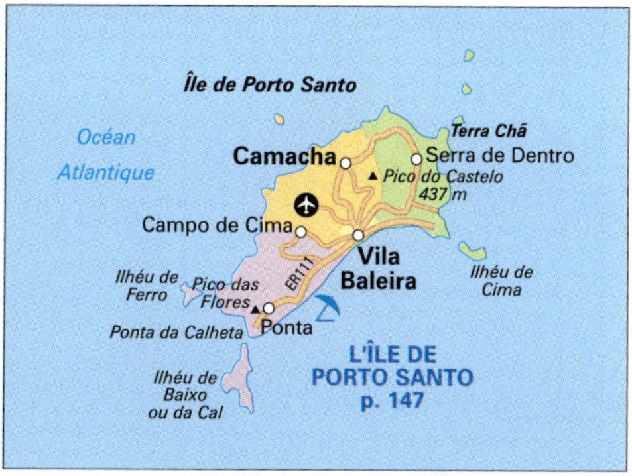
Île de Porto Santo
Océan
Atlantique
Camacha
Terra Chã
Serra de Dentro
Pico do Castelo
437 m
Campo de Cima
Vila
Baleira
Ilhéu de
Ferro
Pico das
Flores
ER111
Ilhéu de
Cima
Ponta da Calheta
Ponta
L'ÎLE DE
PORTO SANTO
p. 147
Ilhéu de
Baixo
ou da Cal

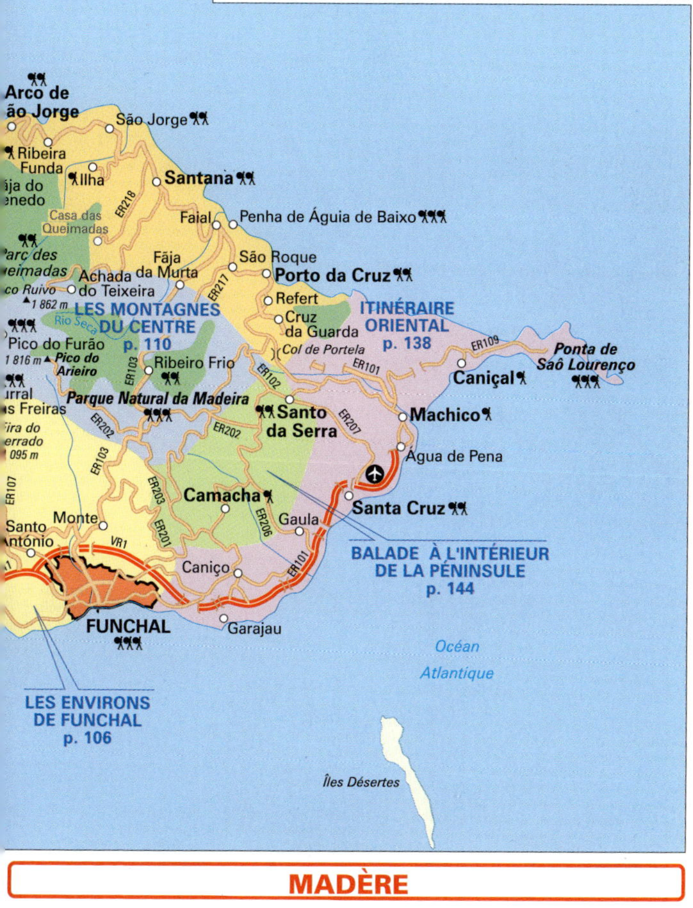
Arco de
ão Jorge
São Jorge
Ribeira
Funda
Ilha
Santana
ija do
enedo
ER218
Casa das
Queimadas
Faial
Penha de Águia de Baixo
Parc des
eimadas
Fája
da Murta
São Roque
Achada
do Teixeira
Porto da Cruz
co Ruivo
1 862 m
ER217
Refert
LES MONTAGNES
DU CENTRE
p. 110
Rio Seco
Cruz
da Guarda
ITINÉRAIRE
ORIENTAL
p. 138
Pico do Furão
1 816 m
Pico do
Arieiro
Col de Portela
ER109
Ponta de
Saõ Lourenço
ER103
Ribeiro Frio
ER101
ER102
Caniçal
urral
s Freiras
Parque Natural da Madeira
Santo
da Serra
ER207
Machico
ira do
errado
095 m
ER202
ER202
Água de Pena
ER103
ER107
ER203
Camacha
Santa Cruz
Santo
António
Monte
ER201
ER206
Gaula
VR1
Caniço
ER101
BALADE À L'INTÉRIEUR
DE LA PÉNINSULE
p. 144
FUNCHAL
Garajau
Océan
Atlantique
LES ENVIRONS
DE FUNCHAL
p. 106
Îles Désertes
MADÈRE

MADÈRE

Où dormir ?

27 Quinta Bela São Tiago
32 Quinta Penha da França
34 Reid's Palace
35 Quintinha de São João
36 Quinta Jardins do Lago

Où manger ?

45 A Barreirinha Bar Café
57 Casa Velha
58 Leeno's
59 Alto Monte
60 Quiosque do Monte

Où manger une pâtisserie ?

80 Boutique Lido

Où boire un verre ? Où sortir ?

45 A Barreirinha Bar Café
73 Café Fortaleza
75 Yacht Bar Praia Formosa

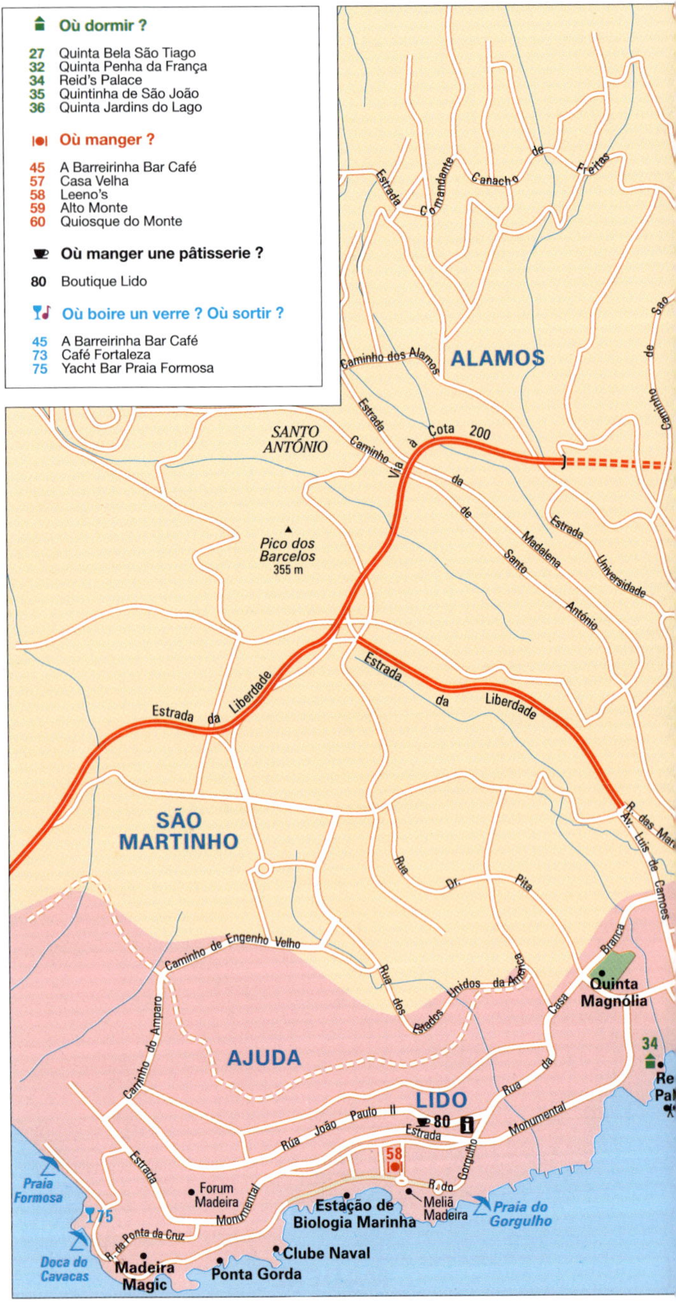

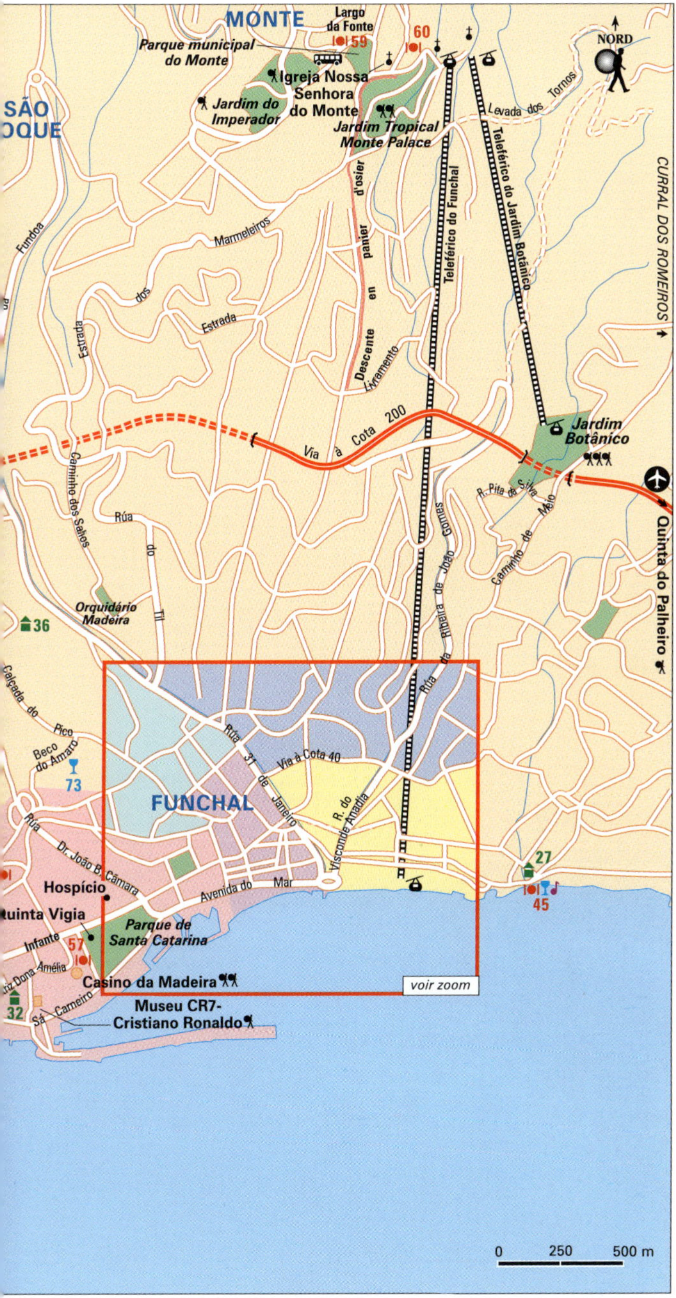
MONTE
Largo da Fonte
59
60
Parque municipal do Monte
Igreja Nossa Senhora do Monte
Jardim do Imperador
Jardim Tropical Monte Palace
NORD
Levada dos Tornos
SÃO
OQUE
CURRAL DOS ROMEIROS
Teleférico do Funchal
Teleférico do Jardim Botânico
Descente en panier d'osier
Marmeleiros
Fundoa
dos
Estrada
Estrada
Livramento
Via à Cota 200
Jardim Botânico
R. Pita da Silva
Caminho de Meio
Quinta do Palheiro
Rúa da Ribeira de João Gomes
Caminho dos Saltos
Rúa do Til
Orquidário Madeira
36
Calçada do Pico
Beco do Amaro
73
Rúa 31 de Janeiro
Via à Cota 40
R. do Visconde Anadia
FUNCHAL
Rúa Dr. João B. Câmara
Hospício
Quinta Vigia
Avenida do Mar
27
45
Infante
57
Parque de Santa Catarina
Dona Amélia
Casino da Madeira
32
Sá Carneiro
Museu CR7-Cristiano Ronaldo
voir zoom
0
250
500 m

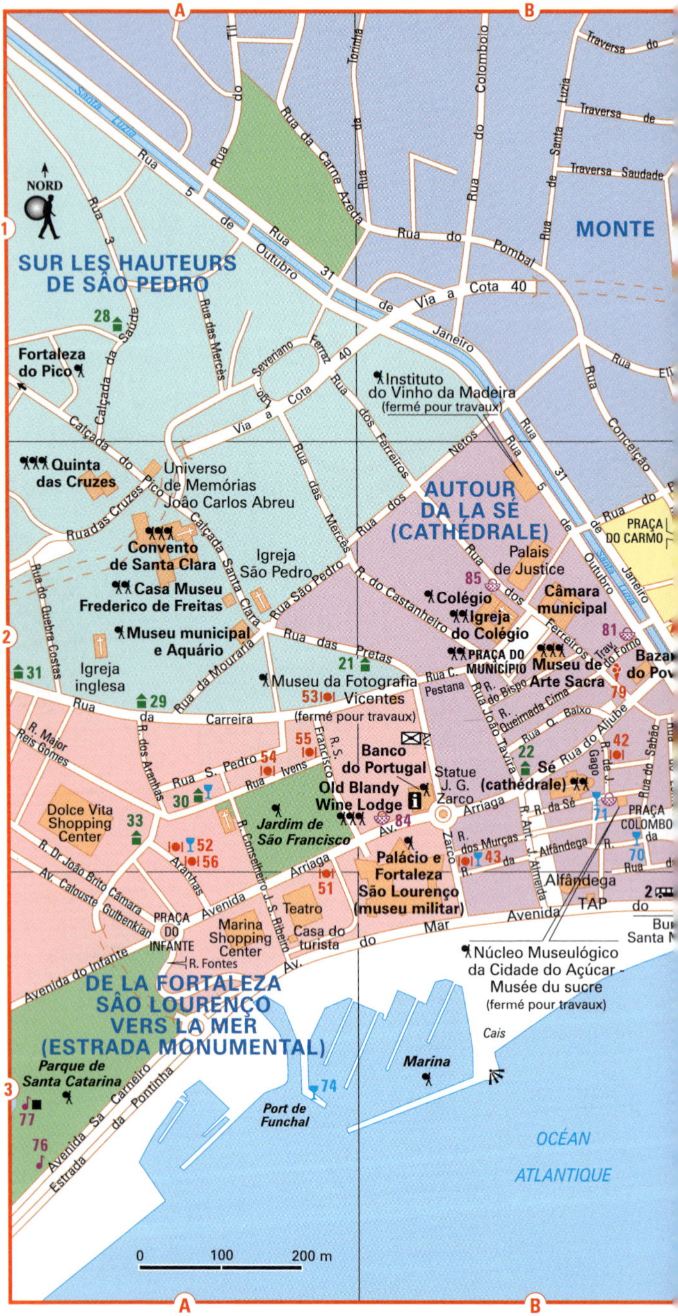
NORD
SUR LES HAUTEURS DE SÃO PEDRO
MONTE
AUTOUR DA LA SÉ (CATHÉDRALE)
DE LA FORTALEZA SÃO LOURENÇO VERS LA MER (ESTRADA MONUMENTAL)
Fortaleza do Pico
Quinta das Cruzes
Universo de Memórias João Carlos Abreu
Convento de Santa Clara
Casa Museu Frederico de Freitas
Museu municipal e Aquário
Igreja São Pedro
Igreja inglesa
Instituto do Vinho da Madeira (fermé pour travaux)
Museu da Fotografia Vicentes (fermé pour travaux)
Palais de Justice
Colégio
Igreja do Colégio
Câmara municipal
PRAÇA DO MUNICÍPIO
Museu de Arte Sacra
PRAÇA DO CARMO
Banco do Portugal
Statue J. G. Zarco
Sé (cathédrale)
Old Blandy Wine Lodge
Jardim de São Francisco
Palácio e Fortaleza São Lourenço (museu militar)
Dolce Vita Shopping Center
Marina Shopping Center
Teatro
Casa do turista
PRAÇA DO INFANTE
R. Fontes
Alfândega
TAP
PRAÇA COLOMBO
Núcleo Museulógico da Cidade do Açúcar - Musée du sucre (fermé pour travaux)
Cais
Marina
Port de Funchal
Parque de Santa Catarina
OCÉAN ATLANTIQUE
Rua 5 de Outubro
Rua 31 de Janeiro
Via a Cota 40
Rua do Pombal
Rua da Carreira
Rua das Pretas
Rua do Castanheiro
Rua dos Ferreiros
Rua das Mercês
Calçada do Pico
Calçada de Santa Clara
Calçada da Saúde
Rua da Mouraria
Rua do Quebra Costas
R. dos Aranhas
Rua S. Pedro
Rua Ivens
R. Conselheiro J. S. Ribeiro
Avenida Arriaga
Avenida do Mar
Avenida do Infante
Avenida Sá Carneiro
Estrada da Pontinha
R. Dr João Brito Câmara
Av. Calouste Gulbenkian
R. Major Reis Gomes
Rua João Tavira
Rua do Aljube
R. da Sé
R. dos Murças
Rua da Alfândega
R. Ant. J. Almeida
R. Zarco
Traversa do
Traversa de
Traversa Saudade
Rua do Colombo
Rua de Santa Luzia
Rua da Conceição
Santa Luzia
0 100 200 m
A
B
1
2
3

■ Adresses utiles

- ✉ Poste
- 1 Horários do Funchal
- 2 Rodoeste
- 3 SAM
- 4 EACL
- 5 Friendly guides

Où dormir ?

- 20 Residencial Zarco
- 21 Hotel Apartemento Reno
- 22 Albergaria Catedral
- 23 Hostal Santa Maria et Residencial Da Mariazinha
- 24 Pensão Residencial Mirasol
- 25 Hotel Sirius
- 26 Hotel do Carmo
- 28 Hotel Monte Carlo
- 29 Colombo Residencial
- 30 Hotel Madeira
- 31 São Paulo & Alegria
- 33 The Vine

Où manger ?

- 20 Armazém do Sal
- 23 Restaurante Santa Maria
- 40 Casa do Bolo do Caco
- 41 Opan
- 42 Penha d'Aguia
- 43 Theo's Bazar Café
- 44 A Bica
- 46 O Jango
- 47 Tasca Literaria
- 48 Jaquet
- 49 Restaurante do Forte
- 50 Arsenio's
- 51 Restaurante Ritz
- 52 Mercearia Dona Mécia
- 53 Restaurante Londres
- 54 Jardim das Flores
- 55 O Combatentes
- 56 O Celeiro

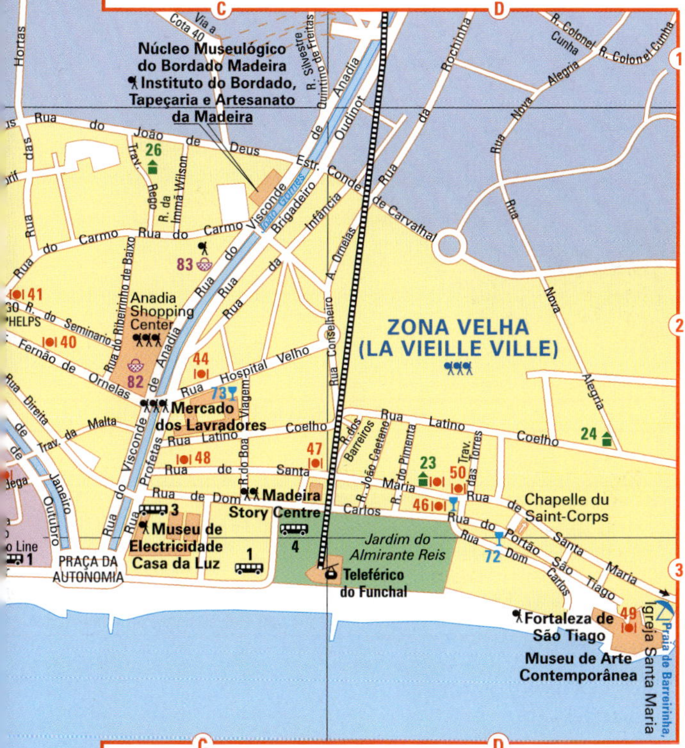

Où déguster une glace ?

- 78 Gelateria Italiana da Lorenzo
- 79 Ottavia Gelateria

Où boire un verre ?

- 30 Bar de l'Hotel Madeira
- 43 Theo's Bazar Café
- 46 Venda Velha
- 52 Mercearia Dona Mécia
- 70 Loja do Chá
- 71 Saudade Madeira
- 72 Banana's
- 73 Macaronésia
- 74 Beerhouse Madeira

Où sortir ?

- 76 Vespas Club
- 77 Discoteca Copacabana et Casino

Achats

- 71 Saudade Madeira
- 81 Fábrica Santo Antonio
- 82 Bordal
- 83 Patricio & Gouveia
- 84 A Loja do Vinho
- 85 D'Oliveiras

FUNCHAL (ZOOM)

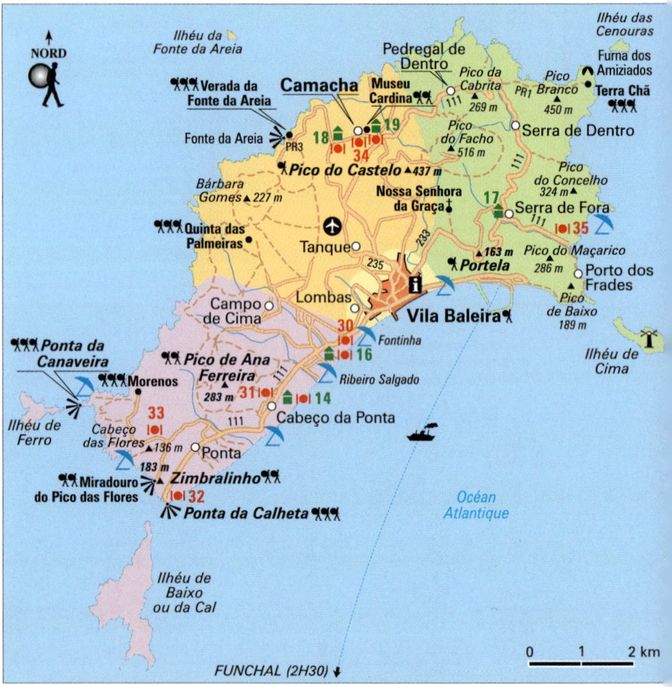

PORTO SANTO

Où dormir ?

- 14 Aparthotel Luamar
- 16 Porto Santo Hotel & Spa
- 17 Casa Rosário Coelho
- 18 Casa dos Cedros
- 19 Quinta do Serrado

Où manger ?

- 30 Pé na Água
- 31 Casa da Avó
- 32 Restaurante O'Calheta
- 33 Adega das Levadas
- 34 Torres
- 35 Restaurante Porto dos Frades

route : « fougères aigles », hortensias, chrysanthèmes sauvages, diverses variétés de lauriers, agapanthes à ombelles blanches et bleues, cheveux de vénus... Un ravissement permanent. En basse et moyenne saisons, belles cascades.

VERS L'OUEST

Vers Rabaçal et Porto Moniz, sur l'ER 110, une sauvage rando pour les « addicts » de Madère : le ***Caminho do Pináculo e Folhadal*** (PR 17). Assez difficile, long de 16 km (6h30-7h de trajet). Déconseillé à ceux sensibles au vertige, passages délicats sécurisés, plusieurs tunnels (lampe de poche obligatoire), le climat change vite (petite laine et imper nécessaires)... Départ de *Lombo do Mouro,* près de l'ER 110, dans la montée de Encumeada vers Paul da Serra. Itinéraire suivant les *levadas da Serra* et celle du nord. Superbe végétation, riche d'espèces d'altitude telles les renoncules à grandes feuilles, les orchidées de Madère, les chrysanthèmes sauvages, les géraniums... Arrivé dans le coin du *Pináculo,* en haut du sentier, panorama stupéfiant sur la cordillère centrale (Pico do Arieiro et Pico Ruivo), ainsi que sur la vallée de Ribeira Brava...

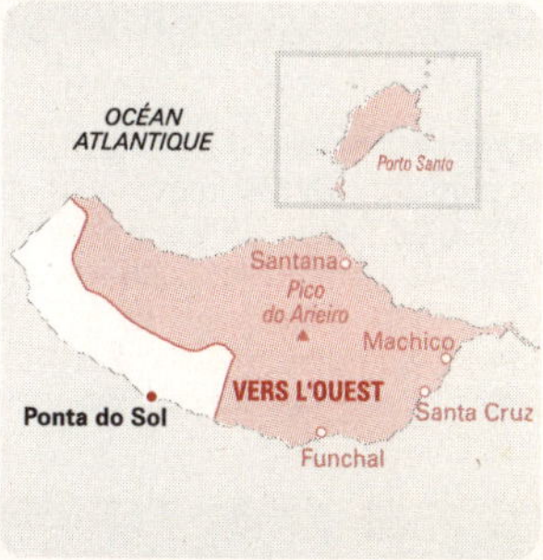

Le *Pináculo* peut également s'atteindre de façon plus courte en démarrant la balade au pied du *Bica da Cana* (le « pain de sucre »). Long d'environ 5 km (1h30 à 2h). Départ en bordure de l'ER 110 (entre Encumeada et Paul da Serra). Pas trop difficile, balade majoritairement sécurisée, mais minirisques de vertige, étroits sentiers parfois glissants, quelques passages spectaculaires et cascades en cours de route... À un moment, on rejoint le PR 17. Rappel : guide des « 60 randonnées » (ou autre) indispensable.

VERS L'EST

Magnifique, pour marcheurs confirmés, la ***randonnée vers Achada do Teixeira*** (par le *Pico Ruivo*). Fantastique balade de crête longue de 13 km, avec une dénivelée de près de 800 m à la montée et 200 m à la descente (l'inverse bien sûr, si l'on part d'Achada do Teixeira). Compter 5h aller. Montées et descentes assez raides, mais bien balisées. Elle permet d'avoir des panoramas tantôt côté nord, tantôt côté sud.

Autre fameuse rando : ***Boca da Encumeada-Boca da Corrida (PR 12),*** tout près de Câmara de Lobos. Environ 13 km (minimum 6h). Sur le tracé de l'ancien pèlerinage São Vicente-Câmara (appelé aussi « chemin Royal »), depuis peu restauré ! Chemin bordé de belles variétés de lauriers et de chrysanthèmes sauvages. Itinéraire favori des ornithologues pour l'abondance d'oiseaux, dont les plus connus sont le pigeon trocaz, le faucon crécerelle, la bergeronnette des ruisseaux, la buse commune, le roitelet à triple bandeau et le pinson des arbres de Madère... Départ, dans l'autre sens, au poste forestier de *Boca da Corrida.* On ne vous décrit pas les paysages, notamment au *Boca do Cerro* (col de l'Âne, 1 290 m), au pied du majestueux Pico Grande (vous y croiserez d'ailleurs le sentier qui y mène). Ce ***Pico Grande,*** bien que ce ne soit pas le sommet le plus élevé de l'île (1 654 m), est une superbe balade à lui tout seul. Impressionnante forteresse rocheuse qui ne s'attaque que par un temps clair absolu et qui nécessite un peu d'expérience alpine (compter au moins 4h). Du ***Boca do Cero*** part également un sentier menant à ***Curral das Freiras,*** au fond d'une merveilleuse vallée. Ah, que tout cela se révèle bien cornélien !

LA ROUTE CÔTIÈRE PORTO MONIZ-RIBEIRA DA BRAVA

Après avoir admiré le panorama sur Porto Moniz *(miradouro de Santa),* par l'ER 101, on parvient à ***Santa,*** gros bourg agricole, puis ***Achadas da Cruz.*** Là, si vous avez un peu de temps, un téléphérique vertigineux plonge de 500 m vers la mer et une multitude de parcelles cultivées ourlées de blanche écume *(en principe, tte l'année sauf Vendredi Saint et Noël 10h-18h ; A/R 3 €).* Impressionnant ! Bien sûr, ce sont surtout les paysans qui l'utilisent. Un chemin y descend aussi, mais compter au moins 1h de trajet. Paisible balade en bord de mer. Petit café au sommet.

PONTA DO PARGO

909 hab.

Les premiers colons sur l'île, des marins de Zarco, baptisèrent ce cap *Ponta do Pargo* (la pointe du pagre), du nom de ce poisson, proche de la daurade, qu'on trouvait ici en abondance. L'attraction du coin est le phare *(farol)* construit en 1922 et perché à plus de 300 m de haut sur une falaise abrupte (abrite un minimusée sur les phares de l'île). Signe des temps (et sûrement de l'utilisation habile des fonds européens), le large tunnel ultra moderne qui y mène et passe... sous une butte minuscule ! Étonnamment disproportionné pour gagner un simple phare... de plus, totalement automatisé ! En profiter pour prévoir un repas au resto d'à côté, bénéficier de sa terrasse et admirer le somptueux panorama.

Où dormir ? Où manger ?

Prix moyens (50-80 €)

⌂ |●| ***Pensão Residencial O Farol :*** *rua do Farol, 3. ☎ 291-882-010. Double 75 €, petit déj inclus.* Petit hôtel surplombant le paysage sur le chemin du phare. Super bien situé, dans un environnement verdoyant, il propose des chambres de bon confort. Resto correct.

|●| ***O Fio*** *(Casa da cha) : sur la corniche, à côté du phare. ☎ 291-882-525. Tlj sf lun midi et soir. Ferme à 20h30. Compter 10-15 €.* Agréable salon de thé-resto dans une solide bâtisse de pierre sèche, en pleine nature. Devant, un parterre d'herbes aromatiques. Snacks, sandwichs, quelques bons petits plats chauds traditionnels. Poisson bien cuisiné et excellente soupe de pain à l'ail. Délicieux desserts maison. Sympa aussi pour prendre le thé l'après-midi. Et en terrasse, ça va de soi... nécessairement étreint par cette vertigineuse falaise.

Manifestation

– ***Festa dos Tabuleiros :*** *la 2e sem de sept.* Fête paroissiale de la Saint-Antoine. Les gens du village déposent des offrandes sur des autels en forme de tables.

PAÚL DO MAR

885 hab.

Tranquille village de pêcheurs auquel on n'accédait jusqu'à récemment qu'en bateau ou par de longs et abrupts chemins. Une importante conserverie de poisson assura longtemps l'économie du village. Aujourd'hui, rien de particulier, il ronronne, affichant, dit-on, le record de journées ensoleillées de l'île. Cependant, c'est son approche qui se révèle fantastique. Depuis l'ER 101, on y parvient par une route en lacet démente, étroite et vertigineuse (l'ER 223), construite seulement à la fin des années 1960 (quelques ouvriers y laissèrent d'ailleurs la vie). Arrivé en bas, nouveau tunnel (ouvert en 2000) de 3 km permettant de rallier à son tour *Jardim do Mar.* Là encore, on mesure le colossal investissement réalisé pour désenclaver finalement deux modestes bourgades. Chapeau !
Guère de possibilités de baignade (cependant, petit spot protégé près de la jetée), vagues souvent trop grosses (surtout en automne et hiver), mais c'est bien sûr un spot de surf prisé (lieu du championnat du monde en 2001).

Où dormir ?

Prix moyens (50-80 €)

🏠 🍴 ***Aparthotel Paul do Mar :*** *av. dos Pescadores. ☎ 291-870-050. • info@hotelpauldomar.com • hotelpauldomar.com • Une soixantaine de studio corrects à 50 € la nuit.* Grosse structure sans charme au bord d'une plage de galets. Cependant, studios de bon confort avec clim, téléphone direct, TV câblée, kitchenette équipée, coffre (à louer), ménage quotidien (mais parking étriqué et service moyen). Avantage : une piscine intérieure chauffée, une extérieure (avec bassin pour enfant) et le solarium, avec chaises longues et petite cafétéria. Sauna et jacuzzi également.

À voir. À faire

🚶 ***Caminho Real do Paúl do Mar*** *(PR 19) : départ du village de Prazeres en haut de la falaise (537 m). Env 1,8 km (durée 1h30).* Une bonne dénivelée de 500 m, mais ça descend. Quelques petits passages « vertigineux ». Après avoir visité la ferme pédagogique de Prazere, on peut donc attaquer cette courte et intéressante balade. Elle permet d'admirer de près le formidable travail d'édification des *poios* (terrasses) au cours des siècles. On montait les blocs de pierre pour construire un mur à flanc de montagne puis, sur une petite surface, on répandait de la terre, également montée à dos d'homme. Culture essentiellement de céréales. Il est dommage qu'à cause de l'agriculture intensive, elles soient progressivement abandonnées. En route, on découvre nombre de plantes endémiques comme l'euphorbe des pêcheurs, la vipérine élégante...
Pour les accros, depuis Prazeres, le ***Maloera,*** un circuit en boucle, plus long (minimum 2h30) et exigeant une bonne condition physique. Il passe par la gorge de la *Ribeira Seca.* Relief varié : descente assez raide au début (ne pas être sujet au vertige), passage d'un petit tunnel (lampe pas nécessaire), miniportion goudronnée, bar à Maloera, puis on découvre la *levada Nova* qu'on suit quelque temps. Indications très précises dans les « 60 randonnées ».

JARDIM DO MAR

204 hab.

L'un de nos grands coups de cœur ! Baptisé « jardin de la mer » par les premiers navigateurs qui y accostèrent. Situé sur un haut promontoire, ancien effondrement de la falaise dominant les flots. Beaucoup de charme. Présente une ravissante place principale, entourée d'un quartier de villas et d'anciennes maisons de pêcheurs totalement piéton. Ravissement de se promener dans ce lacis de ruelles étroites bordées de jardins fleuris, frangipaniers, bougainvillées, palmiers, dans le glouglou des rigoles courant le long des ruelles et véhiculant les eaux tombant de la montagne. Parking à l'entrée du village.

REMONTE-PENTES

Gens riches, dames de l'aristocratie, grabataires et le curé de Jardim, lorsqu'ils devaient quitter le village, étaient transportés en palanquin par deux rudes gaillards. Dans les années 1930, le curé était particulièrement corpulent. Dans les rudes montées, les porteurs souffraient en maudissant Dieu.

Où dormir ? Où manger ?

Bon marché (moins de 50 €)

Casa de Cecilia : *sitio das Pedras, au cœur du village piéton (bien fléché). ☎ 291-822-642. 961-111-936. • pontajardim@hotmail.com • houseofcecilia.com • Doubles 40-50 €. Repas 13 €.* Laissez la voiture au parking, allez au fond, à droite de la grande place, et empruntez la ruelle, puis passez devant *Joe's Bar,* vous y êtes presque (à propos, pour une seule nuit, apportez votre strict nécessaire et pas la grosse valise à roulettes !)... Et au bout du dédale de ces romantiques ruelles piétonnes, une adorable pension offrant 11 chambres d'une authentique simplicité, au milieu des hortensias, avec salle de bains, petit balcon sur le large (coucher de soleil flamboyant garanti), accueil pro (pionnière de l'hospitalité dans le village), chaleureuse atmosphère familiale et bon petit déjeuner. Possibilité de dîner (sur réservation).

Hôtel Jardim do Mar : *sitio da Piedade, 37. ☎ 291-822-200. 964-158-950. • geral@hoteljardimdomar.com • hoteljardimdomar.com • Double 50 €, copieux petit déj-buffet inclus.* Au fond de la grande place, à gauche. Cadre contemporain de bon goût. Offre 27 chambres confortables, la plupart avec vue privilégiée, certaines avec grande terrasse solarium. En fond, le doux ressac de la mer. Resto très correct, cuisine utilisant de bons produits. Bar et boutique d'excellentes glaces donnant sur la place. Petite piscine. En prime, accueil chaleureux et serviabilité des patrons.

Joe's Bar : *vereda da Igreja, 12. 966-130-208. Même itinéraire que la* Casa de Cecilia. *Tlj sf dim. Tous les plats à 10 €, litre de vin de la casa à 4,90 €, imbattable !* « LE » troquet de village comme on les aime. Cadre chaleureux et accueil amical, déco marine, débauche de drapeaux, comptoir en bois, terrasse verdoyante sur ruelle, *lounge* tranquille et billard... Cuisine familiale très honnête et pas chère : poulet *piri-piri,* kebab, calamars... Bonne sélection de vins. Le soir, que les locaux et vous... Super atmosphère !

Tar Mar : *rua do Portinho, 13. ☎ 291-823-207. Tlj 12h-22h.* Là aussi, une adresse sympa, une affaire de famille où l'on concocte de bons petits plats frais, traditionnels, pas sophistiqués pour deux ronds. Salle à manger panoramique plaisante mais, mieux, tâchez de trouver une place en terrasse...

À voir. À faire

La randonnée Jardim-Paul do Mar : s'effectue en boucle et emprunte une partie de l'itinéraire *PR 19* (voir chapitre « Paul do Mar »). La reine des randos locales. Elle combine montées et descentes raides, plus parcours sur le front de mer. À ce propos, se renseigner, car on ne peut l'effectuer qu'à marée basse. À marée haute, quasi impossible de relier Paul do Mar à Jardim. Bien se renseigner sur place (infos dans les hôtels, journaux locaux ou essayer • *tablademareas.com* •). Durée 3h30. Conseillé d'avoir un bâton télescopique, car les descentes sollicitent beaucoup les genoux. Départ après le *Joe's Bar,* direction Prazeres. On découvre les premiers vignobles, les cultures d'igname, les bananiers et une jolie perspective sur le maillage des ruelles de Jardim. Là encore, l'occasion d'admirer la montagne ciselée de *poios* (terrasses) et l'ajustement ingénieux des pierres, ce qui demanda un travail quasi titanesque... Sur l'itinéraire, certaines maisons possèdent encore leurs *lagares* (vieux pressoirs).

CALHETA

1 700 hab.

Fondée en 1430, l'une des premières communes agricoles de l'île. Essentiellement des cultures en terrasses où l'on exploité toujours la vigne, la banane et la canne à sucre. Jadis, il y eut jusqu'à 10 moulins à sucre (un seul encore en activité aujourd'hui). On y trouve le deuxième port de plaisance de Madère et l'une des très rares plages de sable blond. Ne rêvons pas, moins de 50 m de long, mais du bon sable qu'on est allé recueillir au Maroc. Étape plaisante où l'on ne manquera pas d'aller visiter la distillerie de rhum et le centre d'art.

Où dormir ? Où manger ?

Prix moyens (50-80 €)

Calheta Beach Hotel : un poil décentré (avoir son véhicule ou taxi). ☎ 291-820-300. • reservations@hotelcalhetabeach.com • hotelcalhetabeach.com • Doubles 60-130 € suivant saison, petit déj inclus (promos intéressantes si résa en avance). Un gros, classique et fonctionnel 4-étoiles à côté de la marina, avec une vraie plage de sable. Une centaine de chambres et suites spacieuses, lumineuses (grandes baies) et tout confort (clim, TV écran plat, minibar), avec larges terrasses. Grande piscine extérieure entourée de palmiers, solarium et piscine intérieure. Salle de fitness, sauna et bain turc. Resto correct, petit déj-buffet, plusieurs bars... Transfert aéroport possible *(65 € jusqu'à 3 pers).*

À voir

L'église paroissiale : à l'entrée de la ville, à droite (venant de Jardim do Mar). Élevée au XVe s, au moment de la fondation de la ville (réminiscences manuélines), et reconstruite en 1639. Magnifique plafond de la nef et du chœur de style mudéjar, valant bien celui de la cathédrale de Funchal. Intéressant mobilier, fonts baptismaux et azulejos très anciens, Cène du XVIIe s, beaux panneaux du retable baroque (Annonciation de style flamand), tabernacle en ébène du XVe s incrusté d'argent offert par Manuel Ier.

Museu dos Engenhos (musée du moulin à sucre) : av. Manuel Ier, peu après l'église. ☎ 291-822-264. • engenhosdacalheta.com • Tlj 8h-19h. GRATUIT. L'un des derniers moulins à sucre-distillerie de l'île. On peut encore voir la grosse tour de pierre du four à chaux et la vénérable et rustique machinerie du XIXe s (la presse pour le jus de canne) qui fonctionne encore au moment de la distillation (en principe, en mars-avril). Des cuves en alu modernes côtoient désormais les vieilles cuves en cuivre bien patinées. À l'extérieur, l'ancienne « machine à tritures » anglaise de 1886. Boutique pour faire l'emplette d'*aguardente,* de *bolos de mel, mel de cana,* etc. Sur rue, au rez-de-chaussée, le bar, ses imposantes barriques et un bon choix d'*aguardente*.

Centro das Artes, Casa das Mudas *(centre des Arts, Maison des Semis) : estrada Simão Gonçalves da Câmara, 37. ☎ 291-820-900. • info@centrodasartes.com • Tlj sf lun 10h-13h, 14h-18h. Entrée : 5 € ; réduc.* À l'ouest de la ville, sur la falaise. Vaut le déplacement, ne serait-ce que pour cette architecture horizontale d'avant-garde, mêlant minimalisme, lignes épurées et décrochements labyrinthiques de terrasses et cubes en béton gris. Cette œuvre de Paulo David ne laisse vraiment pas indifférent ! Parfois, expositions de qualité de grands artistes contemporains.

DANS LES ENVIRONS DE CALHETA

Capela Nossa Senhora da Loreto : *à* **Arco da Calheta,** *à quelques km à l'est de Calheta. En principe, ouv en sem à l'heure de la messe (en fin d'ap-m) et le dim à 10h.* De style manuélin, construite au XVIe s par la sœur de Charles-Quint. À l'intérieur, intéressant décor du XVIIIe s, dont un superbe retable.

Madalena do Mar : *sur la route de Ponta do Sol.* Village tranquille dont l'église offre une curiosité : le tombeau du roi Ladislas III de Pologne. Il se faisait appeler ici Henrique Alemão... L'un des premiers touristes morts d'une insolation ou d'un coma éthylique de *poncha* ? Que nenni ! Vaincu à la bataille de Varna en 1414 par les Ottomans, il vint se réfugier à Madère. C'est au retour d'une visite au roi Manuel Ier qu'il se noya, lors du naufrage de son bateau au large de Cabo Girão.

Manifestations

– **Festa de São Pedro :** *les 28-29 juin.* Ne pas rater cette grande fête traditionnelle fleurie du saint patron des pêcheurs. Tous les bateaux de la région y convergent richement décorés. Belle atmosphère, musique, danses folkloriques et larges libations...
– **Marquage et tonte des moutons :** *en juil.* Le classique rassemblement rituel.

PONTA DO SOL

8 862 hab.

Là aussi, gentille bourgade bien insérée au fond de sa petite baie. Lorsque les énormes rochers qui la protègent ont bien voulu laisser un peu de place, on y cultiva canne à sucre et bananes. Croquignolette église *Nossa Senhora da Luz* de style baroque. Ville d'origine de l'écrivain américain Dos Passos.

UN PEU D'HISTOIRE

C'est à Ponta do Sol que naquirent les grands-parents de l'un des géants des lettres américaines : John dos Passos (1896-1970). Contraints d'émigrer comme beaucoup à l'époque, ils bénéficièrent totalement du rêve américain. Leur fils (le père de l'écrivain, donc) devint un brillant et riche avocat, ce qui lui permit d'offrir les meilleures études à John (notamment Harvard) et de le faire voyager pour étudier les arts en Europe. Ambulancier pendant la guerre 1914-1918, défenseur de Sacco et Vanzetti, sympathisant des républicains espagnols en 1936 (avant de dénoncer le rôle des communistes et de Staline), il commence à écrire jeune, connaît le succès en 1925 avec *Manhattan Transfert,* puis une longue et riche carrière comme peintre de la société américaine (avec sa trilogie « USA »)... Il revient plusieurs fois à Ponta do Sol, enfant en 1905, puis dans les années 1950-1960. En 1969, peu avant sa mort, il publie *Portugal Story,* une sorte de reconnaissance de ses origines lusitaniennes.

Où dormir ? Où manger ?

Prix moyens (50-80 €)

Hôtel da Vila : *rua João Augusto Teixeira. ☎ 291-973-356. • hoteldavila@pontadosol.com • pontadosol.com/hoteldavila • Doubles 60-90 € suivant saison.* Dans le centre, bien placé, hôtel dont l'architecture se confond harmonieusement avec celle de la ville. Une quinzaine de chambres de style contemporain assez sobres et de bon confort. Balcon avec vue, clim, minibar, TV câblée, coffre... Piscine et solarium.

Plus chic (80-150 €)

Estalagem da Ponta do Sol : *caminho do Passo, Quinta da Rochinha. ☎ 291-970-200. • info@pontadosol.com • pontadosol.com • Doubles 80-120 € suivant saison, petit déj compris.* Amateurs de luxueux hôtels insolites, celui-ci est pour vous. Après avoir pris une peu habituelle tour d'ascenseur, vous parviendrez tout en haut d'un promontoire rocheux. Magnifique hôtel design, aérien, d'une blancheur immaculée, en équilibre sur plusieurs niveaux. Environnement bucolique entre ciel et terre, palmiers, pelouses... Une cinquantaine de chambres dont de nombreuses bénéficiant d'une luminosité totale (large baie descendant jusqu'au sol), d'une terrasse et de tout le confort imaginable. Salle à manger aux lignes épurées, terrasse de rêve au crépuscule pour l'apéro, piscine dont les limites se confondent avec l'horizon (plus piscine intérieure), sauna, jacuzzi, salle de fitness... Resto de bonne réputation et super petit déj-buffet.

À voir

Igreja Nossa Senhora da Luz : construite en 1486. Belle charpente de style mudéjar. Dans la première chapelle à droite, fonts baptismaux du XVIe s, offerts, dit-on, par le roi Manuel Ier. À proximité de l'église, plage de galets gris abritée.

Centro cultural Dos Passos : *rua Principe D. Luis, 3. ☎ 291-974-034. Lun-ven 9h-12h30, 14h-17h. Entrée libre.* Dans le centre. Installé dans la maison de famille de John dos Passos, un centre culturel dédié aux arts, au théâtre, à la musique et à la littérature nord-américaine. Il évoque aussi le retour triomphal, en 1960, de l'écrivain dans sa ville d'origine.

RIBEIRA BRAVA

6 588 hab.

La ville la plus importante de cette partie de la côte sud et carrefour pour joindre São Vicente sur la côte nord. *Ribeira Brava,* « rivière sauvage », un nom bien mérité car, à la suite de pluies violentes sur le plateau, le paisible filet d'eau qui traverse la ville peut se transformer en furieux torrent et tout emporter sur son passage. C'est arrivé plusieurs fois dans l'histoire, la dernière en 2010 (la ville y laissa un pont centenaire). De ce fait, la reconstruction lui donne aujourd'hui un look de station balnéaire moderne. L'une des premières excursions à partir de Funchal, donc assez touristique. Cependant, vieux centre et place centrale arborée agréables, belles maisons de ville, séduisante église paroissiale et riche musée ethnographique. Un tunnel dans la montagne mène au port.

Arriver – Quitter

➢ ***Pour Funchal, Encumeada, São Vicente, Seixal et Porto Moniz :*** bus nº 139.

➢ ***Pour Funchal, Ponta do Sol, Calheta, Paul do Mar, Ponta do Pargo et Porto Moniz :*** bus nº 80.

Adresses utiles

Office de tourisme *(plan A2)* **:** *forte de São Bento, sur le front de mer. Lun-ven 10h-16h ; en saison, sam 9h30-12h.* Abrité dans un vestige de la forteresse du XVIIIe s.

✉ ***Poste*** *(plan A2)* **:** *place centrale, à deux pas de l'église São Bento.*

Où dormir ? Où manger ?

Bon marché (moins de 50 €)

Hôtel Bravamar *(plan B2-3,* ***10****)* **:** *rua Cago Coutinho e Sacadura Cabral, 12A, sur le front de mer. ☎ 291-952-220. Doubles 30-60 € suivant saison, petit déj en sus.* Gros hôtel sans charme, architecture plutôt datée, mais évidemment fort bien placé et proposant 70 chambres fonctionnelles, correctes, la plupart avec balcon. En outre, grande piscine d'eau de mer dans un environnement tranquille (et pataugeoire pour les mômes), minipiscine et solarium haut perchés au 7e étage, resto et bars.

São Pedro *(plan B1,* ***20****)* **:** *largo dos Heredias (et rua do Visconde). ☎ 291-643-628. Tlj sf dim. Plat du jour 5 €.* À deux pas du musée ethnographique et loin du brouhaha touristique. Pour petits budgets, une gargote de quartier proposant une cuisine simple et pas chère dans un cadre modeste et propre. Bon accueil, clientèle locale. Poulet, croquettes de *bacalhau,* ragoût de bœuf, lasagnes, burger, salades...

Muralha Terrace *(plan A2,* ***21****)* **:** *à droite de la rivière (quand on se trouve face à la mer). ☎ 291-952-592. Tlj 11h-23h (1h pour le bar). Plats 9,90-16,50 €.* Facile à repérer, émergeant sur sa grande muraille de pierre grise. L'une des meilleures adresses de la côte dans un environnement particulièrement agréable et aéré. Vaste terrasse protégée (pas de parasols de marque !), au calme, et belle vue sur l'horizon. Salle à manger plaisante au décor marin, tables bien séparées, service pro et souriant. Savoureuse cuisine traditionnelle et bon choix à la carte : copieuse *bacalhau à la portugesa, polvo à lagareiro* (poulpe grillé), *espetadas de carne* (brochette), *arroz de mariscos...*

Où dormir ? Où manger dans les environs ?

Prix moyens

Pousada dos Vinháticos *(hors plan par B1,* ***22****)* **:** *à 6 km, sur l'ER 228 (l'ancienne route pour le col d'Encumeada). ☎ 291-724-272 et 291-952-344. • reservas@dorisol.pt • pousadadosvinhaticos.com • Doubles 45-60 € suivant saison, petit déj inclus. (payants ; haut débit).* Hôtel de bord de route, mais en pleine montagne et circulation la nuit quasi nulle. Solide architecture en pierre des années 1930. Une vingtaine de chambres se répartissant entre la maison principale et un grand chalet en bois. Confort correct : salle de bains nickel, TV câblée, téléphone direct. Les sommeils légers opteront plutôt pour une chambre dans le bâtiment principal (celles du chalet sont un poil sonores). Resto dispensant une cuisine de bonne qualité. Terrasse avec vue plongeante sur les forêts.

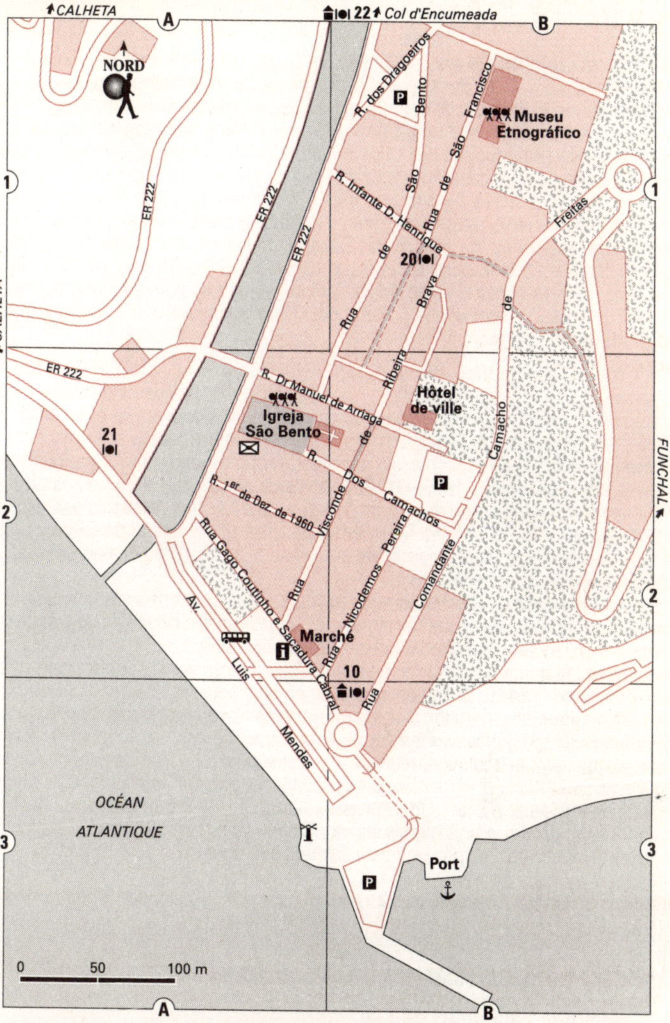

RIBEIRA BRAVA

Adresse utile

Office de tourisme

Où dormir ? Où manger ?

10 Hôtel Bravamar

20 São Pedro

21 Muralha Terrace

22 Pousada dos Vinháticos

À voir

Igreja São Bento *(plan A2)* **:** *rua da Camacho (grande place centrale). Tlj sf lun 7h30-18h.* Date du XVIe s et l'une des plus charmantes églises de l'île. Façade d'une élégante architecture et séduisant clocher à damier blanc et bleu surmonté de pinacles et d'un globe. À l'intérieur, vaste vaisseau rythmé par trois nefs, arcades gothiques et colonnes de grès. Voûte en berceau et superbes lustres. Retable du chœur baroque ciselé et doré, précédé d'une arche en marbre et de deux petits retables de part et d'autre, tout aussi travaillés. Ensemble extrêmement harmonieux. Chapelle à gauche du chœur particulièrement ornementée, pas un centimètre qui ne soit ciselé ! Dans la chapelle blanc et gris, à gauche de la nef, retable en bois doré sculpté par l'artiste qui réalisa celui du *Colégio* de Funchal (une référence !). Belle *Adoration des Mages* également (l'original est au musée d'Art sacré de Funchal). Fonts baptismaux en pierre, même style que la jolie chaire de style manuélin.

Museu Etnográfico *(plan B1)* **:** *rua de São Francisco, 24. ☎ 291-952-598. Tlj sf lun et j. fériés 10h-12h30, 13h30-17h30.* Au départ, une élégante demeure aristocratique, transformée en 1853 en moulin à sucre à traction animale et en distillerie. Plus tard, installation de l'énergie hydraulique grâce à une *levada* amenant l'eau de la montagne. De nouveaux moulins à grain vinrent s'y ajouter. Tout cela fonctionna jusque dans les années 1970. En 1974, domaine acquis par les autorités pour en faire un musée ethnographique. C'est dire que vous ne vous baladerez pas dans un truc désincarné, mais possédant un riche passé et offrant une atmosphère et plein d'objets « habités ». Muséologie claire et plaisante, agrémentée des photos vintage du célèbre photographe Vicentes.

– *Rez-de-chaussée :* expo de barques et maquettes, charrettes à roues pleines et un curieux traîneau (non, pas besoin de neige, tiré par des bœufs jusqu'à la fin des années 1970 !). Reconstitution d'une cuisine traditionnelle.

– *À l'étage :* instruments agraires et vestiges du mécanisme de l'ancien moulin toujours en place. Tout sur le vin : antique cuve en bois pour fouler le raisin, vieux pressoir. Pittoresque reconstitution d'une épicerie de campagne, ainsi que d'une chambre à coucher. Jolies figurines en terre cuite. Pressoir en dragonnier. Tout sur le rituel du pain, notamment le boulanger récitant une prière pour faire lever la pâte : « *Au nom du Père... saint Mamède te fait fermenter, saint Vincent te fait augmenter !...* ». Encore quelques traîneaux à bœufs (qui étaient interdits en ville, trop bruyants, destinés surtout à descendre le bois depuis les montagnes) et présentation du *Xavelh,* un fier bateau de pêche de 7 m (provenant de Câmara de Lobos).

ITINÉRAIRE ORIENTAL : DE FUNCHAL À LA POINTE SAINT-LAURENT

L'itinéraire le plus court de l'île, mais prenez cependant le temps de le faire. En cours de route, de très belles randonnées (la plupart sont déjà indiquées dans l'itinéraire « Les montagnes du centre »). En tout cas, ne manquez pas d'effectuer la petite dernière, celle de la pointe Saint-Laurent, relativement facile.

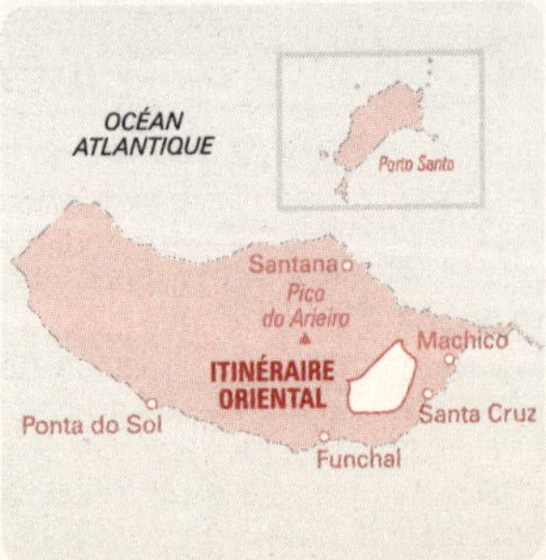

SANTA CRUZ

7 300 hab.

On risque fort de louper cette agréable petite cité à cause de l'autoroute qui file désormais tout droit. Connue pour accueillir l'aéroport (qu'on visite nécessairement à l'aller). En repartant vers Machico, on en admire d'ailleurs l'extension puisque la voie express passe sous la nouvelle piste soutenue par une forêt de colonnes. Depuis, les pilotes respirent, n'ayant plus l'impression d'atterrir sur un porte-avions... En fait, Santa Cruz ne révèle ses charmes que si l'on quitte la voie express pour aborder son vénérable centre-ville ourlé d'un sympathique front de mer.

Arriver – Quitter

– ***Nombreux bus pour Funchal :*** n°s 20, 23, 53, 60, 78 et 113.

Où dormir ?

Bon marché (jusqu'à 50 €)

Residencial Santo Antonio : *rua Cónego A. Cesar de Oliveira. ☎ 291-524-198. • booking@residencialsantoantonio.com.pt • residencialsantoantonio.com • Au centre-ville. Double 40 €, appartement 60 €, petit déj en sus. CB refusées.* À 60 m du front de mer, située dans une ruelle calme de ce charmant quartier, voici une gentille pension fort bien tenue (et la nuit, on n'entend plus les avions). Reconnaissable à sa façade rose. Chambres de bon confort. TV câblée. Accueil affable. Resto au rez-de-chaussée.

À voir

Igreja Matriz *(église paroissiale) : praça Dr. João Abel de Freitas.* La plus grande église de l'île (après la cathédrale de Funchal) date du XVIe s, symbole de la prospérité des planteurs de canne au début de la colonisation. Belle allure (même architecte que la cathédrale) et élégant clocher arborant une flèche octogonale et des pierres grises d'angle tranchant joliment sur la blancheur de l'église. Très intéressant mobilier intérieur. Vaisseau à trois nefs rythmé par de larges arcades et colonnes de pierre. Voûtes peintes de délicates volutes. Superbe maître-autel, chœur abondamment orné de dorures. Dans la chapelle de gauche, pittoresque Cène avec apôtres en bois sculpté. Nef de gauche, tombeau de style primitif et, près des fonts baptismaux, fenêtre manuéline d'origine. Accrochée sur la nef de droite, inhabituelle tribune en bois sculpté.

Adorable ***balade en centre-ville.*** Comme les vieux qui y papotent, vous serez séduit par la fraîcheur fournie par les grands lauriers de la place de l'église et son pavement de petits galets gris et ronds. Imposant palais de justice, avec ses balcons et galeries à balustres, son monumental escalier.
Front de mer planté de palmiers et joliment aménagé. Au milieu, une petite cafétéria, genre de kiosque, avec paisible terrasse pour jouir de la *passeggiata* locale, au moment de l'apéro... Plage de galets noirs. Tout au bout, le petit marché animé le matin et présentant une fresque en relief vantant les produits de la mer et de la terre. À l'ouest de la ville, pour les mômes, l'*Aquaparque,* un centre aquatique plutôt bien fait, avec moult bassins et toboggans.

MACHICO

12 000 hab.

C'est ici qu'en 1420, le capitaine João Gonçalvez Zarco accompagné de Tristão Vaz Teixeira (statue sur la grande place de l'église) prennent possession de Madère. Deuxième plus grande ville de l'île et capitale éphémère (jusqu'en 1496), coupée en deux par la *ribeira* (la rivière). Malgré une urbanisation pas trop contrôlée, halte sympathique, là aussi, pour sa belle église, son centre-ville ancien d'un côté, la chapelle des Miracles, le vieux fort et la plage de sable blond de l'autre.

UN PEU D'HISTOIRE... ET PAS MAL DE LÉGENDE !

Il était une fois deux tourtereaux anglais, Anne et Robert, qui s'aimaient d'amour tendre. Hélas, leurs parents respectifs les destinaient à des mariages plus nobles. Avec l'aide d'amis, ils s'enfuirent en bateau pour, peut-être, déjà un voyage de noces sur les côtes chaudes et hospitalières de la Costa Brava ou de l'Algarve... Inexpérience de l'équipage et violentes tempêtes déportèrent le navire vers une île inconnue : Madère ! La belle Anne y mourut rapidement des fièvres, et son amant Robert Machin la suivit de près. Ils furent enterrés sur la plage avec une grande croix, puis leurs amis tentèrent de regagner la mère patrie, mais ils furent capturés par des pirates et vendus comme esclaves. Leur histoire parvint aux oreilles de João Gonçalvez Zarco, qui convainquit le roi du Portugal d'organiser une expédition pour découvrir cette île. L'endroit où il débarqua prit le nom de *Machico,* dérivé, dit-on, de Machin, le premier découvreur donc... Bon, ça, on en est moins sûr, mais c'est une belle histoire !

Adresse utile

i *Office de tourisme :* *Forte Nossa Senhora do Amparo (au-dessus de la plage). ☎ 291-962-289. Tlj sf dim 9h-12h30, 14h-17h (sam 9h30-12h).*

Où dormir ? Où manger ?

Prix moyens (50-80 €)

🏠 |●| *Residencial Amparo :* *rua de Amargura (et praceta 25 de Abril). ☎ 291-968-120. 📱 964-050-301. • info@amparohotel.com • amparo hotel.com • Doubles 40-60 € suivant saison.* Dans un quartier fort agréable, très proche de la plage, un hôtel à taille humaine, une vraie maison d'hôtes offrant une douzaine de chambres confortables aux tonalités fraîches et colorées. Le décor joue habilement sur le blanc immaculé, le « bleu Klein » et sur un mobilier contemporain voire design, tout en restant chaleureux. À l'image de la ravissante et lumineuse salle à manger. En outre, excellente cuisine, avec des spécialités de poisson, comme le *filet de peixe espada com banana...* Une de nos plus belles adresses !

🏠 |●| *Hôtel White Waters :* *praceta 25 de Abril. ☎ 291-969-380. 📱 963-938-474. • info@hotelwhite waters.com • whitewaters-madeira.com • Doubles 42-80 € suivant saison.* 📶 À 200 m de la plage. Architecture plutôt originale jouant la carte du design pas trop froid, dans des tonalités de gris variées et un harmonieux mobilier contemporain. Des chambres lumineuses (baies descendant jusqu'au sol) et joliment décorées, avec tout le confort espéré : salle de bains nickel avec baignoire, TV écran plat. Grande terrasse solarium avec chaises longues et panorama privilégié. Resto correct. Conseil : ne prenez pas de chambre trop proche de la boîte de nuit (donc au moins ne donnant pas sur la place).

À voir

Igreja Matriz Nossa Senhora da Conceição : _au centre-ville._ Date de 1425, de style manuélin. Élégante façade avec portail à cinq voussures, surmontée d'une rosace. Sur le flanc de l'église, curieuses colonnes de marbre blanc du porche gothique provenant, pense-t-on, d'un monument musulman de Séville. Large nef et voûte avec une _Assomption de la Vierge_ peinte sur bois. À l'entrée du chœur, deux ravissants petits retable et, à l'intérieur, 12 stalles de style maniériste, illustrées de saints, et un beau maître-autel baroque sculpté et doré du XVIIe s.

De l'autre côté de la _ribeira_ s'étend l'ancien quartier des pêcheurs. Place paisible où les anciens se livrent de furieuses batailles de dominos ou tapent le carton. En fond, la petite **_capela de Nosso Senhor dos Milagres_** (chapelle des Miracles) dont l'intérêt se révèle surtout historique. À l'intérieur, on trouve l'inévitable maître-autel en bois doré ciselé et un célèbre crucifix, seul rescapé des terribles crues qui ravagèrent la ville en 1803 et emportèrent la chapelle. Des marins retrouvèrent le crucifix en pleine mer et, depuis, il jouit d'une grande vénération.

La plage et le fort : dans le port, l'une des très rares plages de sable blond de Madère (avec parasols en palme). Bien sûr, artificielle, créée grâce à l'apport de sable marocain. L'opération coûta fort cher dit-on, mais Machico lui doit une grande partie de sa renommée auprès de tous les _Bob Machin_ contemporains en mal de soleil... Quant au fort **_(forte Nossa do Amparo),_** il fut édifié en 1708, pour résister aux attaques de pirates et autres envahisseurs. Il abrite aujourd'hui l'office du tourisme.

➢ Enfin, la balade au belvédère de **_Pico do Facho_** vous livrera un panorama exceptionnel.

Randonnée Pico do Facho-Caniçal : ah que, ah que voilà une belle balade pour vous mettre en jambes. Environ 5 km de long (compter 2h). Départ à l'embranchement de Pico do Facho, avant le tunnel de Caniçal. C'est un chemin côtier assez rocailleux avec pas mal de végétation (chapeau et pantalon recommandés). Montée au _Pico do Facho,_ quelques descentes un peu raides, puis un pont à arches et la plage de _Ribeira do Natal_ (y piquer une tête, pourquoi pas ?)...

Fêtes et manifestations

– **_Fête de la chapelle des Miracles :_** _la nuit du 8-9 oct._ Procession jusqu'à l'église paroissiale en l'honneur du miracle du Crucifix. L'occasion de découvrir la richesse du folklore madérien.

– **_Semaine gastronomique :_** _début août._ On y déguste toutes les bonnes choses de l'île ! Le mot « ripaille » prend, à ce moment-là, tout son sens.

– **_Fête des Fachos :_** _peu avt la fête du Saint-Sacrement, le dernier dim d'août._ Les habitants édifient des bûchers sur les collines alentour. Pour donner plus d'éclat au brasier, aux pommes de pin et aux branchages, on rajoute des boules

FÊTE DES _FACHOS_ CÉLÉBRÉE PAR... TOUS LES DÉMOCRATES !

Eh oui, Machico, seul endroit en Europe où gens de gauche et démocrates peuvent faire la fête sans état d'âme, vu que les « fachos » en question sont tout simplement le nom des énormes brasiers de pommes de pin allumés dès le XVIe s sur la côte pour prévenir les populations des attaques de pirates ou autres barbaresques ! Leur commémoration subsiste.

de coton imbibées d'huile... Avec tout ce matériel, à flanc de colline, on dessine d'immenses symboles allégoriques, surtout de superbes bateaux (parfois 20-30 m de long), parfois croix et calices, etc. À 21h, on y met le feu et, pendant 15-20 mn, renforcé de fusées, les collines se couvrent de dessins en flammes, et ça pète, crépite à tout va dans la nuit... Extraordinaire tradition ! En outre, la ville se couvre de magnifiques « chemins de fleurs ». La journée, énorme procession religieuse.

CANIÇAL

5 000 hab.

Officiellement créé en 1561, Caniçal fut longtemps un paisible village de pêcheurs, avant de devenir, de 1940 à 1982, la petite capitale de l'industrie de la baleine. Le nom de Caniçal vient d'ailleurs de *caniços,* une sorte de canne à pêche, évidemment outil dominant à l'époque. Aujourd'hui port franc et roi du container, pas d'un charme fou, mais qui néanmoins possède quelques atouts. Pour vous y rendre, prenez donc l'ancienne route côtière et ses beaux paysages. Mieux, essayez d'y être le 3e week-end de septembre pour l'une des plus fascinantes processions religieuses de l'île. Et n'oubliez pas d'y visiter le musée de la Baleine...

C'EST ASSEZ !

Les scènes de chasse au cachalot blanc de Moby Dick, *le légendaire film de John Hudson (avec Gregory Peck en capitaine Achab), furent tournées, en grande partie, à Caniçal, en 1955. Si Moby Dick était, bien sûr, une immense maquette de près de 30 m de long, le harponnage fut filmé au plus près au cours de vraies chasses au cachalot avec des pêcheurs locaux travaillant à l'ancienne (bateau à rames et harpons manuels). On raconte que l'équipe de tournage, épuisée, abrégea les prises et termina le film en studio...*

À voir

Museu da Baleia *(musée de la Baleine) : rua da Pedra d'Eira. ☎ 291-961-858. • museudabaleia.org • Tlj sf lun 10h-18h. Entrée : 10 € ; réduc.* Grand bâtiment moderne au bord de la baie. Organisé dans deux grandes salles en une muséologie plaisante, claire et colorée. Toute l'histoire de la chasse à la baleine locale à partir de 1940, principale activité industrielle du coin, avec ses produits dérivés. Maquette de baleine grandeur nature et autres petits cétacés, matériel de chasse, techniques de transport, longues barques, sous-marin de poche, photos et témoignages, artisanat à base d'os et de dents de baleine. Matériel audiovisuel pour les enfants fort bien conçu. Gentil *coffee shop* avec terrasse sur la baie.

Prainha : vers la pointe Saint-Laurent, vous noterez tout à coup, à droite, une large bretelle de route permettant aux automobilistes de se garer sur un immense parking. Tiens, tiens, vous dites-vous, ça annonce quelque chose d'important, mais qui se cache bien ! Bingo, en contrebas, vous découvrirez l'une des plages de sable les plus populaires de Madère. Pas trop grande, protégée et avec du vrai sable... Certes, toutes les nuances du gris au noir... mais de l'autochtone, pas d'importation ! Accès également par le bus n° 113 de la *SAM.*

Manifestation

– ***Festival des Pêcheurs :*** *le 3e w-e de sept.* Un festival unique à Madère. Il commémore le sauvetage de pêcheurs ayant fait naufrage près de la côte. Jurant que s'ils s'en sortaient ils manifesteraient avec éclat leur reconnaissance, ils édifièrent, sur la première colline qui les recueillit, une chapelle du nom de Notre-Dame-de-Pitié *(Nossa Senhora da Piedade).*

ITINÉRAIRE ORIENTAL

PONTA DE SÃO LOURENÇO (POINTE SAINT-LAURENT)

Cette *Ponta de São Lourenço* se révélera le point d'orgue de l'itinéraire oriental (terminus du bus n° 113 à la *baia d'Abra*). Prévoir 2-3h pour effectuer une super balade (PR 8) sans réelles difficultés, au milieu de sereins paysages minéraux (environ 8 km). Grand parking à l'arrivée, puis chemin de randonnée bien balisé menant jusqu'à *Caïs do Sardinha* (une ultime petite plage). Plusieurs occasions de se baigner en cours de route. Emporter maillot de bain et de l'eau. En chemin, possibilité d'observer les oiseaux et la flore indigènes. Également, avant d'arriver au « pont de terre », deux intéressants panoramas. Quelques montées un poil raides mais jamais longues, des escaliers sécurisés... Le « pont de terre » (parois raide de chaque côté) fait quand même quelques mètres de large ; en marchant au milieu, pas de problème ! Arrivé avant la *Casa do Sardinha,* la montée au *Morro do Furado* s'offre à vous (160 m). Tout en haut, par beau temps, si le vent ne souffle pas trop, un adorable moment de détente et de rêve (et si, en plus, vous avez apporté votre viole de gambe, c'est tous les « matins ou crépuscules du monde » !)... Aire de pique nique à la *casa.* Petite expo sur la flore et la faune de la presqu'île. Enfin, en contrebas, la *Caïs do Sardinha,* une petite plage pour faire trempette (si mer apaisée)...

À voir. À faire

➢ ***Porto da Cruz*** n'est guère qu'à 22 km et, en cours de route, vous jouirez des magnifiques panoramas offerts par le ***col de Portela*** (à 670 m), sur la ligne de partage des eaux. Ce dernier est également le point de départ de superbes randonnées (décrites plus haut, au chapitre « Porto da Cruz »). En attendant, à partir de Caniçal, voici deux belles randonnées, très différentes l'une de l'autre.

De Maroços au tunnel de Caniçal : une jolie et paisible promenade le long de la *levada de Caniçal,* le seul canal d'irrigation de la région. Environ 12 km (3h). Pour gagner Maroços, bus n° 156. En 1949, on dut creuser un tunnel de 750 m dans le *pico do Facho.* Randonnée bucolique, entre cultures et vallées verdoyantes, à un rythme tout doux.

De Caniçal, possibilité également d'effectuer un rare chemin côtier presque dans son intégralité. En effet, sur toutes les autres côtes, les hautes falaises empêchent souvent toute continuité. Intitulé « ***Du tunnel de Caniçal vers Porto da Cruz*** », itinéraire n° 14 du *guide Rother* « 60 randonnées». Guide vraiment indispensable, car il décrit précisément les passages délicats, ceux qui ne sont pas ou peu sécurisés, les grosses pointes d'adrénaline à prévoir... Environ 12 km (minimum 4h de trajet). Strictement pour lecteur(trice)s aventureux. Départ du vieux tunnel de Caniçal. La première partie suit la *levada do Caniçal,* un itinéraire sans difficultés. C'est à partir du lieu-dit *Boca do Risco* que ça se corse. Balade sur les pas des *Borracheiros,* ces « esclaves » de la vigne qui transportaient, de Porto da Cruz à Machico, à dos d'homme, le vin jeune dans de lourdes outres en peau de chèvre. Et ceci, pendant plusieurs siècles, car c'était jadis la voie la plus rapide. Itinéraire assez sauvage, se renseigner sur l'état du sentier et les dangers possibles. En tout cas, exclu pour les gens sujets au vertige, à éviter totalement les jours de pluie ou de grand vent, avoir de super bonnes chaussures et le pied très sûr. Sublimes points de vue sur les falaises et les roches déchiquetées... puis sur le célèbre rocher de l'Aigle. Cette rando est également décrite au chapitre « Porto da Cruz » pour ceux, celles qui souhaitent la réaliser dans l'autre sens.

BALADE À L'INTÉRIEUR DE LA PÉNINSULE

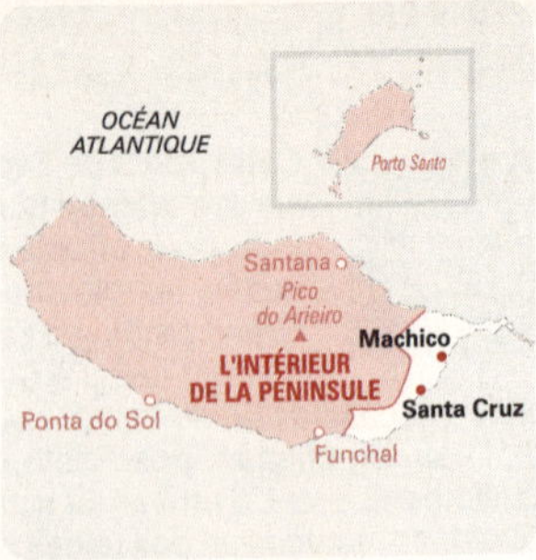

SANTO DA SERRA

1 310 hab.

À environ 680 m d'altitude, à une trentaine de kilomètres de Funchal, une bourgade fraîche et verdoyante, au sein d'une région de parcs, prairies et élevages (et pas étonnant qu'on y trouve aussi un golf). Lieu de villégiature des habitants de Funchal quand il fait trop chaud sur la côte. Nombreuses villas. Enfin, ne pas manquer le marché du dimanche après-midi.

Arriver – Quitter

➢ ***Depuis Funchal :*** 7 à 8 bus/j. (nº 77). Compter 50 mn de trajet.

➢ ***Depuis Machico :*** env 6 bus/j., lun-ven (slt 2 le sam et 1 le dim), avec le bus nº 20 de la *SAM*.

Où dormir ? Où manger ?

Prix moyens (50-80 €)

Hôtel rural Estalagem a Quinta : *estrada Santo António da Serra, 338. ☎ 291-550-030. • contact@estalagemaquinta.com • estalagemaquinta.com • Proche de l'arrêt des bus nºs 20 et 77. À un ½ mile du centre. Double 60 €, petit déj inclus ; 90 € en ½ pens. Gîtes 45-55 € suivant saison, 75-90 € pour 4 pers.* Dans un environnement bucolique plaisant, une grande et ravissante villa à tuiles rouges. Intérieur plein de lumière, 11 chambres spacieuses, décorées et meublées avec goût, plancher en bois tropical et tout le confort rêvé (clim, téléphone direct, etc.). Chaleureuse salle à manger pour un copieux petit déj et une belle cuisine traditionnelle.

Quinta da Cova do Milho : *caminho do Poiso. ☎ 291-552-455. • info@quintadacovadomilho.com • quintadacovadomilho.com • Venant de Funchal, 1 km après le golf, peu avt le rond-point, tourner à gauche. Doubles 50-75 € suivant saison, petit déj inclus. (dans les parties communes).* Imaginez, au sein d'un environnement fleuri et verdoyant, une élégante demeure offrant un calme total et une apaisante atmosphère familiale. Cadre intérieur tout aussi chaleureux, mobilier contemporain allié à de beaux objets. Dans les chambres, une belle lumière, des fleurs fraîches à l'arrivée et tout le confort qui lui sied. Chauffage central (important), TV satellite. La plupart des chambres ont un balcon et une vue privilégiée. Possibilité de dîner à partir de bons produits régionaux.

À voir. À faire

Feira do Santo *(le marché du dimanche)* **:** *à partir de 12h.* Le meilleur de la production locale en fruits, légumes et artisanat côtoie un secteur vêtements tout venant et bon marché. L'occasion de se concocter un pique-nique composé de bons produits, avant de savourer les panoramas du col de Portela...

Quinta da Junta : *tlj 9h-18h. Entrée libre.* Ce parc appartenait auparavant à la célèbre famille Blandy. On s'y promène au sein de superbes essences, respirant à fond les parfums des camélias et azalées, jusqu'à un point de vue extra sur la vallée de Machico et toute la région.

Au cœur d'une magnifique région forestière, ***les routes vers le col de Portela, vers le col de Poiso, vers Camacha*** livrent leur pesant de panoramas idylliques, d'aires de repos, de chemins de petite randonnée. Ici, tout semble proche et intime, prendre son temps pour déguster cette nature luxuriante et encore préservée. En particulier, fort belle route de Santo de Serra à Poiso que l'on peut prolonger vers Porto da Cruz ou le Pico do Arieiro...

Balade au Pico do Suna : 4 km avant le col de Poiso, venant de Santo de Serra (ER 202), on trouve le sentier du *pico.* Quasiment pas de dénivelée, large chemin, pas de passage vertigineux. Du Pico de Suna (1 028 m), panorama saisissant sur le rocher de l'Aigle. Au retour, si on le souhaite, petit diverticule par le ***Lombo Comprido,*** à 1 165 m. Là, ça monte un poil, et on a droit à une belle vue sur le Pico Arieiro et le Pico Ruivo. Rappel : pas mal de petites pattes d'oie, être bien entendu muni du « guide des 60 randonnées »...

Manifestation

– ***Fête du Cidre :*** *mi-sept.* L'occasion d'assister à la fabrication et de goûter à de nombreuses variétés de *sidra* dans une belle ambiance.

CAMACHA

L'autre grande ville de l'intérieur. Là aussi, jolie route depuis le col de Poiso. L'autre bouffée d'air frais des habitants de Funchal, un poil plus touristique que Santo de Serra. Ravira aussi nos lecteurs amoureux du foot ou abonnés à *A Bola.* En effet, c'est ici que s'est déroulé, en 1875, un événement tellurique : le premier match de *soccer* de l'histoire du Portugal. Monument commémoratif sur la place principale, ça va de soi ! Connue aussi pour son combat pour la préservation des traditions musicales de l'île. Enfin, Camacha, c'est aussi la petite capitale de la vannerie. Dans la région, on trouve beaucoup de saules dont on récupère les tiges pour la fabrication (et pas seulement des paniers).

LE FOOT, UN SPORT QUI A BIEN MADÉRISÉ !

En 1875, le fiston d'un Anglais vivant à Madère rentre de son collège d'Angleterre et en rapporte, pour rigoler, un ballon de foot (plus les règles pour jouer)... Un premier match a lieu à Camacha. Se doutait-il vraiment du bouleversement que cela allait générer dans l'île et que les Madériens parviendraient à un tel niveau d'« addiction » au foot ? Au point que leurs deux équipes (fondées en 1910), le Nacional (4e en 2009 et 6e en 2011) et le CS Maritimo (5e en 2008 et 2010), jouent en ligue 1 du championnat du Portugal. Le phénomène Cristiano Ronaldo, natif de Funchal (et qui joua avec Nacional), n'est donc pas un pur hasard !

Arriver – Quitter

➢ ***De et pour Funchal :*** avec le bus nº 129. Env 25 départs/j. lun-ven, 20 le sam et 15 le dim.

➢ ***De et pour Santo da Serra :*** avec le bus nº 77. Env 6 départs/j. 7h35-20h30.

➢ ***De et pour Santa Cruz :*** avec le bus nº 113. 5-6 bus/j. 7h15-17h30.

Où dormir ? Où manger ?

Prix moyens (50-80 €)

🏠 🍽 ***O Relógio :*** *largo da Achada (place principale). ☎ 291-922-777. • caferelogio@caferelogio.com • caferelogio.com • Double 50 €.* Cette institution connue surtout pour la vannerie loue également 24 chambres et 2 suites. Hyper classiques, bien tenues et de bon confort. Seul bémol : accueil pas au niveau. Bien pour une nuit sans plus. Propose également une petite cafétéria *(tlj 8h-16h, sandwichs et gâteaux)* et un resto *(tlj 12h-16h, cuisine correcte).* En principe, spectacles de danses traditionnelles *(ven-sam vers 21h).*

🏠 ***Quintas das Faias :*** *dans la vallée de Paraiso, à 1 km à l'ouest de Camacha. ☎ 291-924-103. • quintadasfaias@gmail.com • Bungalows 3 nuits min : 260 € pour 2 et 350 € pour 4, petit déj non inclus. Bungalows supérieurs (avec vue) un poil plus chers.* 📶 Situé dans un grand parc fleuri et planté de belles essences. Confortables petites maisons dans le style local (toit de tuiles rouges et environnement bucolique) comportant 2 chambres agréables, petite cuisine cosy équipée, salon et cheminée qui crépite, terrasse avec chaises longues, et chants des oiseaux garantis. Bon accueil. Possibilité d'acheter sur place pain et œufs frais, fruits et légumes du jardin.

Où manger dans les environs ?

Prix moyens (12-25 €)

🍽 ***Abrigo del Pastor :*** *sur la route du col de Poiso à Camacha (sur la droite). ☎ 291-922-060. Tlj sf mar 12h-23h.* Resto de montagne un peu en retrait de la route. Cadre rustique plaisant pour de solides petits plats bien mijotés : lapin, porc mariné à l'ail, porcelet rôti, viandes tendres, excellents produits locaux... Bon accueil et service attentif. Toujours pas mal de monde (conseillé de réserver le week-end).

À voir

🏛 ***Café Relógio :*** *largo de Achada. ☎ 291-922-777. Tlj 9h-18h.* L'institution locale, connue comme le houblon... Le plus grand magasin de vannerie et de souvenirs de l'île, un choix démesuré ! Des paniers, des plateaux de toutes les formes, porte-bouteilles, petit mobilier, jusqu'aux brouettes et triporteurs en osier. Mais le plus surprenant, c'est la collection de fauteuils aux dossiers artistiquement élaborés (presque des œuvres d'art) et, surtout, celle, kitschissime, des animaux, au sous-sol, jusqu'à l'immense maquette du *São Lourenço,* la caravelle de Zarco, le découvreur de Madère... Snack, resto et panorama (voir plus haut).

L'ÎLE DE PORTO SANTO

▸ Pour le plan général de Porto Santo, se reporter au cahier couleur.

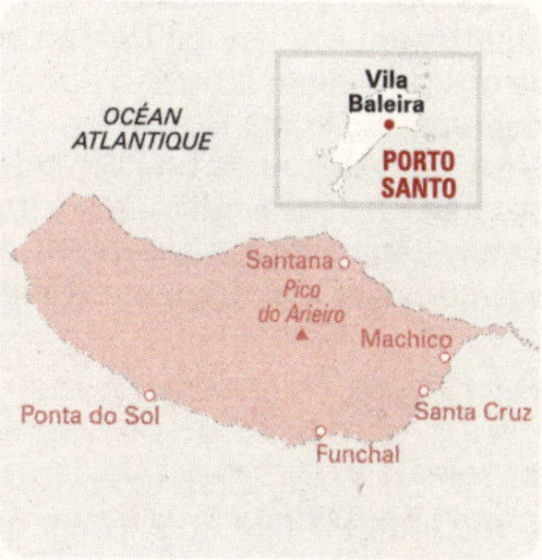

Première île découverte par Zarco et Teixera dès 1419, son histoire est évidemment liée à celle de Madère, mais présente quelques différences notables. Plus aride et moins fertile, plus exposée aux exactions des pirates, son peuplement se fait lentement et difficilement. Par une cruelle ironie du sort, cette île voisine de Madeira (l'île au Bois) était totalement dépourvue d'arbres. On procède actuellement à des essais de reboisements sur les flancs des « montagnes » comme le *Pico do Castelo,* d'une hauteur de 437 m, ou le *Pico do Facho,* qui culmine à 517 m.

Le nom de *Pico do Facho* (le pic de la Torche) évoque la création, dès le XVe s, d'une tour de guet munie d'un grand feu pour surveiller, de ce point le plus élevé de l'île, l'océan et la moindre apparition de voiles menaçantes. En effet, les pirates ne désarment pas : en 1552 et 1566, les Français ; en 1595, les Anglais ; en 1617, l'Algérois Ali Tabaqua qui capture 900 habitants de l'île par surprise ; suivi de nouveaux raids en 1695, 1707, 1708. Une véritable calamité contre laquelle le guet n'est pas toujours efficace. L'île n'est pourtant pas riche. Les roches volcaniques du nord-est, ailleurs les plateaux calcaires, les sols argileux et sablonneux sont des terres bien ingrates à cultiver sous un soleil souvent brûlant. Mais les pirates enlèvent surtout des habitants pour les vendre ensuite comme esclaves.

Bartolomeu Perestrelo, chargé de la peupler, eut, de plus, une très mauvaise idée : il libéra quelques lapins dans la nature ; ceux-ci se multipliant dévastèrent le peu de végétation qui poussait là. Malgré tout, il réussit peu à peu à tirer partie de cette île peu hospitalière. Christophe Colomb (1451-1506), marin génois installé à Lisbonne, y fait escale dès 1479, en route pour acheter du sucre à Madère. Il est séduit par l'île et, surtout, par Filipa Moniz, la fille du capitaine-donataire, et l'épouse. Dans le petit port de Vila Baleira, seule agglomération digne de ce nom, on peut visiter le musée créé sur le site présumé de sa maison.

Lorsqu'en 1497 le roi du Portugal Manuel Ier intègre purement et simplement Madère à la Couronne, il dédaigne Porto Santo qui conservera ainsi son capitaine-donataire, héréditaire depuis Bartolomeo Perestrelo, et ce, jusqu'en 1771. Au XVIIIe s, l'intérêt accru des Anglais pour Madère et Porto Santo va inciter le Portugal à rattacher également cette dernière, jugée jusque-là négligeable.

La reine Maria Ire abolit par décret la Capitainerie, distribue les terres aux paysans et déplace une partie de la population à Santo da Serra, à l'est de Madère.
À la fin du XIXe s on exploite le calcaire : des fours à chaux sont construits. On découvre également les vertus minérales d'une source, mais tout cela ne suffit pas réellement pour améliorer le niveau de vie des habitants.
Des cultures éparses de blé, des moulins à vent pour moudre le grain, quelques vignes et la pêche fournissent aux habitants obstinés les moyens de survivre dans des conditions souvent spartiates. La foi en Dieu, la frugalité, les liens familiaux à toute épreuve, la solidarité, forgent un caractère bien trempé qui contraste avec le caractère plus hédoniste des Madériens.
Mais, avec l'essor progressif du tourisme, Porto Santo prend sa revanche. Sa longue plage de sable fin, de plus de 8 km, attire les amateurs de baignade, de bronzage et d'exploration sous-marine. On y construit, dès 1960, un aéroport international, ce qui offre également la possibilité de gagner rapidement Madère en bateau alors que, jusqu'à cette date, seuls de petits avions pouvaient atterrir à Funchal.
Aujourd'hui, Porto Santo compte environ 5 500 habitants (25 000 à 30 000 en été !). On y découvre une sérénité de la vie encore largement patriarcale. Les promenades sans difficultés à travers les parcelles cultivées vers les moulins à vent séduisent les amateurs de farniente et de découverte paisible, ceux qui, comme Flaubert, aiment s'imprégner en douceur du lieu visité.

COLOMB, PREMIER TOURISTE DE L'ÎLE !

En fait, au début, Christophe Colomb est avant tout un commerçant, achetant le sucre de Madère et le livrant à Londres et à Gênes. C'est par accident qu'il débarque à Porto Santo en 1479, obligé de s'y réfugier à la suite d'une attaque de pirates. À défaut des Amériques, il découvre l'amour en la personne de Filipa Moniz, la fille du premier capitaine-donataire de l'île. On pense qu'il vécut sur l'île et à Madère de 1482 à 1484, date de la mort de sa femme dont il eut un fils, Diego...
C'est dans cette période, à travers ses rencontres avec des marins expérimentés, que Colomb commence à bâtir ses projets d'exploration de la route des Indes par l'ouest. Projets exposés au roi du Portugal João II, qui les refuse. En 1484, il part en Espagne tenter de convaincre Isabelle de Castille qui lui prête une oreille attentive. Encore quelques années de réflexion et de préparation avant de se lancer, en l'année historique de 1492 (mais tragique pour les aborigènes caraïbes et les Indiens d'Amérique) à la conquête de l'Inde par l'ouest...

Arriver – Quitter

En bateau

➢ ***Depuis le port de Funchal :*** *☎ 291-210-300.* • *info@portosantoline.pt* • *portosantoline.pt* • 1 départ/j., à 8h (sf ven, à 19h). Pas de bateau le mar en basse saison. Arriver 45 mn avt. Retour à 18h (sf dim, à 19h, et ven, à 22h30). Prend 1 150 passagers et 150 voitures (en été, réserver assez longtemps en avance). Trajet en 2h30, bateau très confortable. Resto, cafétéria et plusieurs bars. Solarium et section jeux pour enfants. Prix : passager 56,70 € (oct-mars 46,35 €) ; véhicule 197 € (oct-mars 154 €) ; moto 55,35 € (oct-mars 43,10 €) ; vélo 2,25 €.

En avion

■ ***Aerovip :*** *☎ 291-106-975 et 976.* *932-195-177.* • *reservas@aerovip.pt* • *aerovip.pt* • Vols quotidiens de/vers Funchal en 25 mn. Prix A/R : 116-173 € suivant confort et période ; réduc.
➢ ***Funchal-Porto Santo :*** tte l'année, à 10h et 22h. En plus, avr-sept (et

22-24 déc et 29-31 déc) à 17h et mai-sept à 13h.
➢ ***Porto Santo-Funchal :*** tte l'année, à 8h et 18h30. En plus, avr-sept (et 22-24 déc et 29-31 déc) à 15h30 et mai-sept à 11h30.

■ ***TAP :*** en hte saison, env 1 vol/sem depuis Lisbonne, à partir de 252 €. Vols saisonniers depuis Porto.

VILA BALEIRA

La petite capitale de l'île se révèle plutôt un grand et paisible village pas encore perverti par le tourisme de masse. Quasiment pas de constructions en hauteur. Tout est gentiment horizontal et accessible à pied pour découvrir ses points d'intérêt : la jolie maison de Christophe Colomb, l'adorable église, de bonnes petites adresses gastronomiques. Et, principal atout, être le point de départ de la plus belle et la plus longue plage de sable de Madère.

Arriver – Quitter

– ***Bus :*** peu de lignes. En été, surtout, une ligne qui suit toute la côte jusqu'à *Calheta*. Lignes également pour *Camacha* et *Serra de Dentro*.
– ***Location de voitures et de scooters :*** ce dernier, vu les courtes distances de l'île, a la préférence des visiteurs. 4 loueurs de voitures à l'aéroport : ***Moinho Rent-a-Car,*** *☎ 291-983-260 et 982-780 ;* ***Budjet,*** *☎ 291-983-008 ;* ***Auto-Jardim,*** *☎ 291-984-937 ;* ***Rodavante,*** *☎ 291-982-925.*
– ***Taxis :*** prix raisonnables et généralement fixes. Pour *Serra de Fora, Serra de Dentro* ou *Camacha,* compter 12-15 €. ***Borne taxi*** av. Dr. Manuel Gregório Pestana Junior *(☎ 291-982-334 et 123).* Demander, à l'occasion, aux taxis leur carte de visite avec le numéro de portable.

Adresses utiles

ℹ ***Office de tourisme*** *(plan Vila Baleira B2)* ***:*** *av. Dr. Manuel Gregório Pestana Junior (route côtière ER 111). ☎ 291-985-189. • visitportosanto.pt • Tlj 9h30-18h30 (17h30 en basse saison).* Dans le centre d'artisanat. Bon matériel touristique et personnel parlant un peu le français.

✉ ***Poste*** *(plan Vila Baleira A2)* ***:*** *rua Vieira de Castro, à deux pas de la place principale. Lun-ven 8h30-12h30, 14h-17h30.*

■ ***Pharmacie*** *(plan Vila Baleira B1,* ***1****)* ***:*** *rua Gonçalves Zarco. ☎ 291-980-420.*

■ ***Location de vélos et scooters*** *(plan Vila Baleira A3,* ***2****)* ***: Aluguer Rental,*** *av. Henrique Veira de Castro (route côtière ER 111), au niveau du camping. ☎ 291-984-438. • aacolombo.com •* Excellent matos, bon choix de VTT *(3 €/h, 12 €/j.),* vélos électriques *(6 €/h, 20 €/j.)* et scooters *(25 €/h, 50 €/j. un plein compris).* Et même des tandems...

Où dormir ?

Bon parc d'appartements et de maisons particulières à louer, bien sûr. Tous renseignements à l'office du tourisme ou sur Internet. Concernant trois de nos bonnes adresses, accès éventuel en voiture par la petite ruelle montant de l'église, mais elle est souvent fermée. Obligation, alors, de faire un grand détour décrit dans les adresses concernées.

Bon marché (jusqu'à 50 €)

⛺ ***Parque de Campismo*** *(plan Vila Baleira A3,* ***10****)* **:** *rua Goulart Medeiros.* ☎ *291-982-160 et 980-600. Sur la gauche, en continuant la rue principale vers l'ouest (ER 111). Presque en face de* Aluger Rental. *Ouv en hte saison, jusqu'à début oct. Compter 8 €.* Assez central et en bord de mer. Certes fort bien placé, mais dans l'ensemble un poil déglingué. Sanitaires vieillots, pas d'eau chaude, pommes de douche disparues... Bon, propreté encore acceptable et beaucoup de places sur un grand terrain arboré.

Centro de Juventude *(plan Vila Baleira A2,* ***11****)* **:** *rua Almeida Ribeira, 2.* ☎ *291-982-607 et 741-540. • pousadas.drid@madeira-edu.pt • Assez proche du centre à pied, mais en voiture, en revanche, c'est le grand détour : par la route de la côte (ER 111), partir vers l'ouest, tourner à droite au niveau du resto* Forno *et rester à main droite sur la route principale jusqu'à la longue allée de palmiers. Réception 9h-14h, 18h-4h (9h-13h, 17h-2h 15 sept-15 juin). Compter 10 €/pers, 11,50 € après 30 ans. Une seule double (avec w-c) 25-28,75 €.* Grande structure moderne, en retrait, à droite. Tenue et propreté nickel. Bon accueil. Une vingtaine de chambres (64 lits en tout). Salle commune agréable. Cuisine équipée.

Residencial Central *(plan Vila Baleira A2,* ***12****)* **:** *rua A. M. Vasconcelos, 1.* ☎ *291-982-226. 926-141-685. • centralpxo@gmail.com • residencial-central.pt • De la place centrale, à pied, facile (5 mn à peine). À droite après l'église, au bout d'une petite rue en pente. En voiture, vérifier que la ruelle de l'église est éventuellement ouverte, sinon même grand détour que l'adresse précédente à partir du restaurant* Forno. *Après l'AJ, passé le poste de police, on parvient à une patte d'oie. Prendre la rue de droite (marquée « impasse »), c'est à 200 m. Tte l'année sf janv-fév. Doubles 30-50 € suivant saison, petit déj inclus ; avec 2 chambres 70 €.* Un plaisant petit hôtel, très bien tenu, offrant 42 chambres avec salle de bains (et TV satellite) d'une certaine austérité, mais très propres et, surtout, d'un remarquable rapport qualité-prix. Très agréable jardin avec palmiers. Terrasse et fauteuils en osier pour jouir de suaves soirées et sympathiser avec le gentil chat des voisins. Solarium sur le toit. En prime, l'accueil chaleureux et francophone de la gérante de l'hôtel.

Prix moyens (50-80 €)

Praia Dourada Hotel *(plan Vila Baleira B1,* ***13****)* **:** *rua Estêvão de Alencastre.* ☎ *291-980-480. • reservas praiadourada@portosantohotels.com • hotelpraiadouradaportosanto.com • Doubles 50-100 € suivant saison. (dans les parties communes).* Proche du centre, un hôtel à la blancheur immaculée offrant une centaine de chambres impeccables et d'excellent confort : clim, TV satellite, téléphone direct. Bar et piscine.

Aparthotel Luamar *(plan couleur général,* ***14****)* **:** *route côtière (ER 111), à 4 km du centre. Au sud-ouest de Vila Baleira.* ☎ *291-984-121. • luamaraparthotel-portosanto.com • Doubles 65-80 €, apparts (2 doubles) 70-110 € suivant saison.* Longue structure à la banale architecture (heureusement horizontale) qui vieillit tout doucement. Cependant, bien tenu et superbement situé en bord de plage, avec jardin et larges pelouses. En outre, propose environ 70 petits appartements (certains avec 2 chambres) tout à fait corrects, avec baies vitrées descendant jusqu'au sol, clim, TV câblée, balcon (côté mer ou montagne) et kitchenette (avec frigo, machine à laver la vaisselle, etc.). Resto, bar, billard, distributeur de billets ATM, supérette dans les parties communes... Dès septembre, un super rapport qualité-prix.

Chic (80-150 €)

Casa do Vehlo Dragoeiro *(plan Vila Baleira A2,* ***15****)* **:** *rua Manuel Gregório Pestana, 10A.* ☎ *291-634-413. 929-077-904. • geral@casadovelhodragoeiro.com • casadovelhodragoeiro.com • Pour s'y rendre, même itinéraire que le* Centro de Juventude *et la* Residencial Central *(voir plus haut). Après avoir dépassé cette dernière,*

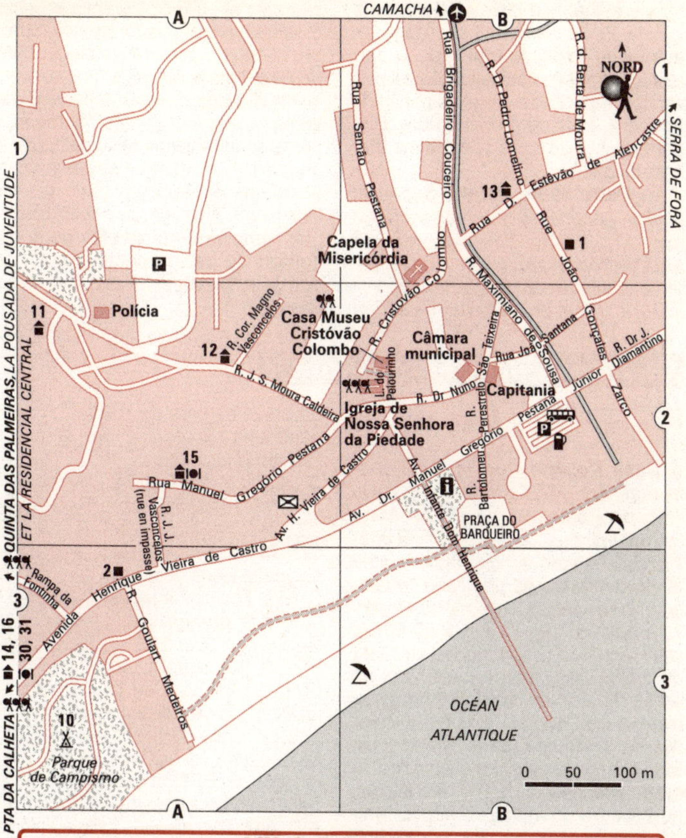

VILA BALEIRA

Adresses utiles

- Office de tourisme
- 1 Pharmacie
- 2 Location de vélos et scooters

Où dormir ?

- 10 Parque de Campismo
- 11 Centro de Juventude
- 12 Residencial Central
- 13 Praia Dourada Hotel
- 15 Casa do Vehlo Dragoeiro

Où manger ?

- 15 5 Continentes (Casa do Vehlo Dragoeiro)

descendre la rue, puis tourner à droite après le resto Marrakech. *Accessible à pied aisément de la route côtière (ER 111) et de la place principale (en voiture aussi si l'obstacle de la ruelle de l'église est levé). Double 130 € (mais réduc importante en basse saison), petit déj inclus. Possibilité de ½ pens. Resto ouv aux non-résidents.* Situé dans une impasse ; pas de passage donc, calme assuré. Nouveau petit *B & B* de charme offrant un cadre design coloré et une alliance raffinée avec le végétal. Au rez-de-chaussée, l'élégante salle de restaurant et la terrasse sur le jardin. À l'étage, une poignée de chambres fort agréables au confort intégral (au choix, douche à l'italienne ou baignoire, kitchenette, frigo et micro-ondes). On y retrouve la même esthétique raffinée. Service de laverie. Petite piscine. Grande terrasse avec vue. Expo de tableaux au bar-resto, excellents cocktails, accueil pro, service impeccable (certains parlent le français). Parking gratuit à côté. Une adresse classe mais relax, sans être hors de prix !

🏠 |●| ***Porto Santo Hotel & Spa*** *(plan couleur général,* ***16****) : Campo de Baixo (ER 111). ☎ 291-980-140. • info@hotelportosanto.com • hotelportosanto.com • Au sud-ouest de Vila Baleira. Doubles 120-208 € suivant saison, petit déj inclus. Intéressantes promos Internet à partir de nov.* Super bien situé en bordure de plage, hôtel de petit luxe à l'architecture horizontale minimaliste (un poil austère à nos yeux). Cependant, c'est compensé par le superbe jardin avec palmiers, la grande piscine dans un environnement bucolique et reposant (plus piscine intérieure), la plage au sable doré et une centaine de chambres de grand confort au design contemporain de bon goût. Quelques villas à louer (mais chères).

Où dormir dans les environs ?

Prix moyens (50-80 €)

🏠 ***Casa Rosário Coelho*** *(plan couleur général,* ***17****) : à* ***Serra de Fora,*** *largo do Pelourinho (rua Doutor Nuno S. Teixeira), 6. ☎ 291-984-306. 📱 962-488-563. À l'est de Vila Baleira. Situé au nord-est de l'île, en pleine campagne. Avoir une voiture (sinon compter 12 € pour le taxi). Compter 50-90 €/j. suivant taille ou saison (pas de petit déj).* Une très grande *casa rural* en retrait de la route, solide demeure de pierre datant de 1837 et consciencieusement restaurée. Excellent accueil. Cinq chambres réparties dans 4 petites *casas* proches les unes des autres, au milieu d'un immense jardin. Malgré l'aridité du coin, fleurs, palmiers et belle végétation. La *casa Mae* propose 2 chambres (les moins chères – 30-50 €/j. la chambre suivant saison –, pratique pour familles) ; cuisine et salon partagés. Une autre, la *casa da Galeria,* un grand grenier aménagé (avec canapé-lit), peut loger jusqu'à 6 personnes. Les autres, jusqu'à 4 personnes, disposent d'une chambre spacieuse, coin cuisine, salon (avec canapé-lit). Globalement bon confort, même si l'une ou l'autre des *casas* peut présenter inévitablement quelques pétouilles techniques (literie plus rustique, vaisselle parfois limitée, frigo un poil bruyant, etc.). Reste quand même une adresse très intéressante pour le rapport charme-dépaysement-prix des lieux. Petites plages de *Porto dos Frades* à moins de 1 km et, sur cette propriété de près de 150 ha, un beau panorama sur les environs depuis le *Pico dos Maçaricos*.

🏠 |●| ***Casa dos Cedros*** *(plan couleur général,* ***18****) : estrada do Barlavento, à* ***Camacha.*** *☎ 291-984-069. 📱 919-430-484 et 965 408-624. • alvesmaria@netmadeira.com • Au nord de Vila Baleira. Doubles à partir de 50 € (45 € avec sdb partagée), petit déj inclus. Séjour min 2 nuits (5 en hte saison).* Près de la côte nord, proche de l'aéroport, grande villa en pierre blanche locale et toit de tuiles rouges (ancienne bâtisse rurale du XIXe s reconstruite). Murs blancs, décor look paysan. Jardin arboré, BBQ et hamacs derrière. Sept chambres correctes (dont 5 avec salle de bains). Grande salle à manger commune et cuisine équipée à disposition. Arrêt de bus à deux pas.

Chic (80-150 €)

🏠 |●| ***Quinta do Serrado*** *(plan couleur général,* ***19****) : ER 120, sitio do* ***Pedregal.*** *☎ 291-980-270. • quintadoserrado@sapo.pt • quintadoserrado.com • Au nord de Vila Baleira. Doubles 80-160 € suivant saison, suites 100-180 €, petit déj inclus. Plats 15-19 €.* 💻 Dans une belle vallée, seul sur la pente de la montagne, un hôtel d'un certain charme en basalte local, s'intégrant harmonieusement au paysage. Offre une vingtaine de chambres colorées et quelques suites, mon tout de grand confort. TV satellite.

Belle piscine « haricot », sauna, jacuzzi, salle de fitness... Excellente cuisine au resto (ouvert aux non-résidents) dans des salles au plaisant style rustique et pierre apparente ou en terrasse protégée. Grand jardin arboré dominant le paysage, avec kiosque pour se détendre, petit pont de bois et bassin qui glougloute... Alentour, paisibles petits sentiers de randonnée. Navette pour la plage ou la ville.

Où manger ?

Les restos perdus dans la campagne sont opportunément décrits dans les divers paragraphes traitant des environs.

Prix moyens (12-25 €)

I●I ***Pé na Água*** *(plan couleur général,* ***30****) : sitio das Pedras Pretas (ER 111). ☎ 291-985-242. Sortie sud-ouest de Vila Baleira, sur la route côtière (ER 111), à la sortie de la ville, à gauche. Tlj 10h-minuit (cuisine jusqu'à 23h). Plats 12-18 €. Vin de la maison 14 €, au verre 2,50 €.* D'abord, ça se révèle un lieu bien séduisant : en bord de plage, genre d'immense case créole qui évoque irrésistiblement la douceur de vivre du Sud, avec ses lambris « gris-vert cabane de pêcheur », l'espace aéré, la hauteur de plafond, les lumières équilibrées, les tables bien séparées et sa terrasse quasi pieds dans l'eau... Ajoutez un service attentif, jeune et souriant pour une belle et simple cuisine de la mer n'utilisant que des produits frais, vous serez comblé ! Goûter au moelleux *octopus lagareiro* (poulpe grillé), la *feijoada de mariscos,* les tendres steaks et le hamburger bien *juicy.* En outre, bon pain à l'ail et généreuses portions.

Chic (au-delà de 25 €)

I●I ***5 Continentes*** *(Casa do Velho Drageiro ; plan Vila Baleira A2,* ***15****) : rua Gregório Pestana, 16A (dans le centre). ☎ 291-634-413. 📱 929-077-904. Tlj 12h-15h, 19h-22h30. Plats 15-19 €.* Resto d'hôtel ouvert aux non-résidents, dans une ruelle peu touristique. Accueil affable. Élégante salle à manger mélangeant design, lumières mesurées et couleurs douces. Terrasse tranquille, plaisante, jolie vue. Fine cuisine traditionnelle concoctée avec de beaux produits et cuissons justes : goûter à l'« *açorda* » maison (cabillaud, œufs, crevettes, oignons, ail et herbes), au *cataplana* d'agneau *(28 € pour 2),* au poisson sur ardoise (sur commande). Délicieux desserts maison...

I●I ***Casa da Avó*** *(plan couleur général,* ***31****) : estrada de Calheta, Campo de Baixo. ☎ 291-982-037. 📱 967-666-007. Au sud-ouest de Vila Baleira. À env 4 km, vers l'hôtel* Luamar. *Tlj sf dim 19h-23h. Fermé nov.* Une grande maison particulière, sur la droite (parking en face). Petite terrasse à l'ombre de 3 gros palmiers. À l'intérieur, murs de pierre sèche et décor contemporain de bon goût. Cuisine assez classique mais bien troussée. Qualité régulière des fruits de mer. Spécialités de *feijoada de mariscos* et *plumas de porco.* Atmosphère et accueil cependant un poil conformistes.

Où manger dans les environs ?

Ne vous embarrassez pas de provisions, voici 2 belles adresses, l'une pour les amateurs de plages, l'autre pour les montagnards...

Prix moyens (12-25 €)

I●I ***Restaurante O'Calheta*** *(plan couleur général,* ***32****) : Ponta de Calheta, en bord de plage (grand parking). ☎ 291-985-322. Au sud-ouest de Vila Baleira. En saison, tlj (résa conseillée le w-e). Fermé nov-mars. Compter 20-25 €.* Grand resto avec une touche contemporaine mais s'insérant bien dans le paysage. Large terrasse pour déguster une très honnête cuisine de poisson et fruits de mer. Quelques spécialités :

le *ceviche* (poisson cru au citron vert), la *caldeirada* (pot-au-feu de poisson) pour 2, l'*espada* grillé et, surtout, le *shrimp açorda* (caquelon de fruits de mer et mie de pain parfumée). Dommage qu'on n'y sourit pas plus (bon, on était en octobre, la fatigue d'une longue saison peut-être !).

|●| ***Adega das Levadas*** *(plan couleur général,* ***33****) : sur la route grimpant au Pico das Flores, sur la droite (bien indiqué). ☎ 291-982-557 et 721. Au sud-ouest de Vila Baleira. Tlj sf jeu 12h30-14h30, 19h-22h. Fermé de mi-déc à début fév.* Une piste en terre mène à ce resto de montagne, niché dans un fond de vallée. En fait, le patron est également vigneron, et c'est une affaire de famille. Possibilité de venir déguster l'*aguardente* maison et des vins de qualité (*moscatel* et autres *listrão branco*) dans un cellier tout plein d'un charme rustique et de toiles d'araignée, façon dernier rade du Sud-Ouest européen. Ou bien s'installer dans la grande salle à manger pour dévorer toutes sortes de bonnes grillades, dont c'est la spécialité : l'*espetada* (brochette) et encore les *entrecosto, frango* (poulet de ferme), *bacalhau,* etc. Bon accueil et prix raisonnables. En prime, la beauté de l'environnement, les points de vue, et le fait qu'ils proposent de venir vous chercher et vous ramener !

À voir

🏵🏵 ***Largo do Pelourinho*** *(plan Vila Baleira B2) :* la place centrale joliment aménagée et regroupant tous les bâtiments officiels, mélange assez réussi d'architecture moderne et ancienne. Certes, le *pelourinho* (pilori) a disparu au XIXᵉ s, mais la vénérable ancienne mairie du XVIᵉ s arbore toujours sa jolie façade surmontée d'un écusson. Sur le sol, le puits vitré était en fait un silo à grain *(matamorra)* qu'on recouvrait de sable lorsque les pirates attaquaient l'île.

🏵🏵🏵 ***Igreja Nossa Senhora da Piedade*** *(église Notre-Dame-de-la-Pitié ; plan Vila Baleira B2) : sur la place centrale. Tlj.* Date de 1430, reconstruite au XVIIᵉ s. On aura bien sûr noté le beau pavage de galets ronds et la belle *Déposition* en azulejos sur le flanc de l'église. À l'intérieur, diverses chapelles avec ouvertures romanes décorées ou gothiques et trois fins retables. Au maître-autel, une autre *Déposition* avec avalanche de dorures. Chapelle de droite, pittoresque reconstitution de la Cène avec les 12 apôtres. Chœur et nef ornés d'azulejos, ravissante Vierge sur le côté.

🏵🏵 ***Casa Museu Cristóvão Colombo*** *(la maison et le musée Christophe Colomb ; plan Vila Baleira B2) : traversa da Sacristia, 2 (à côté de l'église). ☎ 291-983-405. • casacolombo.drac@madeira-edu.pt • museucolombo-portosanto.com • Accès sur le côté droit de la maison. Tlj sf lun et j. fériés 10h-12h30, 14h-17h30 (19h en été ; dim 10h-13h). Entrée : 2 € (caisse au rdc).* Solide demeure de pierre dont on pense, sans certitude bien sûr, qu'elle fut la demeure de Colomb ou en tout cas de la famille de sa femme. La découverte de deux *matamorras* du XVᵉ s (silos à grains dans le sol) attestent que la maison date bien de cette époque. Les différentes salles démontrent l'importance de l'île dans la politique d'expansion et de colonisation des royaumes portugais, espagnols et hollandais. Pour illustrer ces périodes : portraits de Colomb, dont une belle peinture italo-flamande du XVIIᵉ s où il semble indiquer du doigt la direction à suivre, plat en argent repoussé mexicain (même époque), carafe de style chimu (Pérou) du XVIᵉ s, pièces de monnaie, pipes en terre cuite, peinture de galion hollandais et belles céramiques chinoises du XVIIIᵉ s... Quelques maquettes de caravelles. Les deux dernières salles racontent d'ailleurs le naufrage, au nord de Porto Santo, du *Slot ter Hooge,* un bateau de la Compagnie des Indes hollandaises en route vers Jakarta. Il transportait 254 passagers (33 rescapés), mais surtout 3 t d'argent dont on peut voir ici quelques lingots dûment estampillés. Une première campagne pour récupérer la cargaison eut lieu en 1726, peu après le naufrage, la dernière, plus fructueuse, en 1974... Expos temporaires également et paisible jardin, derrière, pour se reposer de telles aventures.

DANS LES ENVIRONS DE VILA BALEIRA

Praia Dourada : près de 8 km de sable doré de Vila Baleira à Ponta da Calheta. Desservie par le bus n° 4. Assez urbanisé jusqu'à l'hôtel *Vila Baleira,* mais plutôt supportable, car les hôtels sont tous sur le mode horizontal. Sauf le *Vila Baleira,* unique « pustule » de béton dans le paysage, bâti dans les années 1970, à une époque où les préoccupations environnementales ne comptaient guère. D'ailleurs, il fut à l'abandon durant longtemps et restauré ces dernières années. Au-delà, la plage se révèle vierge de constructions, et c'est un vrai bonheur ! Concernant le gros projet hôtelier du footballeur Ronaldo, *because* la crise violente qui frappe le Portugal, le montant élevé des investissements, la saison touristique trop courte, il semble, aux dernières nouvelles, qu'il soit en discussion, plus ou moins en stand-by... De toute façon, s'il se réalise un jour, il sera bien heureusement de type horizontal.

Ponta da Calheta *(plan couleur général, au sud-ouest de Vila Baleira)* **:** le bout du bout de la plage... Déserte, sauvage, face à un énorme rocher appelé l'*Ilhéu de Baixo*. Surnommé également « l'île de la chaux » car, jusque dans les années 1970, des « galériens » et des soutiers en extrayaient, dans des conditions dignes de Zola, le calcaire servant à fabriquer la chaux. Aujourd'hui, repaire de nombreux oiseaux et, plus insolite, d'une grande variété d'escargots (souvent minuscules), près de 100, dit-on... Ce qui ferait de Porto Santo, avec Hawaï et l'île Maurice, le champion du monde toutes catégories du nombre d'escargots au mètre carré. Darwin en parle d'ailleurs dans son livre *L'Origine des espèces* (1859)... Plus à l'est, du côté de la *promenade des Trois moulins à vent,* on en découvre également des milliers.

Miradouro das Flores : après moins de 2 km de route goudronnée, on parvient ensuite à un carrefour d'où partent, à gauche, deux pistes en terre battue. Celle de gauche mène au ***Pico das Flores*** *(pic des Fleurs),* livrant, de ses 185 m de haut, l'un des plus saisissants panoramas sur la *praia Dourada* et les *picos* alentour (dont le *Pico de Ana Ferreira*). C'est là qu'on mesure le charme de ces derniers kilomètres de plage, vierges de constructions, avec leurs petites dunes et le joyeux désordre des derniers carrés cultivés.

Zimbralinho : retour au carrefour, la piste de droite mène à une crique très étroite. Arrivé à un cabanon ruiné, petit parking, et l'on continue le chemin à pied pour une minuscule plage de galets, enserrée entre deux hautes falaises... Attention, elle est de ce fait vite à l'ombre (au soleil, grosso modo, de 11h30 à 16h). Un moment d'émotion : c'est ici, pense-t-on, que Zarco débarqua la première fois en 1418 !

Morenos : l'un de nos sites préférés et le favori des îliens pour pique-niquer. On y parvient par une bonne piste en terre. *Morenos,* dans son environnement sauvage, terre inconstructible, se révèle destinée au reboisement et à la revitalisation de la nature. Et loin de devenir un musée végétal, de petites plates-formes (avec parasols en feuilles de palmier, tables et gros bancs) ont été aménagées pour accueillir les promeneurs. Tout autour, de nouvelles plantations, notamment des figuiers de barbarie pour l'élevage des cochenilles (dont on tire le fameux colorant rouge pour la teinture des tissus). De beaux massifs d'agaves d'Amérique et des palmiers des Canaries viennent également reverdir joliment les collines alentour.

Continuer à pied ou en voiture la piste jusqu'à la ***ponta da Canaveira*** (à environ 800 m). Dans la descente, à main droite, ne pas manquer, au coucher du soleil, l'extraordinaire palette de couleurs offerte par la falaise... Une symphonie de terres de sienne, d'ocres, de rouges et de verts puissants, mon tout zébré de coulées noires... Parking à la pointe pour admirer, certains soirs, les assauts furieux des vagues sur la falaise, en contrebas, et, surtout, sur l'***ilhéu de Ferro*** (l'îlot de Fer), en face. Parfois, les vagues s'engouffrent dans des failles et s'élèvent haut, en nuages de vapeur d'eau. S'il n'y a pas grand-monde ou si vous vous retrouvez seul, grand moment de paix et de rêve...

Pico de Ana Ferreira : à 283 m, le sommet le plus élevé à l'ouest. Super balade, surtout pour aller admirer, sur ses flancs, la **Pedreira,** d'insolites formations d'orgues basaltiques (refroidissement et cristallisation de la lave), héritage d'une intense activité volcanique, il y a quelques millions d'années.

VERS LE NORD DE L'ÎLE

Quinta das Palmeiras *(minizoo botanique ; plan couleur général)* **:** *sitio dos Linhares. ☎ 291-983-625. • quintadaspalmeirasportosanto.com • Au nord-est de Vila Baleira. Tlj 10h-13h, 15h-17h. Entrée : 3 €.* Venant de l'ouest, reprendre l'ER 111, puis au niveau de Pedras Pretas, emprunter la estrada Dr Francisco Rodrigues Jardim (ou la rua da Gazela) ; tourner dans la rua da Urbizela, après c'est hyper bien fléché. Autre parcours depuis Vila Baleira : l'ER 111, puis tourner à droite au niveau du resto *Forno* jusqu'à un grand carrefour ; pancarte pour le mini-zoo, à gauche, et c'est ensuite bien fléché. Bon, parcours quand même alambiqué, on s'est donné les moyens que vous trouviez bien ce remarquable mini-zoo botanique (surtout pour les enfants). Jardin-zoo né d'une utopie : comme faire naître une véritable oasis dans un milieu extrêmement aride ? Eh bien, c'est du boulot, un rude boulot même, beaucoup de patience et, surtout, résoudre le problème de l'eau. Le proprio, après des années de travail acharné et d'amour pour ses arbres et plantes, a réussi ce petit miracle de jardin, animé merveilleusement par ses amis les oiseaux. Prenez votre temps pour déambuler au long de petits sentiers parmi des essences rares et des fleurs vibrantes, accompagné des couleurs étincelantes de dizaines de variétés de perroquets, certains volant même librement (très naturellement fidèles à leur oasis). L'émeu émeut et, au passage, dites donc bonjour aux « *love birds* », à *Lara* qui répète malicieusement son nom, ainsi qu'aux *galinhas de seda,* au plumage doux comme de la soie et qui nous viennent de Chine... Petite cafétéria.

CAMACHA

Le plus important village du nord de l'île. Rustique, dans son jus. Quelques bons restos dans le coin et un très intéressant musée privé, pendant ethnographique de la *Quinta das Palmeiras...*

Où dormir ? Où manger ?

Rappel : voir les adresses « Où dormir ? Où manger dans les environs ? » du chapitre Vila Baleira, notamment ***Quinta do Serrado*** *(plan couleur général,* ***19****).*

Torres *(plan couleur général,* ***34****)* **:**

estrada Domingo de Ornelas (la rue principale). ☎ *291-984-373.* 📱 *924-482-963. Tlj sf mar. Compter 15-20 €.* Une sympathique affaire familiale régalant la clientèle depuis plus de 40 ans. Réputé pour son *polvo a moda da casa* (poulpe grillé), assurément le meilleur de l'île, qu'on déguste en terrasse protégée de feuilles de palme. Sinon, délicieux *frango no churrasco*, accompagné de petits légumes cuits juste comme il faut... Accueil chaleureux de la patronne et de son fils, toujours attentifs aux désirs des hôtes. C'est pas le tout, mais on y retourne !

À voir

Museu Cardina (musée ethnographique) **:** *au bourg (bien indiqué), pas loin du resto* Torres. 📱 *963-252-021. Souvent ouv pour des visites de groupes, mais avt tt visite sur résa. Entrée libre (mais il est de bon ton de laisser quelque chose).* Encore un passionné qui a créé son propre musée de la vie paysanne, à partir de centaines d'objets récoltés patiemment à travers l'île, exposés dans un superbe espace circulaire. José Cardina assure souvent la visite lui-même, avec un enthousiasme qui fait plaisir. Impossible de tout citer, mais vous n'ignorerez plus rien du mécanisme des moulins à vent de l'île. Collections de pittoresques et vénérables outils, jougs de bœuf, charrues, vieux mortiers en bois, charrettes à roues pleines, barque, pressoir à balancier, alambic..., ainsi que l'atelier du tonnelier et du forgeron, celui, très complet, du menuisier, avec ses dizaines de rabots de toutes tailles. En mezzanine, intéressante présentation de modèles réduits de tous les objets exposés en bas ! Nombreuses maquettes des fontaines de l'île. À ne pas rater...

DANS LES ENVIRONS DE CAMACHA

***Le vereda da Fonte da Areia* :** *à l'ouest de Camacha.* L'une des plus pittoresques balades qui soient. Ancienne fontaine qui a fourni longtemps l'une des rares eaux douces de l'île (aujourd'hui elle n'est plus potable). Prétexte pour découvrir un paysage exceptionnel de falaises. Parking à l'entrée du sentier avec panneau d'explications et avertissement sur la chute éventuelle de pierres. D'abord large sentier qui court à flanc de cette spectaculaire falaise de calcaire, présentant un pathétique phénomène d'érosion et s'effondrant même par endroits. Vents souvent déchaînés ayant sculpté, ciselé les parois en formes tourmentées. Conjugué à une abondante végétation locale ralentissant l'érosion (énormes agaves, cristes-marines, mousses et chardons divers, mêlés aux arbustes calcinés de précédents incendies), cela crée de jolis effets graphiques sur la falaise... Noter les amoureux qui ont souvent gravé leurs noms et émois sur les parois friables ou les rochers tombés sur le chemin. Arrivée à un belvédère d'où le spectacle se révèle vertigineux. Puis, le sentier se poursuit sur plusieurs centaines de mètres, plus étroit. Attention, particulièrement boueux et glissant après les pluies.

Au sud de Camacha, randonnée sympa sur le ***Pico do Castelo*** (437 m), ménageant un point de vue extra sur l'intérieur de l'île et, vers l'est, le *Pico do Facho* (516 m). Ne cherchez pas le château, ou alors il est en Espagne ! En fait, il n'y en a jamais eu. La route y mène à travers des paysages verdoyants.

BALADES À L'EST DE L'ÎLE

➢ Au départ de Vila Baleira, prendre la direction de ***Serra de Fora*** (bus nº 2). Là aussi, route de montagne offrant de spectaculaires points de vue et paysages insolites. À commencer par le ***col de Portela*** et ses trois moulins à grains. Ces derniers, joliment restaurés et l'une des plus populaires « diapos » de l'île, sont de type « tournant ». Construits en bois et montés sur de petites roues, ce qui permettait de les orienter suivant le sens du vent. Il y en eut jusqu'à 30 en fonction. Plus loin, une ravissante chapelle, *Nossa Senhora da Graça,* objet d'une populaire procession le 15 août. Au bout d'une vallée encaissée apparaît Serra de Fora, seul « village » de l'est de l'île. De là, une route mène à ***Calhau da Serra de Fora,*** où vous attendent de gentilles miniplages (à 1,5 km).

Où dormir ? Où manger dans le coin ?

☗ ***Casa Rosário Coelho*** *(plan couleur général,* ***17****)* **:** voir au chapitre Vila Baleira « Où dormir dans les environs ? ». Un beau gîte pour robinsons ruraux...

|●| ***Restaurante Porto dos Frades*** *(plan couleur général,* ***35****)* **:** *Calhau da Serra de Fora, près de la plage (bien indiqué). ☎ 291-982-610. 📱 962-781-968. Compter 15-20 €.* Auberge en pleine nature prodiguant une honorable cuisine locale et de goûteux petits plats de famille : *bacalhau, polvo de cebolado* (poulpe aux oignons), viandes tendres... Terrasse protégée et confortable salle à manger. Le meilleur accueil, puisque la maison se propose même de venir vous chercher gratuitement à votre hôtel si vous êtes dépourvu de véhicule !

À voir. À faire

🚶🚶🚶 ***Randonnée de Terra Chã :*** appelé ***PR 1,*** vénérable chemin muletier aux temps héroïques où les paysans cultivaient la terre sur la moindre pente accessible. Départ du sentier sur l'ER 111, environ 1,5 km après Serra de Dentro (pancarte sur la route). Garantie de chouettes panoramas sur les anciens cônes volcaniques, à travers une belle biodiversité. Compter environ 6 km (3h aller-retour), sans difficultés. Emporter un peu d'eau, pas de sources en cours de route. Gentille grimpette vers le *Pico Branco* (450 m, 2e sommet de l'île), où l'on admire, au passage, la *Rocha Quebrada* (une roche de basalte prismatique). Quelques vestiges de terrasses écroulées où l'on cultivait surtout de l'orge, la céréale des pauvres... Nos lecteurs botanistes ou tout simplement amoureux des plantes se renseigneront avant la rando sur les quelques dizaines d'espèces endémiques prospérant dans le coin. Pour les plus connues : la giroflée arbustive, l'ortie de Porto Santo, la vesce et le fumeterre des murs... Plus haut, panorama sur les pics alentour, les îles, et même, par temps très clair, sur la pointe Saint-Laurent à Madère. Puis apparaît un paysage plus « corse », avec les cyprès de Lambert plantés jadis pour freiner l'érosion. À la dernière patte d'oie, prendre à droite. Enfin, arrivée au point de vue de *Terra Chã* et ses vertigineuses plongées dans les flots tumultueux. Sur place, une petite maison de pierre abrite un organisme se consacrant à l'étude des plantes endémiques.

les ROUTARDS sur la FRANCE 2015-2016

(dates de parution sur • **routard.com** •)

Découpage de la FRANCE par le ROUTARD

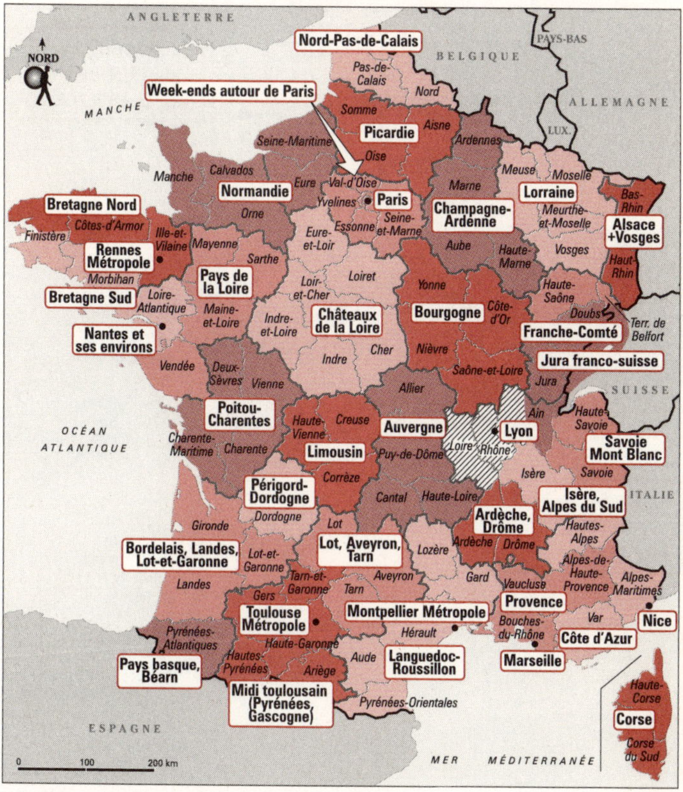

Autres guides nationaux

- La Loire à Vélo (nouveauté)
- Les grands chefs du Routard
- Nos meilleurs campings en France
- Nos meilleures chambres d'hôtes en France
- Nos meilleurs hôtels et restos en France
- Nos meilleurs sites pour observer les oiseaux en France
- Tourisme responsable

Autres guides sur Paris

- Paris
- Paris à vélo
- Paris balades
- Restos et bistrots de Paris
- Le Routard des amoureux à Paris
- Week-ends autour de Paris

les ROUTARDS sur l'ÉTRANGER 2015-2016

(dates de parution sur • ***routard.com*** •)

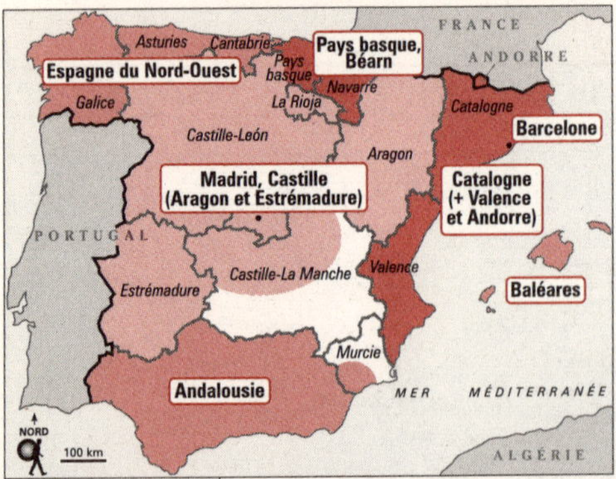

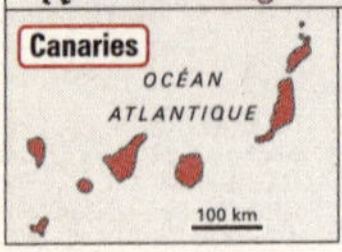

Découpage de l'ESPAGNE par le ROUTARD

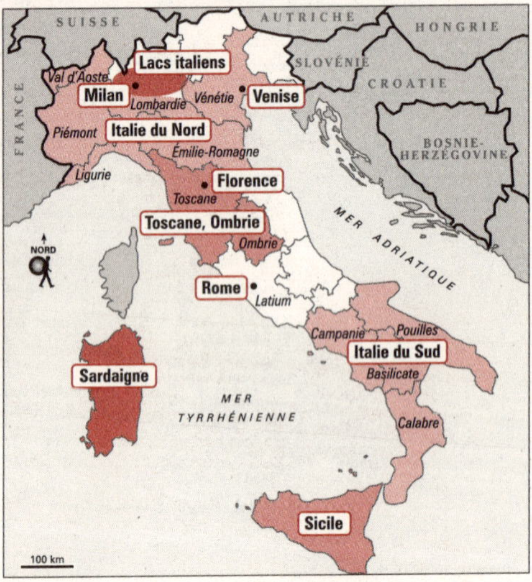

Découpage de l'ITALIE par le ROUTARD

Autres pays européens

- Allemagne
- Angleterre, Pays de Galles
- Autriche
- Belgique
- Budapest, Hongrie
- Crète
- Croatie
- Danemark, Suède
- Écosse
- Finlande
- Grèce continentale
- Îles grecques et Athènes
- Irlande
- Islande
- Madère (mai 2015)
- Malte
- Norvège
- Pologne
- Portugal
- République tchèque, Slovaquie
- Roumanie, Bulgarie
- Suisse

Villes européennes

- Amsterdam et ses environs
- Berlin
- Bruxelles
- Copenhague
- Dublin
- Lisbonne
- Londres
- Moscou
- Prague
- Saint-Pétersbourg
- Stockholm
- Vienne

les ROUTARDS sur l'ÉTRANGER 2015-2016

(dates de parution sur • *routard.com* •)

Découpage des ÉTATS-UNIS par le ROUTARD

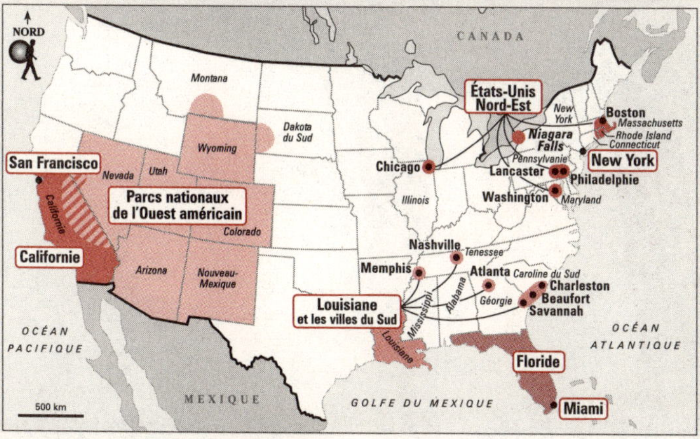

Autres pays d'Amérique

- Argentine
- Brésil
- Canada Ouest
- Chili et île de Pâques
- Équateur et les îles Galápagos
- Guatemala, Yucatán et Chiapas
- Mexique
- Montréal
- Pérou, Bolivie
- Québec, Ontario et Provinces maritimes

Asie

- Bali, Lombok
- Bangkok
- Birmanie (Myanmar)
- Cambodge, Laos
- Chine
- Hong-Kong, Macao, Canton
- Inde du Nord
- Inde du Sud
- Israël et Palestine
- Istanbul
- Jordanie
- Malaisie, Singapour
- Népal
- Shanghai
- Sri Lanka (Ceylan)
- Thaïlande
- Tokyo, Kyoto et environs
- Turquie
- Vietnam

Afrique

- Afrique de l'Ouest
- Afrique du Sud
- Égypte
- Kenya, Tanzanie et Zanzibar
- Maroc
- Marrakech
- Sénégal
- Tunisie

Îles Caraïbes et océan Indien

- Cuba
- Guadeloupe, Saint-Martin, Saint-Barth
- Île Maurice, Rodrigues
- Madagascar
- Martinique
- République dominicaine (Saint-Domingue)
- Réunion

Guides de conversation

- Allemand
- Anglais
- Arabe du Maghreb
- Arabe du Proche-Orient
- Chinois
- Croate
- Espagnol
- Grec
- Italien
- Japonais
- Portugais
- Russe
- G'palémo (conversation par l'image)

Le Routard Express

- Amsterdam (nouveauté)
- Barcelone
- Berlin
- Bruxelles (nouveauté)
- Florence (nouveauté)
- Istanbul (nouveauté)
- Lisbonne (nouveauté)
- Londres
- Madrid
- Marrakech (nouveauté)
- New York
- Prague
- Rome
- Venise

Nos 1200 coups de cœur

- France (nouveauté)
- Monde

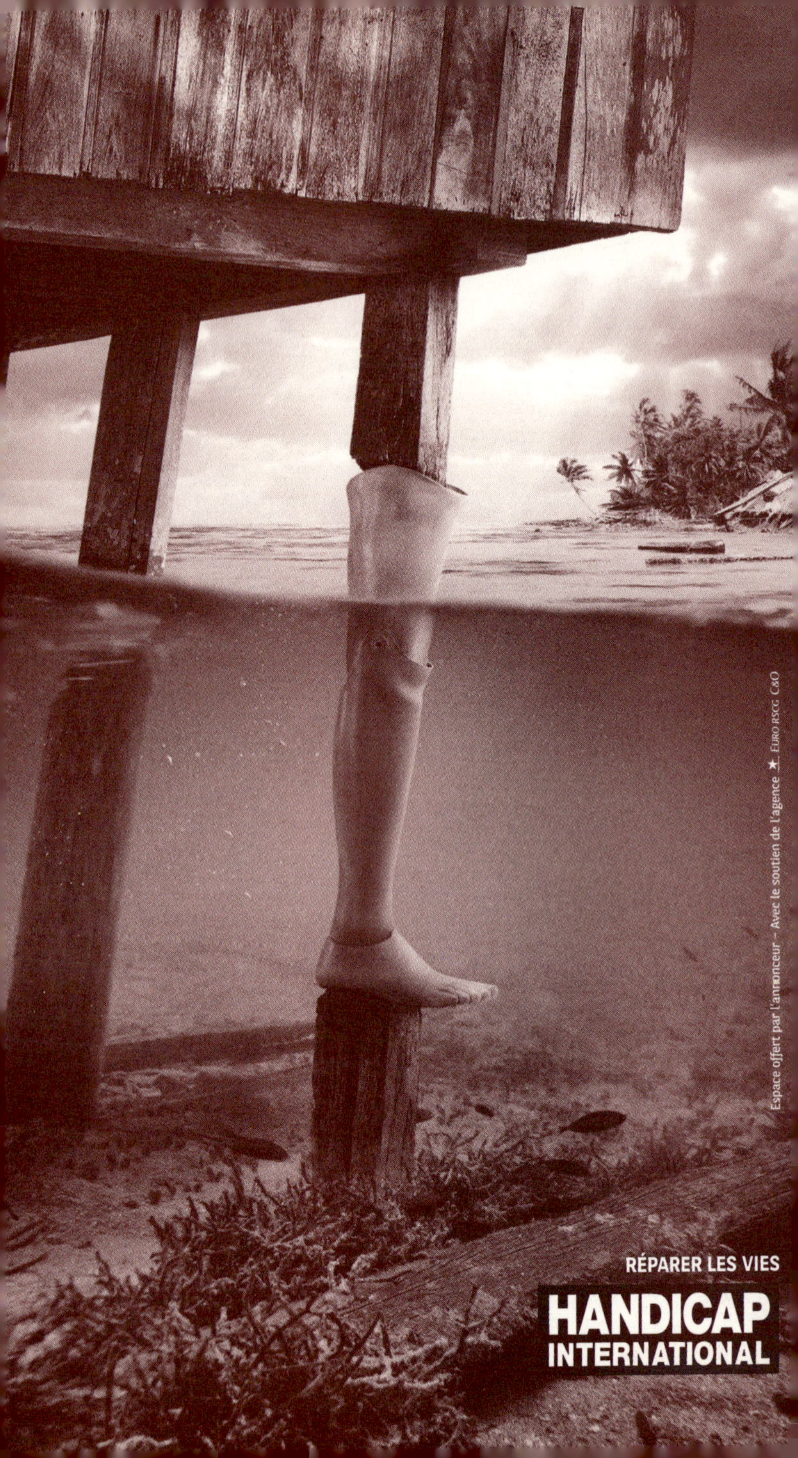

Espace offert par l'annonceur – Avec le soutien de l'agence ★ EURO RSCG C&O
RÉPARER LES VIES
HANDICAP
INTERNATIONAL

Adresses utiles

1 Office [redacted]

Où dormir ?

11 Pension [redacted]

Où manger ?

30 Restaurante [redacted]

44 Restaura[redacted]

Où boire un verre ?

61 Caruag[redacted] Bar
62 Bar d[redacted]

Où sortir?

83 Pingo[redacted]

À voir

90 Palacio d[redacted]

INDEX GÉNÉRAL

A-B

C-D

E-F-G-H

I-J

L

M-N

P-Q

R-S-T-U

V-W-X-Z

INDEX

RANDONNÉES ET ITINÉRAIRES

OÙ TROUVER LES CARTES ET LES PLANS ?

KATHOLISCHE ERWACHSENENBILDUNG
IM ERZBISTUM BAMBERG E.V.

Endlichkeit

KATHOLISCHE ERWACHSENENBILDUNG
IM ERZBISTUM BAMBERG E.V.

Endlichkeit

Vom Sterben leben lernen

KEB@home

KEB Katholische Erwachsenenbildung im Erzbistum Bamberg e.V.

echter

Bibliografische Information der Deutschen Nationalbibliothek

Die Deutsche Nationalbibliothek verzeichnet diese Publikation in der Deutschen Nationalbibliografie; detaillierte bibliografische Daten sind im Internet über ‹http://dnb.d-nb.de› abrufbar.

Der Umwelt zuliebe verzichten wir bei diesem Buch auf die Folienverpackung.

1. Auflage 2023

www.echter.de

Gestaltung: Crossmediabureau
Coverfoto: Angelika Walter / pixelio.de
Druck und Bindung: booksfactory.de

ISBN 978-3-429-05871-5

Inhalt

„Sterbegröße" lernen

Wie Literaten auf das Sterben blicken

Der weint ja gar nicht!

Vom Tod sprechen

Bilder von Abschied und Lebensfülle

Vorwort

Ich bin Herr und Herrin meiner Wirklichkeit. Mein Credo lautet Selbstoptimierung: Ich bin Prozess- und Selbstoptimierer. Mein Trackingarmband ist mein Impulsgeber. Ich bin ein „homo faber".

Die Corona-Pandemie hat uns in mehrfacher Hinsicht aus der Bahn geschleudert. Vielleicht vor allem, weil sie uns als zutiefst vulnerable Wesen die letzte große narzisstische Kränkung, nämlich die eigene Verfasstheit als sterbliches Wesen, nur allzu deutlich vor Augen geführt hat? Eine Optimierungsgesellschaft, in der vermeintlich jede*r alles kann, trifft das umso härter.

Die KEB – Kath. Erwachsenenbildung im Erzbistum Bamberg fand es daher wichtig, die zweite Staffel der KEB@home-Reihe in der auslaufenden Pandemie im Jahr 2022 und den Rückblick auf dieselbe unter das Thema „Endlichkeit" zu stellen. Aus gewohnt heterogener Perspektive wurde in online-Formaten das Thema Sterblichkeit, der Umgang mit dem eigenen und fremden Tod in Kunst und Literatur, die sehr diffizile und komplexe Diskussion um Sterbehilfe sowie auch die interreligiöse und biblische Auseinandersetzung mit und Vorstellungen von Sterblichkeit, Tod und auch Auferstehungshoffnung thematisiert. Auch ganz praktische Herangehensweisen und Hilfestellungen im Umgang mit Tod und Trauer sollten hier Platz finden.

Aber nicht allein die Tatsache und der Umgang mit der eigenen Endlichkeit und der des Anderen beschäftigte uns, sondern immer auch die Frage nach der Tür ins Leben, die dem Menschen durch seine Endlichkeit geschenkt ist.

„Endlichkeit. Vom Sterben leben lernen" lautete daher unser Gesamttitel, unter dem verschiedene Referentinnen und Referenten ihren Blickwinkel aufs Thema mit uns geteilt haben. Es war und ist uns wichtig, die aus christlicher Perspektive enge Verbindung von *ars moriendi – ars vivendi* in den Blick zu nehmen.

Am Ende blieb und bleibt die Frage individuell offen: Ist und bleibt der Tod die letzte große narzisstische Kränkung des Menschen, die es zu verdrängen und über die es selbst zu bestimmen gilt? Oder aber ist der Tod, um mit Steve Jobs zu sprechen, „the best invention of life"? Oder ist er irgendetwas dazwischen? Eine Haltung zur eigenen Endlichkeit zu entwickeln, bleibt unser aller Aufgabe, so denken wir. Eine zu gewinnen, davon sind wir überzeugt, wirkt lebensverändernd.

Ein herzlicher Dank geht an den Vorstand der KEB im Erzbistum Bamberg e.V. und den echterVerlag für die Unterstützung dieses Projekts; an meine Kolleginnen und Kollegen in regionalen Bildungswerken, namentlich Helmut Hof, Anna Stößel, Stephan Renczes, Marianne Röhlich, Kathi Petersen und Sebastian Zink, die sich an diesem Projekt maßgeblich beteiligt und eingebracht haben; und last not least gilt ein herzlicher Dank allen Referentinnen und Referenten, die mit ihren hier versammelten Beiträgen „das Digitale" ins „Analoge" überführt, uns neue Perspektiven erschlossen und einen neuen Haltungsprozess ermöglicht haben.

In der Hoffnung, dass es der/dem geneigten Leser/in bei der Lektüre des vorliegenden Bandes ebenso ergehen möge!

Dr. Agnes Rosenhauer
Geschäftsführung/Pädagogische Leitung in der Abteilung Erwachsenenbildung im Erzbistum Bamberg

Auferweckt gemäß der Schrift

Das Ringen um Gottes Gerechtigkeit und die Hoffnung auf Auferweckung der Toten[1]

KLAUS UND SABINE BIEBERSTEIN

Die frühjüdischen Vorstellungen über die Auferstehung waren nicht so klar profiliert, wie es zunächst vielleicht scheinen mag. Auch unsere christlichen Vorstellungen sind nicht abgeklärt. So antworten Christinnen und Christen, nach ihren persönlichen Jenseitsvorstellungen befragt, gelegentlich mit der Aussage, dass Gott die Sterbenden jenseits der Todesschwelle aufnehme. Oder sie erwarten eine Auferweckung der Toten am Jüngsten Tag. Oder sie denken an ostasiatische Vorstellungen von Seelenwanderung und Reinkarnation, ohne sich im Klaren zu sein, dass diese Modelle nichts mit frühjüdischen und frühchristlichen Vorstellungen von der Auferweckung der Toten gemein haben.

Offenbar bewegen wir uns – in jüdischen, christlichen und muslimischen Traditionen gleichermaßen – in einer Vielzahl unterschiedlicher Modelle von Tod, Jenseits und Auferstehung. Doch gründet diese Vielzahl an Modellen nicht (nur) in einer mangelnden Kenntnis der biblischen Quellen. Vielmehr werden wir in einer sensiblen Lektüre der biblischen sowie der zeitnahen frühjüdischen

---

1 Der Beitrag wurde aus Bibel und Kirche 64 (2009) 70–77 übernommen und geringfügig überarbeitet. Herzlichen Dank für die Abdruckgenehmigung an das Katholische Bibelwerk e.V.

und frühchristlichen Literatur außerhalb der Bibel mit einer Vielzahl unterschiedlicher Modelle konfrontiert, die auf ein intensives Ringen um eine angemessene Rede vom Todesschicksal des Menschen schließen lassen. In der Rekonstruktion der Diskurse und Modelle können wir erkennen, worum es in der Ausformulierung der unterschiedlichen Modelle *ging* und in einer bibelgemäßen Rede von Tod, Jenseits und Auferstehung auch gehen *muss*.

Vier Modelle in der alttestamentlichen und frühjüdischen Literatur …

Erstes Modell: Die Aufnahme der Gerechten im Tod

Lange galt JHWH nur als ein Gott der Lebenden. Wer die Welt der Lebenden verließ, um in die Unterwelt (hebräisch: *Sche'ol*) hinabzusteigen, wo alle – ob fromm oder frevlerisch – ein freudloses Dasein fristen, war nach Zeugnissen der alttestamentlichen Literatur seiner segnenden Macht entzogen.[2]

In der späten alttestamentlichen Literatur werden aber neben der klassischen Vorstellung vom gleichmachenden Schicksal aller Toten zunehmend auch andere, alternative Vorstellungen greifbar. Diesen zufolge führt der Weg der Frevler nach der Todesschwelle zwar in die Unterwelt, JHWH tritt den Seinen aber jenseits der Todesschwelle

2 Vgl. Klaus Bieberstein, Dem Tod einen Ort geben. „Unterwelt“ und „Hölle“ in der alttestamentlichen Literatur, in: Theologisch-praktische Quartalschrift 167 (2019) 142–152.

entgegen, um sie aufzunehmen – was eine grundlegende Wende in der Bebilderung des Todes voraussetzt.[3]

Diese neue Jenseitsvorstellung lag weder in metaphysischen Reflexionen über das Leib-Seele-Verhältnis noch in müßigen Jenseitsspekulationen begründet, sondern ergab sich aus dem Gedanken des Monotheismus, dass es nur eine einzige Gottheit gebe und es deshalb keine Bereiche außerhalb ihres Wirkungsbereiches geben könne. Vor allem aber ergab sie sich aus einem ständigen Ringen um Gottes Gerechtigkeit angesichts unverschuldeten Leidens – also aus dem Ringen um Theodizee, wenn der unterstellte Zusammenhang von Tun und Ergehen vor der Todesschwelle nicht aufgegangen war.

---

3 Zu den folgenden vier Grundmodellen, die in sich noch weiter modifiziert werden können, Klaus Bieberstein, Jenseits der Todesschwelle. Die Entstehung der Auferstehungshoffnungen in der alttestamentlich-frühjüdischen Literatur, in: Angelika Berlejung/Bernd Janowski (Hg.), Tod und Jenseits im alten Israel und seiner Umwelt. Theologische, religionsgeschichtliche, archäologische und ikonographische Aspekte (Forschungen zum Alten Testament 64), Tübingen 2009, 423–446. Sehr nützlich auch Alan J. Avery-Peck/Jacob Neusner (Hg.), Judaism in Late Antiquity, Band IV. Death, Life-After-Death, Resurrection and the World-to-Come in the Judaisms of Antiquity (Handbuch der Orientalistik I 49,4), Leiden/Boston/Köln 2000; Friedrich Avemarie/Hermann Lichtenberger (Hg.), Auferstehung – Resurrection (Welt und Umwelt des Neuen Testaments 135), Tübingen 2001; Michael Labahn/Manfred Lang, Lebendige Hoffnung – ewiger Tod?! Jenseitsvorstellungen im Hellenismus, Judentum und Christentum (Arbeiten zur Bibel und ihrer Geschichte 24), Leipzig 2007; Mark T. Finney, Ressurection, Hell and the Afterlife. Body and Soul in Antiquity, Judaism and Early Christianity, New York/London 2016; Casey D. Elledge, Resurrection of the Dead in Early Judaism, 200 BCE – CE 200, Oxford 2017; Jan A. Sigvartsen, Afterlife and Resurrection Beliefs in the Pseudepigrapha (Jewish and Christian Texts in Contexts and Related Studies 30), London/Oxford/New York /New Delhi/Sydney 2019.

Beispiel: Das Gottesknechtslied Jesaja 53

Im vierten Gottesknechtslied (Jes 53,1–11b) wird das Schicksal eines Menschen vor Augen geführt und sein Lebensweg von seiner Geburt (53,2 „er wuchs auf wie ein junger Spross") bis zu seinem Grab (53,9 „bei den Frevlern gab man ihm sein Grab") als ein einziger Weg des Leidens beschrieben.

Das Lied ringt mit unterschiedlichen Deutungen seines persönlich unverschuldeten Leidens und interpretiert es schließlich als stellvertretendes Leiden für die Vergehen der Gemeinde. Vor allem aber endet die Schilderung seines Leidens nicht im Tod, sondern deutet jenseits der Todesschwelle erstmals eine im Kontext der Jenseitsvorstellungen Weichen stellende Wende an.

Sie lässt den Lebensweg nicht in der Gottferne der Unterwelt enden. Vielmehr erblickt der gerechte Leidende nach Tod und Bestattung (53,8f) überraschend „das Licht" (53,11):

„Nachdem er vieles ertrug, erblickt er das Licht.
Er sättigt sich an Erkenntnis."

Beispiel: Psalm 73

Eng vergleichbar mit diesem Gedankengang ist Ps 73. In ihm stellt ein Beter angesichts des Anstoß erregenden Glücks der Frevler den Zusammenhang von Tun und Ergehen und damit Gottes Gerechtigkeit in Frage (73,1–12). Er berichtet von seinem zunächst vergeblichen Ringen mit dem Theodizeeproblem (73,13–17) und kündigt schließlich seine Lösung an (73,18–28): Während der Frevler schlussendlich scheitert (73,18), nimmt Gott den gerechten Beter auf „in Herrlichkeit" (73,24):

„Du leitest mich nach deinem Ratschluss, danach nimmst du mich auf in Herrlichkeit.“

Beispiel: Psalm 49

Ähnlich schildert der in Ps 49 ebenfalls mit dem Theodizeeproblem ringende Beter den Wandel der Frevler (49,6–15). Nachdem er angesichts der Ungerechtigkeit des Weltlaufs an der Gerechtigkeit Gottes zu verzweifeln drohte, äußert er nach einer Wende seine Glaubensgewissheit, jenseits der Todesschwelle von Gott aufgenommen zu werden (49,16).

So formulieren diese drei Beispiele der späten alttestamentlichen Poesie – und sie mögen an dieser Stelle genügen – im Verlangen nach Gerechtigkeit, dass Gott die Gerechten, die zu Lebzeiten scheitern, nicht in der gleichmachenden Unterwelt vergessen möge. Vielmehr werde Gott ihnen jenseits der Todesschwelle entgegentreten, um sie aufzunehmen und den weisheitstheologisch erwarteten Zusammenhang von Tun und Ergehen wiederherzustellen und ihre Gerechtigkeit zu sichern.

Zweites Modell: Die Auferweckung nur der Ungestraften und Ungesühnten

Wesentlich später als die eben beschriebene, seit persischer Zeit belegbare Konzeption einer Aufnahme von Toten durch Gott setzt die Erwartung einer – vorerst nur teilweisen – Auferweckung von Toten ein. Sie ist vom späten 3. Jh. v. Chr. an bezeugt und baut in ihrer Ausformulierung auf drei Vorgaben auf.

Als erste Vorgabe dienten Klage- und Danklieder einzelner Beterinnen und Beter mit Aussagen zur Rettung aus

Todesnot. Während ein Teil der Lieder rückblickend einer erfolgten Rettung aus Todesnot (Ps 56,14; 116,8) oder aus der Unterwelt (Ps 30,4; 86,13) gedenkt, gehen andere einen Schritt weiter. Sie formulieren Gottes Rettung aus der Macht des Todes als generelle Sachverhalte, die in allen Zeitlagen – Vergangenheit, Gegenwart und Zukunft – liegen können (Ps 16,10; 49,16; 71,20). So lassen sie offen, ob sie sich nur auf Situationen der Todesnot beziehen oder auch den kommenden Tod im engeren, medizinischen Sinn umfassen.

Als zweite Vorgabe sind Erzählungen von Totenerweckungen durch die Propheten Elija (1 Kön 17,17–24) und Elischa (2 Kön 4,18–37; 13,21) zu werten, die zeigen, dass Gottes Macht auch nach eingetretenem Tod nicht endet.

Als dritte Vorgabe sind schließlich Aussagen zur Wiedererstehung des Volkes zu nennen, die bereits auf der Bildebene mit einer Totenerweckung argumentieren. Während Hos 6,1–3 mit der Vorstellungswelt der Vegetation operiert, formuliert Ez 37 im Bild einer Wiederbelebung individueller Totengebeine die Auferstehung des ganzen Volkes aus dem „Grab" des babylonischen Exils und beschreibt damit eine nationale Renaissance Judas.

Beispiel: Das äthiopische Henochbuch

Das früheste, nur wenig bekannte und auch schwer zu lesende, theologisch aber wegweisende Zeugnis findet sich im äthiopischen Henochbuch (äthHen), das im späten 3. bis 1. Jh. v. Chr. in aramäischer Sprache entstand. Es ist vollständig nur in einer Tochterübersetzung in der Bibel der äthiopischen Kirche überliefert.

Darin erzählt Henoch in einer Vision (äthHen 22), die schon im 3. Jh. v. Chr. entstanden sein dürfte, auf einer

Jenseitsreise im mythischen Westen einen Berg mit vier Grotten gesehen zu haben, in denen die Toten ruhen.[4] Den Gerechten war eine besonders helle Grotte mit einer Quelle frischen Wassers zugewiesen, die ihren Durst stillt und an die elysischen Gärten erinnert. Daneben lagen die anderen Toten in drei dunklen Grotten. Diese waren aber nicht, wie wir vielleicht erwarten würden, nach leichten, mittleren und schweren „Fällen" sortiert. Vielmehr dienten die dunklen Grotten gleichsam als „bürokratische Vorablagen" zur Sortierung erledigter und unerledigter Fälle: Die zweite Grotte barg die bislang unbestraften Sünder, die dritte die ungesühnten Ermordeten, die im Gericht als Kläger und Zeugen benötigt werden, und die vierte die schon bestraften Sünder.

Von diesen vier Gruppen wird die erste, die Gerechten, vielleicht auferstehen. Ausdrücklich gesagt wird dies aber nur von der zweiten und dritten Gruppe, nämlich von den (ungesühnt) Ermordeten einerseits, weil sie als Kläger und Zeugen auftreten sollen, und den Sündern andererseits, die zu Lebzeiten ihrer gerechten Strafe entkommen waren.

Demnach geht es der Vision der teilweisen Auferweckung der Toten allein um die Wiederherstellung der Gerechtigkeit in jenen Fällen, in denen der Zusammenhang von Tun und Ergehen zu Lebzeiten noch zu keinem Ausgleich gekommen war.

---

4 Übersetzung: Siegbert Uhlig, Das äthiopische Henochbuch (Jüdische Schriften aus hellenistisch-römischer Zeit V 6), Gütersloh 1984. Zur Interpretation noch immer grundlegend Marie-Theres Wacker, Weltordnung und Gericht. Studien zu 1 Henoch 22 (Forschungen zu Bibel 45), Würzburg 1982.

Beispiel: Daniel 12

Ein Reflex dieses Modells einer teilweisen Auferweckung, die noch nicht am späteren Kriterium „Gerechte oder Frevler“ orientiert ist, findet sich auch in Dan 12,1–4:

> 1 *In jener Zeit tritt Michael auf, der große Fürst, der für die Söhne deines Volkes eintritt. Dann kommt eine Zeit der Not, wie noch keine da war, seit es Völker gibt, bis zu jener Zeit. Doch zu jener Zeit wird dein Volk gerettet, jeder, der im Buch verzeichnet ist.* 2 *Von denen, die im Land des Staubes schlafen, werden viele erwachen, die einen zum ewigen Leben, die anderen zur Schmach, zu ewigem Abscheu.* 3 *Die Verständigen werden glänzen wie der Glanz der Himmelfeste und die Männer, die viele zum rechten Tun geführt haben, wie die Sterne für immer und ewig.* 4 *Du, Daniel, halte die Worte geheim und versiegle das Buch bis zur Zeit des Endes! Viele werden nachforschen, und die Erkenntnis wird groß sein.*

So werden auch in diesem Zeugnis nur „viele“ (nicht alle) auferstehen. Auch verläuft die Grenze zwischen Nichtauferstehenden und Auferstehenden noch nicht entlang der späteren moralischen Linie zwischen Gerechten und Sündern. Schließlich wird innerhalb der Auferstehenden noch einmal unterschieden zwischen jenen, die auferstehen zum ewigen Leben, und jenen, die auferstehen zu ewiger Schmach.

Leider wird die zugrunde liegende Logik der Selektion nicht erläutert, sondern stillschweigend als bekannt vorausgesetzt. Doch liegt es allein schon aus literaturgeschichtlichen Gründen nahe, den Text auf dem Hintergrund von äthHen 22 als Erwartung einer teilweisen Auferstehung mit anschließendem Gericht zwischen zwei Untergruppen

an Auferstehenden zu interpretieren. Dann greift Dan 12 in der prekären Situation des Makkabäeraufstandes auf die in äthHen 22 erstmals bezeugte Option einer teilweisen Auferweckung der Toten zurück: einer Auferweckung der Opfer einerseits (zu neuem Leben) und der zu Lebzeiten noch unbestraften Täter andererseits (zur Strafe).

So verkünden äthHen 22 und Dan 12 gleichermaßen eine Auferweckung dieser beiden Gruppen, damit der Täter nicht über sein Opfer triumphiere, und das offenkundige Ringen um das Schicksal der Toten steht – wie schon im ersten Modell – im Dienst der Theodizee.

Drittes Modell: Die Auferweckung der Gerechten

Die zweite Generation von Texten, die eine Hoffnung auf Auferweckung von Toten bekunden, verschiebt die Grenze zwischen Nichtaufzuerweckenden und Aufzuerweckenden. Sie setzt die Nichtaufzuerweckenden pauschal mit den Frevlern und die Aufzuerweckenden pauschal mit den Frommen gleich, was auf eine entscheidende Vereinfachung der Erwartung einer nur teilweisen Auferstehung der Toten hinausläuft.

Beispiel: 2 Makkabäer 7

2 Makk 7, zwischen 164 und 121 v. Chr. verfasst, gehört dieser Textgruppe an. Auf dem Höhepunkt der Repressionen durch König Antiochus IV. Epiphanes (167–164 v. Chr.) erleidet in einer jüdischen Familie ein Sohn nach dem anderen das Martyrium. Dabei begründen der zweite (7,9), dritte (7,10–11) und vierte (7,14) ihre Leidensbereitschaft jeweils mit ihrer Hoffnung auf Auferweckung. Der dritte hofft,

seine herausgeschnittene Zunge wiederzuerhalten, und zeigt damit, wie konkret die Hoffnung auf Auferweckung vorgestellt werden konnte (ebenso 14,46). Der vierte legt mit seiner Antwort an den König „Für dich aber gibt es keine Auferstehung zum Leben" nahe, dass entweder nur eine teilweise Auferweckung zumindest der Märtyrer (oder aller Gerechter?) vorausgesetzt war oder die Auferweckung – falls doch bereits an eine *allgemeine* Auferweckung gedacht war – dem König nicht zum Leben gereichen werde.

Beispiel: Die Psalmen Salomos

Als ein zweites Beispiel von vielen für die explizite Erwartung einer nur teilweisen Auferweckung seien die „Psalmen Salomos" (PsSal) genannt, deren Abfassung zwischen 63 und 30 v. Chr. angesetzt werden kann. Auch sie kreisen um Gottes Gerechtigkeit und bemühen sich um Theodizee: Gott will die Gerechten durch Leiden läutern und züchtigen. Das Jüngste Gericht aber soll die volle Rehabilitierung der Gerechten und Verurteilung der Sünder bringen. Dabei geht PsSal 3,9–12 davon aus, dass Gottesfürchtige zu einem ewigen Leben auferweckt werden, Sünder aber nicht (vgl. auch 14,9):

> *9 Vergeht sich der Sünder, verflucht er sein Leben,*
> *den Tag seiner Geburt und der Mutter Wehen.*
> *10 Sünde häuft er auf Sünde in seinem Leben;*
> *er fällt, ja, furchtbar ist sein Fall, und er steht nicht wieder auf.*
> *11 Der Untergang des Sünders ist auf ewig,*
> *und seiner wird nicht gedacht, wenn er (scil. Gott) sich*
> *der Gerechten annimmt. 12 Das ist das Los der Sünder*
> *in Ewigkeit;*

die Gottesfürchtigen aber stehen auf zu ewigem Leben,
und ihr Leben (ist) im Lichte des Herrn,
und es hört nie mehr auf.[5]

Viertes Modell: Die Auferweckung aller Toten

Erst sehr spät melden sich Stimmen zu Wort, die eine Auferweckung *aller* Toten zum Jüngsten Gericht erwarten. Vielleicht sind sie von der Selbsterkenntnis geleitet, dass eine plakative Unterscheidung zwischen Gerechten und Frevlern der Erfahrung nicht gerecht wird, dass alle Menschen Täter und Opfer zugleich sind.

Blendet man zwei Zeugnisse aus, die sich als nicht datierbare Zufügungen in älteren Schriften erweisen (TestBenj 10,6–8; äthHen 51), so finden sich die frühesten datierbaren Zeugnisse einer Auferweckung *aller* Toten ab dem 1. Jh. n. Chr. in 1 Kor 15,12–28; Apg 24,10–15 und Offb 20,13–15 sowie in Sib 4,175–192 und – nicht näher datierbar – einer vagen Andeutung in Pseudo-Phokylides 103–104.

... und deren Aufnahme in der neutestamentlichen Literatur

Die Vielfalt frühjüdischer Vorstellungen

Zur Zeit Jesu und zur Zeit der Entstehung der neutestamentlichen Schriften gab es also eine große Vielfalt an Vor-

5 Übersetzung: Svend Holm-Nielsen, Die Psalmen Salomos (Jüdische Schriften aus hellenistisch-römischer Zeit IV 2), Gütersloh 1977, 68–69.

stellungen und Bildern über die Auferweckung der Toten. Zwar lässt sich zwischen früher und später einsetzenden Modellen unterscheiden, doch wurden die älteren Bilder nicht einfach durch spätere abgelöst. Vielmehr blieben sie in pluraler Vielfalt, zumindest zum Teil einander zeitlich überlappend, nebeneinander lebendig. Allerdings erweist es sich als schwierig, diese Vielfalt bestimmten Gruppierungen des damaligen Judentums zuzuordnen.

Sadduzäer

Der traditionellen jüdischen Vorstellung einer Fortexistenz der Toten in der Unterwelt standen vielleicht noch die Sadduzäer am nächsten, also die Vertreter der führenden Jerusalemer Priesterfamilien. Zwar erscheinen sie in zeitgenössischen Quellen gern als diejenigen unter den großen jüdischen Gruppierungen, die die Vorstellung einer Auferweckung der Toten ablehnen. Doch ist genauer zu fragen, welche Auffassung den Beschreibungen ihrer Ansichten zu Grunde liegt.

Das Neue Testament erwähnt die Sadduzäer in Kombination mit der Frage der Auferstehung in zwei Episoden. Nach Mk 12,18–27 kommen Vertreter der Sadduzäer zu Jesus, um ihn zur Auferstehung zu befragen. Der Text stellt diese Leute zu Beginn als solche vor, „die behaupten, es gebe keine Auferstehung" (12,18). Die Geschichte, die im Folgenden von ihnen erzählt wird, soll dazu dienen, jegliche Vorstellung einer Totenauferstehung ad absurdum zu führen. Die zweite Episode spiegelt innerjüdische Auseinandersetzungen, die anlässlich der Verhaftung des Paulus in Jerusalem zutage treten (Apg 23,6–8). Hier werden die Sadduzäer – im Gegensatz zu den Pharisäern – erneut

als diejenigen charakterisiert, die lehren, es gebe keine Auferstehung. Beide neutestamentlichen Belege fügen sich zunächst gut zur Charakterisierung der Sadduzäer durch den jüdischen Historiker Flavius Josephus, der über sie zu sagen weiß, dass sie „die Fortdauer der Seele und die Strafen und Belohnungen im Hades" ablehnten (Bell II 165; vgl. Ant XVIII 16).

Allerdings ist bei diesen Charakterisierungen zu berücksichtigen, dass sie nicht von Angehörigen der Religionspartei selbst verfasst wurden, sondern Außenwahrnehmungen widerspiegeln. Dazu kommt, dass zumindest der Text des Markusevangeliums polemische Absichten verfolgt. Und Flavius Josephus verwendet, um sich seiner griechisch-römischen Leserschaft verständlich zu machen, Sprach- und Denkmuster aus der griechischen Philosophie, die mit einiger Wahrscheinlichkeit nicht dem theologischen Denken jener zwar der hellenistischen Kultur aufgeschlossenen, doch in ihren Auffassungen sich weithin exklusiv auf die Tora abstützenden jüdischen Priesteraristokratie entsprachen. So kann nicht die Fortdauer der Seele, von der Josephus spricht, als der Hauptstreitpunkt zwischen unterschiedlichen jüdischen Auffassungen gelten. Strittig war vielmehr die Frage ihrer Auferstehung.[6] Welche *genauen* Vorstellungen über ein „Jenseits" die Sadduzäer tatsächlich hegten, lässt sich aufgrund der einseitigen Quellenlage kaum mehr mit Sicherheit sagen. Standen sie in der Nachfolge des Skeptikers Kohelet, ebenfalls eines Angehörigen gehobener Schichten, der die Möglichkeit einer Auferstehung verneinte (Koh 3,18–21)? Gingen sie viel-

6 Vgl. Günter Stemberger, Pharisäer, Sadduzäer, Essener (Stuttgarter Bibelstudien 144), Stuttgart 1991, 68f.

leicht durchaus von einer Fortdauer einer Seele aus – was mit einer Fortexistenz der Verstorbenen in der Unterwelt in Verbindung zu bringen sein könnte –, lehnten aber die Vorstellung einer Auferstehung der Toten ab und vertraten damit ein Modell, das von Flavius Josephus, Markus und Lukas als unzureichend erachtet wurde?

Essener

Eine zweite große jüdische Strömung, die von Flavius Josephus erwähnt wird, sind die Essener. Auch hier ist die Quellenbasis im Blick auf deren Jenseitsvorstellungen schmal und noch immer umstritten. Nach Flavius Josephus verstanden die Essener den Tod als Befreiung der unsterblichen Seele aus dem Gefängnis des vergänglichen Körpers und gingen von einem Lohn für die guten Seelen „jenseits des Ozeans" bzw. unablässigen Strafen für die schlechten „in einer dunklen und winterlichen Schlucht" aus (Bell II,154–158; vgl. Ant XVIII,18). Doch vergleicht Josephus die Essener hier explizit mit griechischen Vorstellungen, so dass auch in diesem Fall zumindest seine Terminologie dem Ziel der Vergleichbarkeit geschuldet sein dürfte. In einzelnen Qumrantexten lässt sich aber mit einiger Wahrscheinlichkeit doch die Vorstellung einer (teilweisen) Auferstehung finden.[7] Während das Fragment

7 Text und Übersetzung: Florentino Garcia Martinez/Eibert J.C. Tigchelaar (Hg.), The Dead Sea Scrolls. Study Edition, Bd. II: 4Q274–11Q31, Leiden u.a. 1998. Während Émile Puech, La croyance des Esséniens en la vie future. Immortalité, résurrection, vie éternelle?, 2 Bde., Paris 1993, die Zeugnisse weitgehend im Sinne einer Auferstehung von Toten interpretiert, urteilen Hermann Lichtenberger, Auferstehung in den Qumranfunden, in: Avemarie/Lichtenberger, Auferstehung (s. Anm. 3), 79–91, und John J. Collins,

4Q385–388 aus späthasmonäisch-frühherodianischer Zeit nicht ganz eindeutig als Auferstehungshoffnung gelesen werden muss, sondern auch – unter Aufnahme der Bilder aus Ez 37 – als nationale Renaissance gelesen werden kann, ist 4Q521 deutlicher und formuliert die Hoffnung, „dass er [= Gott] Durchbohrte heile, Tote belebe und Armen eine Frohbotschaft verkünde", und spricht von einem Retter, „der die Toten seines Volkes belebt", was eine teilweise Auferstehung impliziert.

Pharisäer

Die dritte der von Flavius Josephus erwähnten Religionsparteien schließlich, die Pharisäer, erscheinen nach Apg 23,6–8 als diejenigen, die – im ausdrücklichen Gegensatz zu den Sadduzäern – die Auferstehung der Toten lehren. Nach der Darstellung des Josephus glaubten sie an die Unsterblichkeit der Seele sowie an eine jenseitige Belohnung der Guten und die Bestrafung der Schlechten (Bell II,163; Ant XVIII,14). Allerdings drückt sich Flavius Josephus auch hier in einer Terminologie aus, die im griechisch-römischen Horizont verständlich sein sollte, vielleicht aber dem Selbstverständnis der Pharisäer nicht entsprach und auch keine präzisen Rückschlüsse auf die Ausgestaltung ihrer Auferstehungshoffnungen zulässt.

Jedoch lassen sich mit Vorsicht einige weitere Texte dieser Strömung zuweisen. So sind die bereits erwähnten Psalmen Salomos vermutlich pharisäischen Kreisen zuzuordnen.[8] Sie formulieren die Hoffnung auf eine Auferweckung

---

Conceptions of Afterlife in the Dead Sea Scrolls, in: Labahn/Lang, Hoffnung (s. Anm. 3), 103–125, entschieden differenzierter.

8 Vgl. Svend Holm-Nielsen, Die Psalmen Salomos (s. Anm. 5), 59.

der Gottesfürchtigen zu ewigem Leben und verbinden dies mit der Vorstellung einer Bestrafung der Frevler. Auch die zweite Benediktion des Achtzehngebets ist an dieser Stelle zu nennen. Zwar ist dessen Redaktion erst um 100 n. Chr. erfolgt, und seine frühesten Textzeugen stammen erst aus frühislamischer Zeit aus der Kairoer Geniza, doch reichen seine Wurzeln möglicherweise weiter zurück. Ob sie allerdings bis ins 2. Jh. v. Chr. zurückgeführt werden können,[9] scheint eher fraglich. Jedenfalls formuliert dieses Gebet in seiner traditionellen Fassung wiederholt einen Lobpreis auf den Gott, der „Tote" belebt, was im Sinne des zweiten oder dritten Modells interpretiert werden kann, oder (im abschließenden Segensspruch) der „*die* Toten" belebt, was das vierte Modell einer allgemeinen Auferweckung voraussetzen dürfte[10]:

DU bist mächtig auf ewig, Herr (Adonai), der Tote belebt. DU bist reich an Heil, der Lebende ernährt in Güte, Tote belebt in großer Barmherzigkeit, Fallende stützt, Kranke heilt, Gefesselte befreit und seine Treue erweist an jenen, die im Staube schlafen.

Wer ist wie du, ein Herr (Ba'al) mächtiger Taten, und wer ist dir gleich, ein König, der sterben lässt, wieder belebt und Heil sprießen lässt. Dir gebührt Vertrauen, dass du Tote belebst. Gesegnet seist DU, JHWH, der die Toten belebt.

---

9 Vertreten etwa von Claus-Peter März, Hoffnung auf Leben. Die biblische Botschaft von der Auferstehung, Stuttgart 1995, 50; Hubert Frankemölle, Frühjudentum und Urchristentum. Vorgeschichte – Verlauf – Auswirkungen (4. Jahrhundert v. Chr. bis 4. Jahrhundert n. Chr.) (Studienbücher Theologie 5), Stuttgart 2006, 220.

10 Vgl. Jonathan Magonet/Walter Homolka (Hg.), Seder hat-tefillôt. Das jüdische Gebetbuch, Bd. I, Gütersloh 1997, 92–93. u. ö.

Die Vielfalt der neutestamentlichen Vorstellungen

Dieses breite Spektrum jüdischer Auferstehungsvorstellungen war den neutestamentlichen Autoren vorgegeben, und in diese Bilder- und Vorstellungswelt sind die neutestamentlichen Texte einzuordnen. Indem sie sich auf den rettenden und Leben schaffenden Gott Israels berufen, formulieren sie ihre Hoffnung auf die Auferweckung der Toten durch diesen Gott in Kontinuität zu den und (zum Teil) unter Rückgriff auf die anderen jüdischen Stimmen. Und ebenso wenig wie die bisher besprochenen jüdischen Zeugnisse auf ein einziges und in allen Aspekten ausformuliertes Modell reduziert werden können, lassen sich die neutestamentlichen Texte auf eine einzige und klar umrissene Vorstellung festlegen. Vielmehr spiegeln auch sie die unterschiedlichen Modelle in ihrer irritierenden Vielfalt wider. Dass diese Bilder nicht als einander ausschließend zu verstehen sind, zeigt die Tatsache, dass die unterschiedlichen Modelle zum Teil bei ein und demselben Autor wiederkehren und nebeneinander bestehen können.

So bewegt sich Lukas gelegentlich im erstgenannten Modell einer unmittelbaren Entrückung der Gerechten in himmlische Regionen, etwa wenn er ansagen lässt, Kafarnaum werde nicht in den Himmel aufgenommen, sondern in die Unterwelt (*hades*) verworfen (Lk 10,15 // Mt 11,23), oder wenn er einen Armen in seinem Tod von Engeln in Abrahams Schoß tragen lässt, einen Reichen hingegen in der Unterwelt (*hades*) qualvolle Schmerzen leiden (16,19–31) oder Jesus einem anderen Gekreuzigten verheißen lässt, er werde noch heute mit ihm im Paradiese (*en to paradeiso*) sein (23,43). Doch kann er in Apg 24,10–15 andererseits als

einer der ersten Zeugen zugleich das vierte Modell einer Auferweckung aller Toten verkünden.

Oder Paulus kann in Phil 1,21–24 im ersten Modell einer Entrückung im Todesmoment, in 1 Thess 4,13–18 im dritten Modell einer teilweisen Auferstehung und in 1 Kor 15,12–28 im vierten Modell einer allgemeinen Auferstehung argumentieren.

Das verbindende Anliegen: Gottes Gerechtigkeit

In den Horizont der jüdischen Hoffnung auf die Auferweckung der Toten ist auch die Formulierung des Bekenntnisses einzuordnen, dass Jesus, der Gekreuzigte, nicht im Grab geblieben, sondern von Gott auferweckt worden sei. Nur auf der Basis dieses Glaubens war es möglich, ein solches Bekenntnis zur Auferweckung Jesu zu formulieren. Zweimal betitelt Paulus in seinen Briefen Gott umfassend als „Gott, der die Toten lebendig macht" (Röm 4,17) bzw. „Gott, der die Toten auferweckt" (2 Kor 1,9). Er verwendet also Formulierungen, wie sie ganz ähnlich im Achtzehngebet zu finden sind, und in 1 Kor 15,12–19 stellt Paulus dem entsprechend explizit die Verbindung her: Wenn Tote nicht auferweckt werden, dann wurde auch Christus nicht auferweckt. Es ist der Gott Israels, der die Toten auferweckt, der auch an Jesus Christus gehandelt hat.

Darum sind die frühesten Bekenntnisformeln, die die Auferweckung Jesu von den Toten ins Wort bringen, theozentrisch formuliert: Mit Ausnahme von 1 Thess 4,13 wird stets Gott als derjenige benannt, der Jesus von den Toten erweckt hat. Seien es partizipiale Gottesprädikationen (wie Röm 4,24), seien es explizite Aussagesätze, die Gott direkt

als Handelnden benennen (wie Röm 10,9), seien es die Gott verdeckt ins Spiel bringenden passivischen Formulierungen (wie 1 Kor 15,4) – die Auferweckung Jesu wird von Gott her gedacht und zu fassen gesucht. Und auch wenn die Bilder variieren und beispielsweise von der *Erhöhung* Jesu durch Gott gesprochen wird (Phil 2,6–11; Apg 2,33; Joh 3,14), bleibt es die gleiche Option, die wir im jüdischen Ringen um die Gerechtigkeit Gottes finden konnten, die im Bekenntnis zur Auferweckung Jesu wiederkehrt: dass Gott die unschuldig zu Tode Gebrachten, die ermordeten Gerechten, nicht vergisst, sondern ihnen Gerechtigkeit schafft. Es ist das verbindende Anliegen der Theodizee, das auch im Bekenntnis zur Auferweckung Jesu wiederkehrt und dieses Bekenntnis verstehbar macht.

Behutsame Spuren ins Leben

Der Schluss des Markusevangeliums

Sabine Bieberstein

Der berühmte Isenheimer Altar von Matthias Grünewald (1512–1516), der heute in Colmar zu sehen ist, zeigt als zentrales Bild eine ausdrucksstarke Kreuzigungsdarstellung mit dem Gekreuzigten im Zentrum. Zu seiner Linken – aus der Perspektive des Gekreuzigten – steht der auf ihn hinweisende Johannes der Täufer, zu seiner Rechten der Geliebte Jünger, der die Mutter Jesu stützt, sowie Maria aus Magdala. Ganz anders hingegen das Bild im geöffneten Zustand: Hier zeigt der Altar einen Heilszyklus, der mit der Verkündigung an Maria und der Geburt Jesu beginnt und in die Auferstehung mündet.

Damit birgt der Altar auf engstem Raum ein ganzes theologisches Programm. Allerdings wirft die Darstellung auch Fragen auf: Wie sind diese beiden Seiten zusammenzudenken? Können, ja dürfen sie überhaupt zusammengedacht werden? Etwas plakativ gefragt: Macht die Auferstehung all das Leiden am Kreuz einfach wieder gut? Oder noch deutlicher: Wo ist Gott, wenn Jesus dort am Kreuz stirbt?

Solche Fragen sind nicht nur abstrakte Spekulationen. Vielmehr spitzt sich hier in einzigartiger Weise zu, was Menschen immer schon und bis heute an Grenzen treibt, an Grenzen des Verstehens, des Sinns und auch des Glaubens:

Woher kommt all das unverschuldete Leid in der Welt – und wie kann es mit dem Glauben an Gott, einen guten, gütigen, gerechten Gott, zusammengedacht werden?

Unüberschaubar sind die Antwortversuche auf diese Theodizeefrage aus Theologie und Philosophie. Doch nicht darum soll es in diesem Beitrag gehen, sondern um die Frage, wie das Markusevangelium mit diesen Fragen umgeht, und zwar dort, wo sich das Problem in seiner ganzen Schärfe zeigt: angesichts des Todes Jesu. Wie kann nach Markus angesichts dieses Todes von Gott gedacht, gesprochen, geglaubt werden?

Eine erschütternde Erzählung vom Leiden und Sterben Jesu

Das Markusevangelium erzählt auf erschütternde Weise vom Sterben Jesu (Mk 15,22–41).[1] Es zeigt Jesus, ausgeliefert an die Soldaten (15,22–27), gekreuzigt gemeinsam mit veritablen Verbrechern (15,27), verhöhnt und verspottet von den Leuten, die vorbeikommen, von den Hohepriestern und Schriftgelehrten und schließlich sogar von den beiden Mitgekreuzigten (15,29–32). Der Text lässt die

---

1 Der Beitrag steht im Gespräch mit den wissenschaftlichen Kommentierungen des Markusevangeliums und der markinischen Passions- und Ostererzählungen, besonders Dschulnigg, Peter, Das Markusevangelium (Theologischer Kommentar zum Neuen Testament 2), Stuttgart 2007; Gielen Marlis, Die Passionserzählung in den Evangelien. Literarische Gestaltung – theologische Schwerpunkte, Stuttgart 2008; Guttenberger, Gudrun, Das Evangelium nach Markus (Zürcher Bibelkommentare 2), Zürich 2017; Schenke, Ludger, Das Markusevangelium. Literarische Eigenart – Text und Kommentierung, Stuttgart 2005.

Kreuzigung in ihrer im Grunde kaum vorstellbaren Brutalität und Grausamkeit sichtbar werden, ohne allerdings die körperliche Gewalt direkt zu beschreiben.[2]

Die Dunkelheit dieser Szene findet einen äußeren Ausdruck in der Finsternis, die um die sechste Stunde über das ganze Land – eigentlich: über die ganze Erde – hereinbricht (15,33), und wird nochmals gesteigert in den letzten Worten des Sterbenden: „Mein Gott, mein Gott, wozu hast du mich verlassen?" (15,34).

Dramatischer könnte diese Sterbeszene kaum gezeichnet werden. Der Text zeigt einen Jesus, der mit seinem Gott ringt und ihm die verzweifeltste aller Fragen entgegenschreit: „Wozu hast du mich verlassen?" Ist Jesus nach diesem Text zuletzt also auch von Gott verlassen? In der Tat begegnet Gott in den erzählenden Partien dieses Textes an keiner Stelle als Handelnder.

Er wird lediglich in diesem Schrei Jesu sowie in der Schluss-Erkenntnis des Hauptmanns genannt (V. 39). Wo ist Gott also, wenn Jesus so am Kreuz stirbt?

Die Erzählweise des Textes verunmöglicht eine schnelle und vordergründige Antwort. Denn zunächst präsentiert sich die Erzählung als ein ernsthafter Versuch, das Leid dieses zu Tode Gefolterten ins Wort zu bringen. Markus zeichnet hier keinen der Welt enthobenen „Sohn Gottes", der von dem Geschehen unberührt bliebe. Vielmehr wagt er es, Jesus im Todeskampf, im Schmerz, im Leid und sogar in der Gottverlassenheit darzustellen. Das ist in dieser

2 Vgl. zum Folgenden besonders Bieberstein, Klaus/Bieberstein, Sabine, Angesichts des Todes das Leben formulieren. Abschiedsworte Sterbender in der biblischen Literatur, in: Ebner, Martin u. a. (Hg.), Leben trotz Tod (Jahrbuch für Biblische Theologie 19; 2004), Neukirchen-Vluyn 2005, 3–47, bes. 27–46.

Ernsthaftigkeit und in der ganzen Wucht der Darstellung erst einmal wahrzunehmen und auszuhalten.

Dies gilt umso mehr, als ein Vergleich mit den Sterbeszenen der anderen Evangelien zeigt, dass die Darstellung des Markusevangeliums alles andere als selbstverständlich ist. So ist das letzte Wort Jesu nach dem Lukasevangelium zwar ebenfalls ein Psalmzitat, doch ein völlig anderes als das von Markus ausgewählte: „Vater, in deine Hände lege ich meinen Geist" (Lk 23,45). Dieses Sterbewort Jesu nimmt Ps 31,6 auf und zeigt einen Jesus, der bis zum Schluss vertrauensvoll mit Gott, den er auch hier noch „Vater" nennt, verbunden ist. Nach dem Johannesevangelium spricht Jesus: „Es ist vollbracht" (Joh 19,30). Damit wird der gesamte Weg Jesu als Offenbarer Gottes, wie er von Anfang des Evangeliums an gezeichnet worden war, mit seinem Auftrag und seinen „Werken", bestätigt. Jesus bleibt bis zum Schluss souverän und kann, wie es mehrmals im Evangelium vorausblickend gesagt wird, zum Vater zurückkehren.

Es zeigt sich: Mit diesen letzten Worten Jesu werden völlig verschiedene Jesusbilder gezeichnet. Es ist ein Unterschied, ob Jesus als Klagender, als Vertrauender oder als souverän Bestätigender dargestellt wird. Markus wagt es, dem sterbenden Jesus mit dem Beginn von Psalm 22 das Klagegebet eines unschuldig Verfolgten in den Mund zu legen. Auch wenn der Psalm selbst – wie es der Gattung der alttestamentlichen Klagepsalmen entspricht – in seinem Verlauf die Wende vom Klagen zum Loben und Danken vollzieht und rückblickend für die Rettung danken kann, so ist doch festzuhalten, dass der Lob-Teil des Psalms (Ps 22,23–32) in der gesamten Passionserzählung des Markusevangeliums keine Rolle spielt und daher hier nicht vor-

schnell mitgelesen werden sollte. Mag sein, dass die späteren Erzähler dies nicht mehr ausgehalten und daher dem sterbenden Jesus andere letzte Worte in den Mund gelegt haben. Damit transportieren sie definitiv andere Vorstellungen von Jesus.

Ähnlich unterschiedlich wird der Gekreuzigte durch die Kunstgeschichte hindurch dargestellt: Während vor allem in der Frühzeit der Darstellungen der Gekreuzigte aufrecht, mit offenen Augen, fast schon als Auferstandener dargestellt wird, zeigt ihn der Isenheimer Altar von Matthias Grünewald – ähnlich wie das Markusevangelium – in seiner ganzen Qual, als Mensch, der verzweifelt mit dem Tod, den Schmerzen, dem Verlassensein ringt.[3]

Lernen von der Darstellung des Markusevangeliums

Die mutige Erzählweise des Markusevangeliums lehrt, gut hinzusehen und Unrecht, Gewalt und das dadurch verursachte Leiden von Menschen nicht vorschnell wegzuharmonisieren. So lässt es der Text nicht im Unklaren, von wem die Gewalt ausgeht. Das Pronomen „sie", bezieht sich zurück auf die Soldaten. Sie handeln im Auftrag eines römischen Statthalters, der mit seinem Namen Pilatus genannt wird. Als Statthalter hat er die Macht, Todesurteile auszusprechen und zu vollstrecken. Er kann dies willkürlich im Rahmen eines willkürlichen Justizsystems tun, das

3 Vgl. zur Geschichte der Christusdarstellungen z.B. Welt und Umwelt der Bibel 14 (4/1999): Christus in der Kunst 1. Von den Anfängen bis ins 15. Jahrhundert sowie Welt und Umwelt der Bibel 18 (1/2001): Christus in der Kunst 2. Von der Renaissance bis in die Gegenwart.

Teil der Herrschaft des Römischen Reiches ist.[4] Dies lehrt auch im Blick auf unsere heutige Wirklichkeit, genau hinzusehen und konkret zu benennen, woher welches Unrecht und welches Leid kommt und wer dafür in welcher Weise verantwortlich ist. Natürlich ist dies nicht immer möglich; doch wo es möglich und sinnvoll ist, hilft es, die Frage nach Gott differenzierter zu stellen – nicht für jedes Leid muss Gott verantwortlich gemacht werden – und Raum zum Urteilen und Handeln zu erlangen.

Ein Zweites: Der sterbende Jesus klagt. Er bringt sein Leid ins Wort – hier in seiner abgründigsten Form, der Gottverlassenheit. Auch dies ist sowohl für die Darstellung Jesu als auch für Christinnen und Christen heute alles andere als selbstverständlich. Denn wer gut christlich sozialisiert ist, hat in der Regel gelernt, nicht zu klagen. Die biblischen Psalmen, und mit ihnen der sterbende Jesus, der in seinem Schrei den Anfang von Psalm 22 zitiert, lehren etwas anderes: Hier wird das Leid Gott entgegengeschleudert, es wird kein Blatt vor den Mund genommen bis hin zum Vorwurf, dass Gott den Beter, die Beterin verlassen habe. Gerade in diesem ungeheuerlichen Vorwurf zeigt sich aber: Wer – wie Jesus oder die Beterinnen und Beter der Psalmen – klagt, richtet seine Klage nicht ins Leere. Vielmehr bleibt Gott das Gegenüber. Jesus hält also – ebenso wie die Beterinnen und Beter der Psal-

4 Zum Prozess Jesu vgl. ausführlich Niemand, Christoph, Jesus und sein Weg zum Kreuz. Ein historisch-rekonstruktives und theologisches Modellbild, Stuttgart u. a. 2007; Reinbold, Wolfgang, Der Prozess Jesu (Biblisch-theologische Schwerpunkte 28), Göttingen 2006; Theobald, Michael, Der Prozess Jesu. Geschichte und Theologie der Passionserzählungen, Tübingen 2022; Welt und Umwelt der Bibel 56 (2/2010): Pilatus und der Prozess Jesu.

men – selbst in seiner abgrundtiefen Klage an seinem Gott fest, aus dessen Nähe er zeit seines Lebens gehandelt hatte: „[D]ie Tradition der Psalmen lässt der Klage, ja der Verzweiflung an dem, der Hilfe und Dasein versprochen hat, ihren Raum, es ist auch in der Anklage des Warum? ein Festhalten an dem Gott, der das Leben versprochen hat, zu hören. Der Jesus, der hier spricht, ist ein Sohn Gottes, der uns gleich geworden ist – bis in die Gottlosigkeit hinein. Darum hält er an der Klage, und das heißt an dem Angeklagten, fest."[5]

Diese Deutung wird auch dadurch bestätigt, dass in der verzweifelten Klage Jesu die aramäische Fragepartikel *lemah* (hebräisch *lamah*) verwendet wird, die im griechischen Text zutreffend mit *eis ti* übersetzt wird und im Deutschen als „wozu" wiedergegeben werden muss. Dieses „wozu" fragt – anders als das „warum" – nicht nach der *Ursache* eines Geschehens in der Vergangenheit als vielmehr nach der *Absicht* oder dem *Ziel* einer Handlung.[6] Dieses „wozu?" ist charakteristisch für die drängenden Fragen der Psalmbeterinnen und -beter an ihren Gott. So blickt auch das Zitat aus Psalm 22,2, das in Jesu letztem Wort Mk 15,34 aufgenommen wird, in die Zukunft und fragt nach dem Ziel des göttlichen Handelns: „Wozu hast du mich verlassen?"

---

5 Sölle, Dorothee/Schottroff, Luise, Jesus von Nazaret, München 2000, 120–121.

6 Vgl. Michael, Diethelm, „Warum" und „Wozu"? Eine bisher übersehene Eigentümlichkeit des Hebräischen und ihre Konsequenz für das alttestamentliche Geschichtsverständnis (1988), in: ders., Studien zur Überlieferungsgeschichte alttestamentlicher Texte (TB 93), Gütersloh 1997, 13–34; Ebner, Martin, Klage und Auferweckungshoffnung im Neuen Testament, in: ders. u. a. (Hg.), Klage (Jahrbuch für Biblische Theologie 16), Neukirchen-Vluyn 2001, 73–87, hier 78 mit Anm. 12.

Jesus tritt also in die Auseinandersetzung mit Gott ein.[7] Das ist von bleibender Bedeutung bis heute. Wer mit Gott streitet, mit Gott ringt, schlägt einen anderen Weg ein als diejenigen, die sich angesichts des eigenen Leids oder des Leids in der Welt von Gott verabschieden – sosehr auch dieser Weg zu respektieren ist. Wer mit Gott ringt und streitet, hält daran fest, dass das momentan als dunkel und undurchschaubar erfahrene Handeln Gottes einen Sinn haben muss, und fordert diesen Gott selbst heraus. Nun kann, wenn überhaupt, eine Antwort nur von Gott selbst kommen. „In diesem narrativen Bruch seiner Jesusgeschichte bringt der Erzähler Markus die Brüchigkeit aller theologischen Theodizee dramatisch zur Sprache und schlägt sich – als Theologe – auf die Seite der ratlosen Betroffenen."[8] Damit wird aber auch Jesus selbst als einer gedeutet, der ausweglos auf der Seite dieser zerbrechenden Betroffenen steht. Umso schärfer stellt sich nun – nochmals – die Frage nach Gott.

Wo ist Gott, wenn Jesus am Kreuz stirbt?

Mit aller Wucht wird die Frage nach Gott in der Erzählung selbst, in den Worten des sterbenden Jesus, formuliert, wenn er Gott klagend entgegenschreit: „Mein Gott, mein Gott, wozu hast du mich verlassen?" – und Gott schweigt. Gott schweigt, obwohl er im Verlauf des

7 Vgl. Janowski, Bernd, Konfliktgespräche mit Gott. Eine Anthropologie der Psalmen, Neukirchen-Vluyn 2003.

8 Ebner, Martin, Klage und Auferweckungshoffnung im Neuen Testament, in: ders. u. a. (Hg.), Klage (Jahrbuch für Biblische Theologie 16), Neukirchen-Vluyn 2001, 73–87, hier 79.

Markusevangeliums bereits zweimal das Wort für Jesus ergriffen hatte: zum ersten Mal anlässlich der Taufe Jesu, als eine Stimme aus dem Himmel, die als göttliche Stimme zu identifizieren ist, spricht: „Du bist mein geliebter Sohn, an dir habe ich Wohlgefallen gefunden" (Mk 1,11), und zum zweiten Mal anlässlich der Verklärung Jesu auf dem Berg, als sich wiederum eine göttliche Stimme vernehmen lässt, die sagt: „Das ist mein geliebter Sohn, auf ihn sollt ihr hören" (Mk 9,7).

Anlässlich des Sterbens Jesu warten wir jedoch vergeblich auf eine solche Stimme, die klärend eingreift. Dennoch gibt die Erzählung Hinweise, wie eine Antwort buchstabiert werden könnte. Allerdings erwächst diese Antwort aus dem gesamten Erzählzusammenhang.

1. *Der Rückgriff auf die Hebräische Bibel*: Die gesamte Passionserzählung des Markusevangeliums ist unter Rückgriff auf die Hebräische Bibel und speziell auf einige Klagepsalmen komponiert.[9] Diese Aufnahmen der Psalmen – insbesondere der Psalmen 22 und 69 – konzentrieren sich auf die dramatischen Höhepunkte der Passion: das letzte Mahl (14,12–25), das Gebet in Getsemane (14,32–42) sowie die Erzählung vom Sterben Jesu am Kreuz. Auch Jesu Klage ist, wie bereits gezeigt wurde, ein Zitat des Anfangs von Ps 22, auch wenn es nicht als ein solches Zitat ausgewiesen wird. Auf diese Weise macht die Erzählung deutlich, dass und wie sehr das Schicksal Jesu mit den Schriften übereinstimmt. Damit ist es nicht einfach absurd. Vielmehr erleidet Jesus das Geschick der Gerechten und Frommen, wie

9 Vgl. etwa die Zusammenstellung der Psalmzitate und Anspielungen bei Janowski, Bernd, Konfliktgespräche mit Gott. Eine Anthropologie der Psalmen, Neukirchen-Vluyn 2003, 355–356.

es in den Psalmen zum Ausdruck kommt, und sein Tod wird mit Hilfe des Motivs des Leidenden Gerechten interpretiert und mit einer Deutung versehen.

2. Das Zerreißen des Tempelvorhangs: Eine zweite Antwortspur auf die Frage nach der An- oder Abwesenheit Gottes lässt sich unmittelbar im Anschluss an den Tod Jesu in Mk 15,38 identifizieren: „Da wurde der Vorhang im Tempel von oben bis unten entzweigerissen/geteilt." Dieser Satz ist im Passiv formuliert, was in den meisten gängigen Bibelübersetzungen nicht zum Ausdruck kommt. Hier wird zumeist aktivisch übersetzt: „Da riss der Vorhang im Tempel von oben bis unten entzwei." In biblischer Redeweise verbirgt sich allerdings hinter der passivischen Formulierung niemand anderes als *Gott selbst* als Handelnder. Damit kommt an dieser Stelle der Erzählung Gott wieder ins Spiel.

Allerdings verdient diese Szene noch eine genauere Betrachtung. Denn das Verb *schizo* („zerreißen/zerteilen") begegnet im Markusevangelium nur an zwei Stellen: Neben der Kreuzigungserzählung ist es die Erzählung über die Taufe Jesu am Beginn des Buches. Anlässlich der Taufe Jesu reißen die Himmel auf, und hörbar wird die göttliche Stimme, die Jesus als „meinen geliebten Sohn" identifiziert (Mk 1,11). Wenn die Himmel bei der Taufe Jesu „aufreißen", bedeutet dies, dass sie „geöffnet" werden, so dass Gottes Stimme vernehmbar werden kann. Man muss bei diesem Verb also keinesfalls „Zerstörung" mitdenken. Das heißt: Wenn nun für das „Zerreißen" des Tempelvorhangs dasselbe Verb verwendet wird – und noch dazu in der passivischen Formulierung, die Gott als Handelnden sichtbar macht –, muss dies ebenfalls nicht als eine Zerstö-

rung des Tempelvorhangs verstanden werden,[10] sondern als ein göttliches Zeichen, das wiederum etwas wahrnehmbar werden lässt.

Was also kommt zutage, wenn der Vorhang im Tempel zerteilt wird? Leider ist kaum mehr zu klären, welcher der beiden Vorhänge im Jerusalemer Tempel gemeint ist: der innere Tempelvorhang vor dem Allerheiligsten oder der äußere vor dem Tempeleingang.[11] Der äußere Vorhang sollte nach der Beschreibung des jüdischen Historikers Flavius Josephus (Bellum V 212–214) ein Abbild des Alls sein; auf ihm sei „das ganze sichtbare Himmelsgewölbe" aufgestickt gewesen. Wäre dieser im Blick, so würde die genannte Symbolik die Verbindung zwischen den aufgerissenen Himmeln zu Beginn des Evangeliums und dem zerrissenen Vorhang im Augenblick des Todes Jesu verstärken.

Auf dem inneren Vorhang waren nach Exodus 26,31–33; 36,35 Keruben zu sehen, und er verhüllte den (ehemaligen) Ort der Bundeslade, des alten Thronsitzes Jahwes – und damit den (nachexilisch „leeren") Ort der „Anwesenheit" Gottes.[12] Öffnet sich dieser Vorhang im Augenblick des

---

10 In diesem Sinne wurde und wird die Szene allerdings meist verstanden: als die Beendigung des Tempelkultes, den Übergang des Heils von Israel auf die Heiden, die bevorstehende Zerstörung des Tempels, den nun geschaffenen freien Zugang zu Gott bis hin zum Ausdruck der Klage Gottes, vgl. ausführlich Luz, Ulrich, Das Evangelium nach Matthäus, Bd. 4: Mt 26–28 (Evangelisch-Katholischer Kommentar I/4), Düsseldorf/Zürich/Neukirchen Vluyn 2002, 357–363.

11 Ausführlich zu den Tempelvorhängen Lau, Markus, Der gekreuzigte Triumphator. Eine motivkritische Studie zum Markusevangelium (Novum Testamentum et Orbis Antiquus/Studien zur Umwelt des Neuen Testaments 114), Göttingen 2019, 434–436.

12 Vgl. Linnemann, Eta, Studien zur Passionsgeschichte (Forschungen zur Religion und Literatur des Alten und Neuen Testaments 102), Göttingen 1970, 160–163.

Todes Jesu, so wird damit Gott selbst unverhüllt sichtbar. Der fern geglaubte Gott wäre damit im Augenblick des Sterbens Jesu, ja: *im Sterben Jesu*, anwesend und offenbar. Zwar gibt es keine direkte Antwort des als schweigend erfahrenen Gottes, doch lässt sich Gott, identifiziert durch das *Passivum Divinum*, in diesem Moment mit dieser Geste des Zerreißens des Vorhangs wieder vernehmen. Der am Kreuz Hingerichtete wird in dieser Szene in paralleler Choreographie wie zu Beginn des Evangeliums als Sohn Gottes identifiziert[13] – nur dass die Identifizierung des Jesus als Sohn Gottes an dieser Stelle nicht durch eine göttliche Stimme, sondern im unmittelbar folgenden Vers durch den römischen Hauptmann erfolgt (Mk 15,39).[14]

Mit Blick auf die Ausgangsfrage dieses Abschnitts deutet sich also an: Gott selbst wird im Augenblick des Todes Jesu unverhüllt sichtbar. Er ist nicht abwesend, sondern anwesend, gerade hier, am dunkelsten Punkt eines menschlichen

---

13 Diese Inklusion vom Beginn zum Ende des Evangeliums wurde in der Literatur schon lange bemerkt, vgl. z. B. Klauck, Hans-Josef, Vorspiel im Himmel? Erzähltechnik und Theologie im Markusprolog (Biblisch-Theologische Studien 32), Neukirchen-Vluyn 1997, 91–92; Ebner, Martin, Kreuzestheologie im Markusevangelium, in: Dettwiler, Andreas/Zumstein, Jean (Hg.), Kreuzestheologie im Neuen Testament (Wissenschaftliche Untersuchungen zum Neuen Testament 151), Tübingen 2002, 151–168, bes. 153f.; Lau, Markus, Der gekreuzigte Triumphator. Eine motivkritische Studie zum Markusevangelium (Novum Testamentum et Orbis Antiquus/Studien zur Umwelt des Neuen Testaments 114), Göttingen 2019, 436–443.

14 Zu den politischen Implikationen dieser Identifizierung und der gesamten Szenerie vgl. Ebner, Martin, Kreuzestheologie im Markusevangelium, in: Dettwiler, Andreas/Zumstein, Jean (Hg.), Kreuzestheologie im Neuen Testament (Wissenschaftliche Untersuchungen zum Neuen Testament 151), Tübingen 2002, 151–168, bes. 153–158.

Lebens. Er wird sichtbar, gerade hier, im Schmerz, im Leiden und im Sterben. Der Text ist weit davon entfernt, dies laut und eindeutig hinauszuposaunen. Und für den sterbenden Jesus selbst ist all das nicht wahrnehmbar. Er stirbt mit einem erschütternden Schrei auf den Lippen. Die Signale des Erzählers sind nur für die Leserinnen und Leser wahrnehmbar. So legt der Text eine brüchige Spur, der wir als Leserinnen und Leser tastend folgen können. Hörbar wird an dieser Stelle auch nicht die Stimme Gottes, wie bei der Taufe, sondern die Stimme des römischen Hauptmanns. Die Szene zeigt also ausgerechnet einen der Folterknechte, die Jesus ans Kreuz geschlagen hatten. Ausgerechnet aus seinem Mund hören wir den mehr als erstaunlichen Satz:

„Wahrlich, dieser Mensch war Gottes Sohn“ (Mk 15,39).

Mehr lässt sich nicht sagen. Weniger darf nicht gesagt werden, jetzt. Der, der hier diesen furchtbaren Tod stirbt, ist Gottes Sohn. Größer könnte der Gegensatz kaum sein. Doch für Markus geht es darum, Jesus als Gottessohn mit diesem Tod am Kreuz zusammenzudenken. Wer Jesus wirklich ist, versteht nach Markus nur, wer Kreuz und Tod mitzudenken wagt.

Deshalb lässt er im ganzen Evangelium alle voreiligen Titelzuschreibungen an Jesus zurückweisen. Jetzt aber muss dieser Satz gesagt werden. Denn er hält auch das Kreuz aus und blickt in den Abgrund des Todes.

Frauen halten aus

Wenn dieses erstaunliche Bekenntnis ausgerechnet von einem Römer gesprochen werden muss, stellt sich die Frage

nach den Anhängerinnen und Anhängern Jesu, den Jüngerinnen und Jüngern, mit umso größerer Dringlichkeit: Wo sind sie?

Nach der Erzählung des Markusevangeliums haben sie „alle" Jesus bei seiner Verhaftung verlassen und sind geflohen (Mk 14,50–52). In der Szene, die sich unmittelbar an das Bekenntnis des Hauptmanns anschließt, stellt sich allerdings heraus, dass das „alle" verfrüht war (Mk 15,40–41). Einige Frauen sind noch da und halten aus. Leserinnen und Leser erfahren erst jetzt, dass sie schon in Galiläa dabei waren und Jesus „nachgefolgt" sind. Sie sind also Jüngerinnen im besten Sinne des Wortes, die das Markusevangelium erst an dieser Stelle sichtbar macht, die aber den gesamten Weg Jesu von Galiläa nach Jerusalem mitgegangen waren, wie der Text sagt, und die deshalb im Buch die ganze Zeit über bei der Gruppe der Jüngerinnen und Jünger Jesu mitgedacht und mitgelesen werden müssen. Jetzt tun diese Frauen das, was es noch zu tun gibt: Sie bleiben da. Sie schauen hin. Sie halten aus.

So klein ist die Gruppe dieser Jüngerinnen nicht. Es sind viele: „Noch viele andere Frauen waren dabei, die mit ihm nach Jerusalem hinaufgezogen waren" (Mk 15,41). Drei (oder vier?) von ihnen werden mit Namen genannt: Maria aus Magdala, Maria, die Mutter des Jakobus des Kleinen und die Mutter des Joses (sind das zwei Frauen?), und Salome. Es sind die Namen, an die sich Leserinnen und Leser von jetzt an halten können. Mit diesen Frauen können sie beobachten, dass der Leichnam Jesu von Josef von Arimathäa in einem Felsengrab bestattet wird (15,42–47). Mit diesen Frauen halten sie nach dem Karfreitag die Sabbatruhe. Und mit ihnen finden sie sich früh am Morgen des ersten Tages der Woche auf dem Weg zum Grab ein.

Was nun im Markusevangelium 16,1–8 erzählt wird, beinhaltet nichts weniger als die zentrale Botschaft des Christusglaubens: Dieser Jesus aus Nazareth, den die Römer nach einem Unrechtsprozess als politischen Unruhestifter kreuzigen ließen, ist nicht im Grab geblieben, sondern Gott hat ihn auferweckt. Darin ist eine dritte Antwortspur auf die Frage nach Gott in diesem Geschehen zu finden.[15]

Dieses große Bekenntnis wird am Schluss der Erzählung in der Rede der Engelsgestalt formuliert, wenn den Frauen verkündet wird, dass derjenige, den sie im Grab suchen, nicht hier sei, sondern dass er auferweckt wurde (Mk 16,6–7). Mit dieser Botschaft, die auch an dieser Stelle wieder im Passiv formuliert ist und damit auf Gott als Handelnden verweist, steht diese Erzählung auf dem Boden der jüdischen Hoffnung auf eine Auferweckung der Toten durch Gott. Diese Hoffnung war erst im Laufe der letzten zwei- oder dreihundert Jahre vor der Zeitenwende entstanden.[16]

---

15 Zum Folgenden vgl. Bieberstein, Sabine, Spuren ins Leben. Die Erfahrung der Frauen am leeren Grab (Mk 15,1–8), in: Katholisches Bibelwerk/Andreas Leinhäupl (Hg.), Das Markusevangelium. Jesus Christus – was ist das für ein Mensch? (Bibelauslegungen mit Praxisvorschlägen), Stuttgart 2012, 124–133.

16 Vgl. ausführlich Bieberstein, Klaus, Jenseits der Todesschwelle. Die Entstehung der Auferweckungshoffnungen in der alttestamentlich-frühjüdischen Literatur, in: Berlejung, Angelika/Janowski, Bernd (Hg.), Tod und Jenseits im Alten Israel und in seiner Umwelt. Theologische und religionswissenschaftliche, archäologische und ikonographische Aspekte (Forschungen zum Alten Testament 64), Tübingen 2009, 423–446; Bieberstein, Klaus/Bieberstein, Sabine, Auferweckt gemäß der Schrift. Das Ringen um Gottes Gerechtigkeit und die Hoffnung auf Auferweckung der Toten, in: Bibel und Kirche 64 (2/2009), 70–77 (übernommen in vorliegenden Band

Im Grunde war es auch eher eine *Option*, ein trotziges Bestehen darauf, dass Gottes Gerechtigkeit und Treue auch zerbrochenes und gescheitertes Leben umfassen müsse. Daran wollte man angesichts von erfahrenem Unrecht und erlittener Gewalt festhalten: Dass Gott für seine Gerechten Gerechtigkeit schaffen würde – wenn nicht *vor* dem Tod, dann eben *jenseits* der Todesgrenze. Damit das Unrecht nicht das letzte Wort behalte. Im Rahmen dieser Hoffnung konnten die Freundinnen und Freunde Jesu auch ihre Erfahrungen zwischen Karfreitag und Ostern interpretieren und zum Schluss kommen: Auch Jesus wurde von Gott auferweckt.

Neu sehen lernen

Die Erzählung Mk 16,1–8 zeigt die Frauen, wie sie nach dem Sabbat ganz früh am Morgen zum Grab gehen. Sie tun das, was jetzt noch möglich ist: ihrem ermordeten Freund eine letzte Ehre erweisen. Ein Zeichen der Verbundenheit gegen die Brutalität des Todes setzen. Einander inmitten der Verwüstungen unterstützen und etwas zu tun beginnen. Es ist eine brüchige Spur von Leben.

Wir als Leserinnen und Leser werden mit den Frauen durch den Text geführt. Mit ihnen sind wir zu Beginn noch ganz auf das Grab fixiert und nehmen kaum wahr, dass eigentlich schon die Sonne aufgeht (16,2) – womit der Markusevangelist vielleicht schon leise andeutet, dass es nicht beim Dunkel des Todes bleiben würde. Mit den

S.11–29); Bieberstein, Sabine, Bestehen auf der Gerechtigkeit Gottes. Die Entstehung der biblischen Hoffnung auf die Auferweckung der Toten durch Gott, in: dies. (Hg.), Auferstehung (FrauenBibelArbeit 29), Stuttgart 2012, 11–17.

Frauen werden wir dann auch mit der phantastischen Wendung konfrontiert, die die Erzählung nimmt. Als die Frauen nämlich „hinblickten“ (16,4), sehen sie, dass alles ganz anders ist, als sie es sich vorgestellt hatten: Der Stein ist weg, und statt des gefolterten Körpers des Hingerichteten finden die Frauen im Grab einen jünglingshaften Gottesboten, der behauptet, Jesus sei auferweckt worden.

Damit sprengt die Geschichte endgültig das, was sich nach menschlicher Erfahrung erwarten lässt. Offenbar geht es um Erfahrungen, für die uns die Sprache und auch die Kategorien fehlen. Das zeigt sich auch im „Erschrecken“ der Frauen (Mk 16,5.8). Solche Worte verwendet die Bibel immer dann, wenn das Göttliche sich im Leben von Menschen bemerkbar macht. Hier kommen also Erfahrungsdimensionen und Sprachlogiken ins Spiel, die auf einer anderen Ebene liegen als derjenigen von historischer Faktizität und naturwissenschaftlich Nachvollziehbarem.

„Er wurde auferweckt“ (Mk 16,6). Das ist zunächst nicht mehr als eine Behauptung. Aber es ist eine Behauptung, die sich der römischen Gewaltlogik widersetzt. Kreuzigungen sollten die Verurteilten völlig vernichten und andere Menschen abschrecken, es ihnen gleichzutun. So ist die Behauptung „er wurde auferweckt“ ein kostbarer Satz inmitten der übermächtigen Gewalt: Der Gekreuzigte konnte nicht völlig vernichtet werden. Da sind noch Menschen, die sich nicht abschrecken ließen, an ihm festzuhalten. So etwas kann wohl nur von einem Gottesboten behauptet werden. Und wer es hört, ahnt, dass es mehr geben muss als das, was unsere täglichen Erfahrungen und ihre Zwangsläufigkeiten uns weismachen wollen.

Das erstaunliche Ende

Eigentlich könnte nun alles gut sein. Doch das Markusevangelium erzählt, dass die Frauen das Grab fluchtartig verließen und niemandem etwas erzählten, denn sie waren „außer sich vor Zittern und Ekstase“ (16,8), wie es die Bibel in gerechter Sprache treffend übersetzt.

Mit diesem Schweigen und Außer-sich-Sein der Frauen endet das Markusevangelium in seiner ursprünglichen Fassung. Was danach in den Bibelausgaben zu lesen ist, sind Hinzufügungen aus dem zweiten Jahrhundert, die diese Offenheit vermutlich nicht mehr ausgehalten haben (Mk 16,9–20). Der ursprüngliche Markusschluss in 16,8 aber lässt ahnen, dass es angesichts solcher Botschaften und Erfahrungen erst einmal keine Sprache gibt oder geben kann. Jeder Leser, jede Leserin muss eine eigene Sprache dafür erst nach und nach selbst finden.

Spuren führen ins Leben

Doch wieder legt das Markusevangelium Spuren, denen Leserinnen und Leser tastend folgen können und sollen. Diese Spuren führen nach Galiläa: „Dort werdet ihr ihn sehen“, hören die Frauen in Mk 16,7. Leserinnen und Leser des Markusevangeliums wissen, dass in Galiläa die ganze Sache mit Jesus angefangen hatte. Dort spielen all die vielversprechenden Geschichten von den Heilungen, von grenzüberschreitenden Mahlgemeinschaften und einem Leben in Fülle für alle. Hier ist etwas zu spüren von einer lebendigen und verbindenden Kraft, die das Leben verändert. Wenn das Buch mit der Erfahrung von Ostern

nochmals von vorne gelesen wird, werden diese Geschichten zu Auferstehungsgeschichten.[17] An diese Geschichten von Hoffnung und Sinn gilt es also anzuknüpfen. Diesen Weg gilt es weiterzugehen. „Dann werdet ihr ihn sehen."

Galiläa ist für die Jüngerinnen und Jünger Jesu auch ihre Heimat. In Galiläa leben und arbeiten sie, dort sind ihre Familien. Steht Galiläa also auch für den Alltag? Mit den Jüngerinnen am Grab werden wir als Leserinnen und Leser dorthin verwiesen. Damit erhält die Geschichte eine überraschende und im wahrsten Sinne des Wortes „nahe liegende" Wendung. Das tägliche Leben, die Arbeit, der Alltag wird zum Ort, an dem sich die Auferstehungsbotschaft als tragfähig erweisen muss[18]: in geglückten Begegnungen, sinnvoller Arbeit, geheiltem Schmerz und neuer Kraft – überall dort, wo zu erleben ist, dass der Tod nicht das Letzte ist, was es zu sagen gibt.

Am Schluss des Markusevangeliums steht also ein großes Bekenntnis zu Gottes Leben schaffender Macht, seiner Gerechtigkeit und Treue. Es führen von hier aber auch Spuren in das Leben jedes einzelnen Menschen. Auferstehung ist nicht einfach eine Wahrheit, die geglaubt werden muss und damit abgehakt werden kann. Vielmehr steckt darin eine Kraft, die das Leben verändern kann. Das Markusevan-

---

17 Vgl. Hecking, Detlef, Neue Anfänge, immer wieder – Auferstehungs-Wege im Markusevangelium und die Botschaft im leeren Grab. Bibelarbeit zu Mk 16,1–8, in: Bieberstein, Sabine (Hg.), Auferstehung (FrauenBibelArbeit 29), Stuttgart 2012, 45–53; Metternich, Ulrike, Die Seherinnen des Lichtes (Mk 16,1–8). Wie Auferstehungs- und Heilungserzählungen sich gegenseitig auslegen, in: Bibel und Kirche 64 (2009), 99–103.

18 Vgl. Venetz, Hermann-Josef, Er geht euch voraus nach Galiläa. Mit dem Markusevangelium auf dem Weg, Freiburg Schweiz 2005 (Neuausgabe 2017).

gelium erzählt nicht zu Ende, wie dies alles passiert, sondern es lässt die Frauen tief aufgewühlt und „außer sich" zurück. Es ist an den Leserinnen und Lesern, den eigenen Weg *nach* Galiläa und *in* Galiläa zu gehen und zu erfahren, was es heißt, der Kraft der Auferstehung zu trauen.

Bei alledem ist allerdings entscheidend: Aus der Perspektive des leidenden Jesus bleibt es in der Erzählung beim Zerbrechen, bei der Gottesferne und beim Schweigen. Er stirbt, ohne dass sich Gott *für ihn wahrnehmbar* vernehmen ließe. So erzählt der Text schonungslos vom Leid. Und er wird damit der Realität gerecht, mit all ihrer Gewalt, mit allem Unrecht, allem Zerbrechen, allem Scheitern und aller Unverstehbarkeit, die sich nicht einfach auflösen lässt.

Doch die Erzählung gibt gleichzeitig Signale, dass dies nicht alles ist. Allerdings werden diese Signale aus der Perspektive eines „allwissenden Erzählers" gegeben. Leserinnen und Leser können sie aufnehmen und zu einer Deutung zusammensetzen. Für unsere Frage nach Gott und die Theodizee bedeutet dies sicher nicht, dass die Auferweckung das Leid und den Tod ungeschehen macht und Gott also in diesem Sinne „gerechtfertigt" sein könnte. Aber die Erzählung formuliert die Option, dass Gott der Gewalt und dem Tod nicht das letzte Wort lässt. Es ist ein leidenschaftliches Bestehen darauf, dass die Opfer nicht verloren gehen, sondern dass Gott Gerechtigkeit schafft. So dass die Welt, die durch diese Ungerechtigkeit unverstehbar, „unlesbar" geworden ist, nun doch wieder „lesbar" wird. Von diesen beiden Seiten der Wirklichkeit erzählt das Markusevangelium in der Art eines Doppelbildes, eines Diptychons, und in ähnlicher Weise sehen wir dies auch beim Isenheimer Altar von Matthias Grünewald.

Der Schluss des Markusevangeliums zeigt damit: Rede von Auferstehung ist nur dann tragfähig, wenn sie Tod und Scheitern nicht ausblendet, sondern dieses zu umfassen vermag. Die Erzählweise des Markusevangeliums als Diptychon macht deutlich: Es braucht beide Bilder. Jedoch nicht in dem Sinn, dass die Auferstehung das Leid ungeschehen macht und dass Gott deshalb „gerechtfertigt" wäre. Die Auferweckung macht nichts ungeschehen. Doch sie besteht auf Gottes Gerechtigkeit. Das Schicksal der Opfer ist nicht gleichgültig. Die Welt, deren Sinngefüge zerbrochen ist, die in diesem Sinne also „unlesbar" geworden ist, wird wieder lesbar. Das ermöglicht Hoffnung und gibt Handlungsfähigkeit.

Sterben und Tod im Buddhismus

Den Kreislauf der Wiederkehr durchbrechen

Helmut Hof

Die Frage von Vergänglichkeit, von Sterben und Tod im Buddhismus

> Ich möchte euch dies eine vor Augen führen:
> Schwerwiegend ist die Frage nach Leben-und-Tod.
> Die vergänglichen Dinge schwinden rasch dahin;
> seid daher stets wachsam, niemals nachlässig und niemals schwach.[1]

Das ist der Abendspruch in Zen-buddhistischen Klöstern. Das Bewusstsein der Vergänglichkeit ist Grundlage jedes buddhistischen Übungsweges. Aber wie können wir eine Antwort finden, indem wir „stets wachsam" sind? Und was ist „dies eine", das uns vor Augen geführt wird? Nur die Tatsache der Vergänglichkeit? Oder was zeigt sich da als „Leben-und-Tod"?

Auf einem buddhistischen Kongress berichtete ein Arzt von seiner Begleitung einer schwer krebskranken Frau. Er schloss mit den Worten: „Sie starb geheilt."[2] Ist das Zynis-

1 Robert Aitken, Zen als Lebenspraxis, München 1998, S. 21.
2 Beitrag von Wilfried Reuter beim Kongress „Heilung von Körper und Geist" der Deutschen Buddhistischen Union 28./29.10.2006 in Köln.

mus nach dem Motto „Operation gelungen, Patientin tot"? Oder was meint „geheilt" hier?

2010 wurde Silvia Ostertag als Zen-Meisterin bestätigt. Zu diesem Zeitpunkt war ihre Krebserkrankung bereits weit fortgeschritten. In ihrer Ansprache berichtete sie:

> Während der Arzt wieder auf die Bilder mit dem schlimmen Befund schaute, nahm ich mir Zeit, in mich hineinzuschauen, und ich konnte keinerlei Katastrophe finden. Was ich zu meinem Erstaunen fand, war: nur dies. Dieser Augenblick; diese Diagnose; dies. Dies vollständige und vollkommene Dies!
>
> Der Arzt hatte sich umgewandt und sagte: „Es tut mir so leid. Wie ist dies denn für Sie?" Ich antwortete: „Es ist in Ordnung. Es ist vollkommen in Ordnung." „Aber wie können Sie so etwas sagen?!", meinte der Arzt beinahe empört. „Sie sind krank, Sie sind unheilbar krank, krebskrank sind Sie!" „Nein", sagte ich. „Nein, das bin ich nicht. Es gibt keinen Krebs, der mich krankmachen könnte. Dieser Krebs ist nichts anderes als ich, ich selbst bin das." Und indem ich das aussprach, fühlte ich: dieses Ich, dieses Krebs-Ich, war vollkommen heil, wie es immer war. Von Kopf bis Fuß. Ganz und gar unversehrt – weit und breit. Grenzenlos.
>
> Natürlich wissen wir das alle. Natürlich wusste ich das. Aber in jenem Augenblick wusste ich es wirklich. Und hätte da nicht der Arzt gestanden, so hätte ich mich tief verneigt vor lauter Glück und Dankbarkeit.
>
> Diese Erfahrung hat mich begleitet wie ein Geschenk. Ich habe nie an meinem Krebs gelitten. Ich kann es nicht; es ist unmöglich, an meinem Krebs zu leiden. Das meint allerdings nicht, dass ich nicht Schmerzen hatte

und habe, die ich lieber nicht hätte! Klar. Das betrifft eine andere Erlebnis-Ebene.[3]

Da ist keine Trennung mehr zwischen ihr und dem Krebs. Ist das Realitätsverleugnung oder hat sie die Realität in diesem Moment bis auf den Grund durchschaut? Und was zeigte sich da?

Begrifflich aus der Distanz fassbar ist es nicht – obwohl es heißt, dass es uns immer klar vor Augen steht.

Versuchen wir im Folgenden also eine Annäherung durch die Überlieferung und dann auch durch die Übungspraxis des Buddhismus in seinen verschiedenen Schulen.

Wie in anderen Religionen zeigt sich im Buddhismus in Sterben und Tod die grundlegende Heilsbedürftigkeit des Menschen. Ein tibetischer Meister sagt: „Wenn man wirklich in die Natur des Todes blickt, ist er wie ein Spiegel, der den wahren Sinn des Lebens reflektiert."[4]

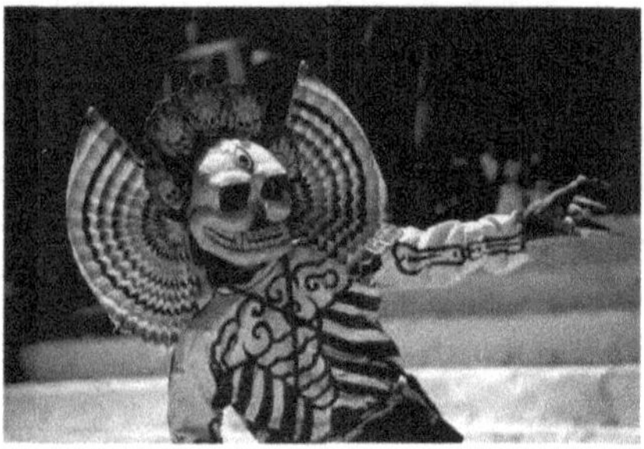

3 Silvia Ostertag (Rin'un Roshi), Teisho Holland 2010. Von Herzen Dank, Manuskript

4 Sogyal Rinpoche, Der Tod aus tibetisch-buddhistischer Sicht, in: Alfred Weil (Hg.), Im Spiegel des Todes. Beiträge zu Tod und Sterben aus buddhistischer Sicht, München 1995, S. 17.

2004 war ich in Ladakh, einem kleinen Land im Transhimalaya, das tibetisch-buddhistisch geprägt ist. Mönche führen dort Maskentänze auf, die an unsere mittelalterlichen Mysterienspiele erinnern. Eröffnet werden die Tänze durch Skeletttänzer – die Vergegenwärtigung der Sterblichkeit ist Ausgangspunkt des buddhistischen Heilsweges, der durch die darauf folgenden Tänze weiter dargestellt wird.

Dabei ist der Buddhismus weniger ein Glaubenssystem, das es anzunehmen gilt, als vielmehr ein Übungsweg, den man praktizieren kann. Mir wurde das klar, als ich auf einem buddhistischen Kongress eine junge Frau aus Malaysia fragte: „Bist du Buddhistin?", und sie antwortete: „Nein, denn ich habe keinen Lehrer." Gemeint war kein Lehrer für Glaubensinhalte, sondern ein Begleiter auf einem Übungsweg. Diese Übung besteht weniger darin, in einen vorgestellten Zustand zu kommen, als vielmehr im Sehen dessen, was ist. Es gibt keinen überweltlichen Gott, der den rechten Glauben belohnt – eher könnte man sagen: Man untersucht den Geist, der sowohl Glauben wie Nicht-Glauben hervorbringt. Oder mit den Worten von Lama Anagarika Govinda:

> Der Dharma [Lehre] des Buddha unterscheidet sich nämlich von vielen anderen Religionsformen dadurch, dass er nicht den Glauben an etwas fordert, was außerhalb der Erfahrung des einzelnen liegt. Er lässt in uns eine neue Sicht der Wirklichkeit reifen, die aus einer Erfahrung erwächst, welche nur in harter Arbeit an uns selbst und im Dienst am Nächsten möglich ist.[5]

---

5 Lama Anagarika Govinda, Lebendiger Buddhismus im Abendland, Bern München Wien 1986, S. 45. Buddha kritisiert deshalb auch die

Zu diesen Übungen zählen auch die „Leichenfeldbetrachtungen“. Ein Beispiel:

> Einatmend bin ich mir der atmenden Lebendigkeit meines Körpers bewusst. Ausatmend lächle ich meinem lebendig atmenden Körper zu.
> Einatmend sehe ich meinen Körper tot auf dem Bett liegen. Ausatmend lächle ich meinem toten Körper auf dem Bett zu.
> Einatmend sehe ich meinen toten Körper von grauer Farbe. Ausatmend lächle ich meinem toten Körper von grauer Farbe zu.
> Einatmend sehe ich meinen toten Körper von Würmern und Fliegen befallen. Ausatmend lächle ich meinem toten, von Würmern und Fliegen befallenen Körper zu.
> Einatmend sehe ich meinen toten Körper als weißes Skelett. Ausatmend lächle ich meinem toten Körper als weißem Skelett zu.
> Einatmend sehe ich meinen toten Körper als eine Zahl frischer Knochen, hier und da verstreut. Ausatmend lächle ich meinem toten Körper als einer Anzahl frischer, verstreuter Knochen zu.

Priester, die verkünden, was sie selbst nicht erfahren haben: „Den wir nicht kennen, den wir nicht sehen, zu dessen Gemeinschaft verkünden wir den Weg“. Und er merkt dazu an: „Genauso wie, Vāseṭṭha, wenn da eine Reihe von Blinden wäre, einer an dem anderen sich festhaltend und der vordere sieht nichts, der mittlere sieht nichts und der letzte sieht nichts, genauso, Vāseṭṭha, ist die Aussage der Dreiveden-Brahmanen einer Reihe von Blinden zu vergleichen, wo der vordere nichts sieht, der mittlere nichts sieht und der letzte nichts sieht. Also erweist sich die Aussage der Dreiveden-Brahmanen als töricht, erweist sich als unreif, erweist sich als leer, erweist sich als nichtig.“ Dīgha-Nikāya 13, 14f (https://palikanon.com/digha1/dn13.html).

Einatmend sehe ich meinen toten Körper als eine Anzahl vertrockneter Knochen. Ausatmend lächle ich meinem toten Körper als einer Anzahl vertrockneter Knochen zu.
Einatmend bin ich mir der atmenden Lebendigkeit meines Körpers bewusst. Ausatmend lächle ich meinem lebendig atmenden Körper zu.[6]

Ein Bewusstsein der Sterblichkeit – gut. Aber wie komme ich dahin, dem zuzulächeln?

Der buddhistische Heilsweg – exemplarisch am Bericht von Buddhas Erwachen

Am Anfang des Buddhismus steht die Gestalt des Siddhātta Gotama, der später den Ehrennamen „Buddha" bekam: der „Erwachte". Ähnlich wie Jesus prägt er diese Weltreligion durch seine Persönlichkeit grundlegend, ja verkörpert deren Ideale. Und ähnlich wie bei Jesus ist er in der legendenhaft-mythischen Überlieferung historisch nur bedingt fassbar. Die folgende Darstellung folgt dem Pali-Kanon des **Theravāda** („Die Lehre der Ordensältesten"), der sich selbst als der ursprüngliche und authentische Buddhismus versteht.

Die Legende erzählt, dass der junge Gotama als Fürstensohn in sorglosem Luxus dahinlebte. Da hatte er bei drei Ausfahrten aus dem Palast drei Begegnungen: mit ei-

6 Eine moderne Version der „Leichenfeldbetrachtungen" nach Thích Nhất Hạnh. Buddhistischer Beitrag beim Fürther Gebet der Religionen für Frieden („Der Mensch vor dem Tod – meine Verantwortung für das Leben"), 15.11.1996 in Unsere Liebe Frau, Fürth.

nem alten Menschen, einem kranken Menschen und mit einem Begräbniszug. Diese Begegnungen erschütterten ihn zutiefst: Ihm kam schlagartig die Vergänglichkeit, die Todgeweihtheit unseres Daseins zu Bewusstsein, und sein bisheriges Leben wurde ihm schal, ja unerträglich. Diese existentielle Getroffenheit wurde Ausgangspunkt seiner Suche wie seiner Lehre. Als sein letztes Wort ist überliefert: „Vergänglich ist alles Wesen. Strebet im Ernst."[7]

In einer vierten Begegnung traf er einen Wandermönch, der tiefen Frieden ausstrahlte. Dies bewegte ihn dazu, seine gesicherte Existenz zu verlassen und sich selbst auf die Suche zu begeben: auf die Suche nach einer Wirklichkeit, die Sterben und Tod transzendiert. Und seine erste Verkündigung nach dem Erwachen leitete er mit den Worten ein: „Die Todlosigkeit ist erlangt worden."[8] Damit ist aber weder endloses Leben noch ein unvergänglicher Teil des Menschen wie etwa eine unsterbliche Seele gemeint.

Buddha charakterisiert unser Dasein als „Dukkha", was wir meist mit „leidvoll" übersetzen – was dem Buddhismus im Westen einen pessimistischen Ruf einbrachte, aber an der Sache vorbeigeht. Wörtlich übersetzt bedeutet Dukkha „schlecht drehend": Darin liegt das Bild eines Rades, in dem die Nabe nicht in der Mitte sitzt, sondern verrutscht ist. Ein solches Rad kann im Detail noch so schön gefertigt sein – wenn man damit fahren will, wird es eiern und schließlich zerbrechen, denn durch die falsche Mitte hat alles einen falschen Ort bekommen.

---

7 Michael von Brück, Buddhismus. Grundlagen – Geschichte – Praxis, Gütersloh 1998, S. 79.

8 Mahāvagga I, 1,6 (https://www.palikanon.com/vinaya/1-mvg/mv01_01_01-06.html).

Nicht der Tod an sich ist das Problem. Vielmehr untersucht der Buddhismus, warum er uns zum Problem wird. „Die Vergänglichkeit als solche ist nicht das Leiden. Leidvoll ist vielmehr der Versuch des Menschen, dem Augenblick Dauer zu verleihen, um sich selbst Stabilität und Identität zu geben." Die falsche Mitte ist also die permanent betriebene Inszenierung eines bleibenden und abgetrennten Ich – gegen die Natur der Wirklichkeit. „Aus egozentrischer Selbstbehauptung verkennt der Mensch diese Tatsache und schafft sich die Illusion, beständig zu sein."[9] Diese Illusion gilt es zu durchschauen, und dazu braucht es eine grundlegende Transformation unserer Identität.

In all dem liegt keine Lebensverneinung. Buddha verkündet den „Mittleren Weg", der frei ist von Fixierung auf Extreme – Extreme, die Gotama selbst durchlebt hat. Auf seiner Suche versuchte er es auch mit extremer Hungeraskese, fast bis zum Hungertod.

Jedoch: Auch wer das Leben verabscheut, fesselt sich in negativer Weise an Vergängliches. Wir sollen nicht gierig am Leben festhalten und den Tod fliehen – wir sollen aber auch nicht das Leben fliehen und den Tod suchen. Leben und Tod gilt es der Wirklichkeit gemäß zu sehen – mit wacher, heiterer Klarheit und Gelassenheit. Wohin führt das?

Buddha spricht von „Nirvāṇa" – wörtlich: „Verwehen". Wo der Mensch alles Haften an Vergänglichem lässt – gerade auch an dem, was wir für unsere „Person" halten –, da verweht unsere leiddurchwirkte Existenz. Und dann? Einfach nichts – oder wozu erwachte Buddha?

In den Schriften des Theravāda wird dieses **Erwachen als ein dreistufiger Prozess** beschrieben, der sich nach

9 Michael von Brück, S. 87.

langer Meditation ereignet. Das ist natürlich legendenhaft stilisiert. Die **erste Stufe** wird wie folgt beschrieben:

> Ich erinnerte mich an mancherlei Vorexistenzen, die ich durchlebt hatte, nämlich an eine Geburt, an zwei, drei, vier, fünf, zehn, zwanzig, dreißig, vierzig, fünfzig, hundert, tausend, hunderttausend Geburten, an mancherlei Weltperioden. „Dort war ich, so war mein Name, so meine Familie, meine Kaste, mein Lebensunterhalt, dieses Glück und Leid habe ich durchgemacht, so war mein Lebensende; nachdem ich dort gestorben war, trat ich an jenem Ort wieder ins Leben, so war mein Name, von jener Art meine Familie, meine Kaste, mein Lebensunterhalt, dieses Glück und Leid habe ich durchgemacht, so war mein Lebensende." Auf diese Weise erinnerte ich mich an mancherlei Vorexistenzen mit den jeweils charakteristischen Zügen und Umständen.[10]

Entscheidend ist: Diese Einsicht in den Kreislauf der Existenzen ist nicht die Antwort auf die Frage der Vergänglichkeit! Die Wiedergeburtslehre, die es bereits vor Buddha in Indien gab, steckt nur den Rahmen ab, innerhalb dessen die Frage gestellt wird.

Man spricht von Samsāra, dem „Kreislauf der Wiedergeburten": Das verblendete Dasein ist leidvoll, und auch der Tod ist keine Erlösung. Solange ich nicht erwacht bin, muss ich Mal auf Mal das gleiche Elend durchleben – ein sinnloses Im-Kreise-Laufen. Wiedergeburt ist nicht Unsterblichkeit, sondern endlose Verlängerung von Dukkha.

---

10 Hans Wolfgang Schumann, Der historische Buddha. Leben und Lehre des Gotama, München 1989, S. 71f.

Erlösung finde ich nicht, indem ich dieses Kreisen perfektioniere, sondern nur, indem ich es durchbreche.

Reinkarnation ist in der westlichen Esoterik ein beliebtes Konstrukt. Allerdings ist die Haltung meist eine ganz andere. Der westliche Reinkarnations-Gläubige fragt meist: Wer war *Ich, Ich, Ich*? – und weitet dabei dieses Ego unendlich aus. Der Buddhist hingegen sagt: Ebendie Verhaftung an dieses scheinbar beständige und isolierte Ego ist die Ursache für unser sinnloses Leiden. Indem wir ständig darum kreisen, verlieren wir die Wirklichkeit unseres Lebens. Wiedergeburt löst die Frage der Todesverfallenheit unseres Daseins nicht – im Gegenteil: sie spitzt sie zu.

Dabei wird die Vergänglichkeit radikal gedacht: Es gibt nichts Besonderes im Menschen, das ihr nicht unterworfen wäre, auch keine unsterbliche Seele. Jedem Festklammern soll der Boden entzogen werden. Völliges Loslassen allein eröffnet eine Antwort auf die drängende Frage von Sterben und Tod.

Ein Problem hatten freilich schon Buddhas Zeitgenossen mit seiner Wiedergeburtslehre: Wenn es nichts Unsterbliches im Menschen gibt, wenn alles der Vergänglichkeit unterworfen ist – was reicht dann über die Grenze des Todes hinaus, was wird wiedergeboren?

Im buddhistischen Menschenbild ist der Mensch ganz Prozess. Der Mensch *ist* nicht, sondern er *geschieht*. Was uns als eine feste, bleibende Person erscheint, ist in Wirklichkeit ein Bündel von Eigenschaften, von Daseinsfaktoren, die ständig entstehen und vergehen. Man spricht von „bedingtem Entstehen“: Weil jetzt dies und dies geschieht – bedingt dadurch tritt im nächsten Moment das und das in Erscheinung. Dieser Fluss des Entstehens und Vergehens schafft die Illusion von etwas Bleibendem und von ande-

rem Getrenntem. Leid entsteht, wo der Mensch sich an diese Illusion verhaftet, wo er etwas als Ich festhalten und abspalten möchte.

Dieses bedingte Entstehen und Vergehen gilt auch über die Grenze des Todes hinaus. Weil jetzt ein Mensch in der und der Weise gelebt hat – deshalb entsteht wiederum ein Wesen, das diese Reihe fortsetzt.

Im buddhistischen Erkenntnisweg ist es wesentlich, sich diese Prozesshaftigkeit bewusst zu machen. Dazu wird das Bewusstsein unserer Sterblichkeit hoch geschätzt. Wir können lange vor der Wahrheit fliehen – der Tod jedoch enthüllt die wesenhafte Unbeständigkeit allen Daseins. Der tibetische Lehrer Sogyal Rinpoche sagt:

> Für einen spirituell Praktizierenden ist es in der Tat so, dass es ihn lebendiger macht, mit dem Tod zu leben. Der Tod ist der Disziplinlehrer, der uns aufweckt und der Wahrheit ins Gesicht sehen lässt, wann immer wir in die Irre gehen. Der Tod ist die Wahrheit des Lebens.[11]

Wo wir unser Leben so betrachten, erkennen wir: Wir vergehen und entstehen ständig, von Augenblick zu Augenblick. Auch der Tod ist nichts anderes als ein weiteres Durchgangsmoment dieses Geschehens. Wer dies zutiefst erfahren hat, der wird auch ihm mit gelöster, wacher Aufmerksamkeit begegnen, frei von Furcht. Das Sterben selbst wird zu einer Aufgabe, Achtsamkeit zu üben.

Diese gelöste Achtsamkeit im Hier und Jetzt, im Leben wie im Sterben, ist entscheidend. Nicht wichtig hingegen ist die Erinnerung an frühere Leben, die mich eher bindet als befreit.

---

11 Sogyal Rinpoche, Der Tod, S. 19.

Damit weiter im Bericht von Buddhas Erwachen. In einem **zweiten Schritt** erkannte er die Gesetzmäßigkeit, die unser Sterben und Geborenwerden bestimmt.

> Mit dem Himmlischen Auge, dem klaren, über menschliche Grenzen hinausreichenden sah ich, wie die Wesen vergehen und entstehen, sah ich hohe und niedrige, glänzende und unscheinbare, wie ihnen je nach ihren Taten günstige oder schlechte Wiederverkörperung zuteil geworden war. Ich erkannte: „Die Wesen, die von Körper, Rede und Denken schlechten Gebrauch machen, die erlangen nach dem Zerfall ihres Körpers, nach dem Tode schlechte Wiederverkörperung, sinken ab, verderben, (geraten in) die Hölle. Jene Wesen hingegen, die von Körper, Rede und Denken guten Gebrauch machen, die erlangen nach dem Zerfall ihres Körpers, nach dem Tode gute Wiedergeburt, (geraten in) den Himmel."[12]

Diese Gesetzmäßigkeit ist als das Karma-Gesetz bekannt, das Gesetz von Ursache und Wirkung. Alles Handeln wirkt sich unweigerlich aus, kommt auf uns selbst zurück. Die Qualität unseres Lebens und auch Sterbens ist die Frucht unseres Tuns und Lassens in diesem wie in früheren Leben. Wer dies erkannt hat, übernimmt wirkliche Verantwortung für sein Leben – lernt vom Sterben zu leben. Entscheidend darin ist, wirklich ganz hier und jetzt zu leben. Und gegenüber der letztlich egozentrischen Neugier, wer „ich" denn in früheren Leben gewesen sei, sagt ein tibetischer Meister:

> Wenn du dein vergangenes Leben wirklich kennen willst, dann schau dir deine gegenwärtigen Umstän-

---

12 Schumann, S. 72.

de an. Wenn du dein zukünftiges Leben kennen willst, dann schau dir dein gegenwärtiges Handeln an.[13]

In Buddhas Bericht ist die Rede von Himmel und Hölle, in die wir nach dem Tode kommen. Anders als im Christentum sind dies aber keine Endzustände, sondern ebenfalls zeitlich befristete Episoden, die der Vergänglichkeit unterworfen sind. Sie bieten keine Antwort auf die Grundfrage nach Leben und Tod. Die kann ich nur finden, indem ich frei werde von den drei Wurzelvergiftungen: Gier, Hass und Verblendung – hinter denen letztlich die Identifikation mit einem bleibenden, isolierten Ich steht, das es so nicht gibt.

Was aber ist die Befreiung, wenn sie im Kreislauf der Wiedergeburten nicht zu finden ist? In der **dritten Stufe** von Buddhas Erleuchtungsbericht heißt es:

> Ich richtete meinen Geist auf die Erkenntnis der Vernichtung der Einflüsse und erkannte wirklichkeitsgetreu: „Dies ist das Leiden; dies ist seine Ursache; dies seine Aufhebung; dies der Weg zu seiner Aufhebung." Und indem ich dies erkannte und einsah, wurde mein Geist von den Einflüssen Lust, Daseinsbegierde und Unwissenheit befreit. Das Wissen ging mir auf: „Vernichtet ist die Wiedergeburt, verwirklicht habe ich das religiöse Leben, was zu tun war, ist getan, diese Art Leben gibt es nicht mehr für mich!"[14]

Also „Nirvāṇa" – das „Verwehen" dessen, was ich bislang für meine Existenz, meine Identität genommen und festgehalten habe. Aber welche Art von Leben gibt es dann?

13 Padmasambhava, nach: Sogyal Rinpoche, Der Tod, S. 24.
14 Schumann, S. 72.

Gibt es überhaupt noch ein Leben? Was bleibt vom Menschen, wenn er den Kreislauf der Wiedergeburten durchbricht? Oder ist das Immer-wieder-Leben dem Buddhisten so eine Last, dass er einfach froh ist, wenn er einmal endgültig sterben und verlöschen kann?

Festzustellen ist zunächst: Es bleibt nicht einfach nichts. Buddha selbst entschloss sich nach einigem Zögern, seinen Weg des Erwachens zu verkünden, und er tat dies mit den Worten:

„Geöffnet sei allen, die hören, die Tore zur Todlosigkeit!“[15] Ein japanischer Buddhist sagt deshalb mit Nachdruck:

> Im Gegensatz zur im Westen herrschenden Auffassung von Nirvāṇa verwarf der Buddhismus ausdrücklich das Verlangen nach Auslöschen im Sinne von Annihilation oder Nicht-Existenz. Buddhisten suchen nicht nach bloßem Aufhören und Erlöschen, sondern nach Ewigem und Unsterblichem.[16]

„Ewiges und Unsterbliches“. Die berühmte, oft zitierte Stelle dazu lautet:

> Es gibt ein Ungeborenes, Ungewordenes, Unerschaffenes, Ungestaltetes. Gäbe es dieses Ungeborene, Ungewordene, Unerschaffene, Ungestaltete nicht, so wäre hier keine Entrinnung aus dem Geborenen, Gewordenen, Geschaffenen, Gestalteten zu erkennen. Weil es nun aber ein Ungeborenes, Ungewordenes, Unerschaffenes, Ungestaltetes gibt, deshalb ist hier eine Entrinnung aus

15 Schumann, S. 81.

16 Hajime Nakamura, in: Heinrich Dumoulin, Begegnung mit dem Buddhismus, Freiburg 1978, S. 59.

dem Geborenen, Gewordenen, Geschaffenen, Gestalteten zu erkennen.[17]

Dieses Ungeborene geht dem Menschen von selbst auf, wo er sich radikal aus dem Haften an Vergänglichem löst, wo er nicht länger trachtet, daraus Befriedigung und Heil zu gewinnen. Wohlgemerkt: Hier findet ein Sprung statt! Nirvāṇa ist nicht direktes Resultat meines eigenen gezielten Bemühens. Vielmehr zeigt es sich von sich aus, wo der Mensch sozusagen ganz Platz macht. Man hat deshalb den Buddhismus schon als eine „Gnadenreligion ohne personifizierten Gnadengeber" bezeichnet. Die häufige Einordnung als „Selbsterlösung" verkennt genau diesen wesentlichen Punkt.

Im Ungeborenen allein findet sich die Antwort auf die Frage von Leben, Sterben und Tod. Dieses Finden ist ein Erwachen. Wenn ein Mensch erwacht, geht ihm auf, dass er nie vom Ungeborenen getrennt war. Natürlich muss er trotzdem eines Tages sterben – aber dieses Sterben trifft ihn nicht in seiner eigentlichen Existenz. Was aber wird aus einem Menschen, der sich ganz in dieses Ungeborene gibt? Hier schweigt der Buddha. Er verschweigt uns nichts, sondern er schweigt, weil alle Worte, alle Vorstellung doch wieder dieses Ungeborene verdinglichen und es so verfehlen. „Nirvāṇa" bezeichnet sowohl eine radikale Transformation unseres Daseins als auch eine Grenze unseres gegenständlichen Erkennens. Es heißt:

> Gerade so verhält es sich mit dem Tathagata [dem Erwachten]. Seine Gestalt, die man eventuell im Auge haben könnte, wenn man von ihm spricht, ist abgetan, von

17 Itivuttaka 43 (https://www.palikanon.com/khuddaka/it/it040t049.html).

> Grund auf annulliert … jenseits jeder Möglichkeit, in Zukunft wieder erstehen zu können, und der Tathagata ist erhaben über alle Begreifbarkeit mittels der Auffassungsform, die wir Gestalt nennen. Er ist undefinierbar, unbestimmbar, unergründbar wie der große Ozean. Es wäre falsch zu sagen: „Er ist", es wäre ebenso falsch zu sagen: „Er ist nicht".[18]

Uns mag das etwas unbefriedigt lassen: Wir hätten wohl gerne eine griffigere Aussage zu dem, was dann kommt. Aber wir finden in Buddhas Wegweisung (Dhamma) letztlich kein Wort zu einer letzten, absoluten Wirklichkeit: „ich werde euch zeigen, wie das Dhamma einem Floß ähnlich ist, indem es zur Überfahrt da ist, nicht zum Festhalten".[19] Buddhas Verkündigung ist ein vorübergehend nützliches Mittel. Wenn man aber das jenseitige Ufer selbst erreicht hat, legt man es weg und geht, wohin man will.

Buddhas Lehre zeigt einen Weg, den man beschreiten kann, um selbst zu sehen – aber das Heilsziel selbst ist jenseits des begrifflich Fassbaren, geschweige denn des dogmatisch Festlegbaren. Mag sein, dass das intellektuell redlicher ist als mythologische Fantasien über ein Jenseits, die doch nichts anderes sind als die perfektionierte Fortschreibung des Bekannten.

So weit die Haltung des alten Buddhismus zu Sterben und Tod. Wie aber hat sich dieses Thema in der weiteren Geschichte des Buddhismus entfaltet?

---

18 Gustav Mensching, Buddhistische Geisteswelt. Vom historischen Buddha zum Lamaismus, Baden-Baden o.J., S. 214. Vgl. auch Majjhima Nikāya 63 (https://palikanon.com/majjhima/zumwinkel/m063z.html).

19 Majjhima Nikāya 22 (https://palikanon.com/majjhima/zumwinkel/m022z.html).

Sterben und Tod im Mahāyāna-Buddhismus – der Bodhisattva

Im Theravāda, dem älteren Buddhismus, war die Frage: Wie können wir uns aus der Verhaftung an diese vergängliche Welt, an Samsāra, lösen, um in Nirvāṇa einzugehen. Theravāda ist ein Weg der Weltüberwindung.

Im **Mahāyāna** nun, dem Buddhismus des „Großen Fahrzeuges", ändert sich dies: Samsāra und Nirvāṇa sind im Tiefsten eins, was bedeutet: Diese vergängliche Welt ist das Ungeborene – das Unvergängliche selbst zeigt sich als Werden und Vergehen. Nur können wir das nicht erkennen, weil wir verblendet sind. Der japanische Zen-Meister Hakuin stellt die Frage:

> Verloren auf den Wegen des Nichtverstehens wandeln wir durch die Sechs Welten – von Weg zu Weg immer nur Dunkelheit, wann werden wir frei sein von Geburt und Tod?

Wenn aber mein Geist erwacht, dann erkenne ich, dass ebendieses Leben von Geburt, Sterben und Tod das Ungeborene selbst ist. Hakuin fährt fort:

> Wahrhaftig – herrscht jetzt noch irgendein Mangel? Nirvāṇa ist hier – direkt vor unseren Augen; der Platz hier, auf dem wir stehn, ist das Lotusland; dieser Körper hier, der Buddha.[20]

Dieses tiefe Ja-Sagen zu dieser Wirklichkeit, die sich in Geburt und Tod manifestiert, bringt auch ein verändertes Verhältnis zur Wiedergeburt mit sich. Sie ist nicht länger das Gefängnis, dem zu entkommen es um jeden Preis gilt – sie

---

20 Aitken, S. 157f.

ist der Ort der Verwirklichung. Deshalb können jetzt nicht nur Mönche, sondern auch Laien das Heil verwirklichen.

Hier entsteht das Bodhisattva-Ideal. „Bodhisattva" bedeutet „Erleuchtungswesen". Ein Bodhisattva könnte den Kreislauf der Wiedergeburten verlassen – aber aus Mitleid mit allen leidenden Wesen geht er freiwillig immer wieder neue Geburten ein. Er tut dies nicht aus ethischem Heroismus, sondern weil er im Erwachen erfahren hat: Ein losgelöstes, in sich geschlossenes Ich gibt es gar nicht – wir existieren in tiefer Verbundenheit mit allem, ja: wir *sind* Verbundenheit; es gibt keine „anderen". Der Zen-Meister Yamada Kōun spricht vom Erwachen als von der „ursprünglichen Erfahrung des Zusammenfalls von Selbst und Anderem":

> Können wir die Traurigkeit eines anderen nicht als unsere eigene, seine Freude nicht als unsere Freude erleben, können wir die Realität nicht leben, in der Selbstsucht und Altruismus ein und dasselbe sind; wir haben dann noch nicht jene Welt in uns aufgenommen, in der Selbst und andere eins sind.[21]

Eine ideale Personifizierung des Bodhisattva ist Avalokiteshvara. Der Name bedeutet: „Der die Schreie der Welt vernimmt". Er ist die Verkörperung des allumfassenden Mitgefühls. Auf Bildern wird er als Gestalt mit tausend Armen und elf Köpfen dargestellt. Die Legende erzählt, dass

---

21 Kōun Yamada, Das Tor des Zen. Grundlagen und Praxis, Berlin 2016, S. 95. Vgl. dazu Meister Eckhart: „Hast du dich selbst lieb, so hast du alle Menschen lieb wie dich selbst. Solange du einen einzigen Menschen weniger lieb hast als dich selbst, so hast du dich selbst nie wahrhaft liebgewonnen, – wenn du nicht alle Menschen so lieb hast wie dich selbst, in einem Menschen alle Menschen: und dieser Mensch ist Gott und Mensch." Predigt 12 „Qui audit me". Meister Eckhart, Werke I, Frankfurt am Main 1993, S. 145.

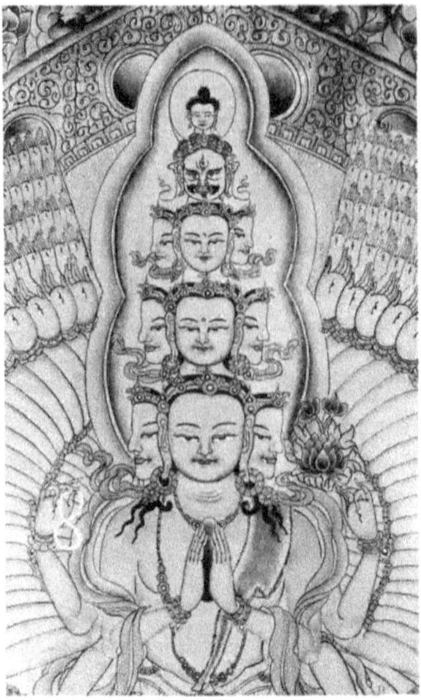

er sich ganz dem Wirken für alle Wesen hingegeben hatte. In seiner Hingabe wuchsen ihm immer mehr Fähigkeiten des Helfens zu, symbolisiert durch die tausend Arme.

Und doch verzweifelte er an der Begrenztheit seines Wirkens, und sein Kopf zersprang in neun Teile. Dieses Sterben wird durch den Kopf des Totengottes Yama dargestellt. Buddha Amithāba aber nahm jeden dieser Teile, machte einen ganzen daraus und setzte seinen eigenen darauf.

Diese mythische Erzählung spricht von einer ganz anderen Art Sterben, die geradezu christlich anmutet: In der Hingabe für andere muss der Mensch durch ein Sterben hindurchgehen, damit ihm die eigentliche Qualität des Daseins aufgeht – ebenjenes Ungeborene oder wie man im Mahāyāna auch sagt: die Buddha-Natur. In dieser Legende werden zwei Punkte klar: Erstens ist das Ungeborene nichts, was ich mir aneignen, sozusagen als weitere Eigenschaft meiner Persönlichkeit hinzufügen kann. Auch im Buddhismus gilt: Wer sein Leben bewahren will, der wird es verlieren, und nur wer es verliert, wird es gewinnen. Und zweitens ist dies niemals etwas, das ich nur für mich selbst tue.

Sterben und Tod im tibetischen Buddhismus – das Tibetische Totenbuch

Damit noch einige Worte zur Tradition von Sterben und Tod im Vajrayāna, dem **tibetischen Buddhismus.** Dieser scheint geradezu ein „Spezialist" für dieses Thema unter den buddhistischen Schulen zu sein.

Berühmt ist im Westen das sogenannte Tibetische Totenbuch geworden. Im Original heißt es „Bardo Thödröl" – „Die Befreiung durch Hören im Zwischenzustand".[22]

Die Texte aus diesem Buch werden in einem Totenritual neben dem Leichnam verlesen. Gemäß tibetischer Überzeugung besteht auch nach dem Tod eine Verbindung zu dem Verstorbenen, und die Texte können ihm zu einer Art Wegweiser in den nachtodlichen Erfahrungen werden. Denn in diesem Zwischenzustand zwischen Tod und nächster Geburt bestehen besondere Chancen, das Erwachen zu verwirklichen, da der Geist beweglicher ist als in der körpergebundenen Existenz.

Das Tibetische Totenbuch ist aber mehr als der Text einer Totenliturgie. Für den Suchenden ist es eine Anleitung, wie er im Leben selbst zur Wirklichkeit erwachen kann – und sich damit auch auf den Tod vorbereitet.

Bardo bedeutet „Zwischenzustand". In Zwischenzuständen wird die scheinbar sichere Struktur unserer Wirklichkeit erschüttert, was tiefe Ängste auslösen kann, weshalb wir uns möglichst schnell wieder in eine scheinbar sichere Struktur flüchten. Aber ebenjene Verunsicherung bietet eine große Chance. Sogyal Rinpoche schreibt:

22 Das Tibetische Totenbuch. Die große Befreiung durch Hören in den Zwischenzuständen. Übers. Stephan Schuhmacher, München 2008.

Das Gute an den Veränderungen ist, dass in der entstehenden Lücke die Wahrheit enthüllt wird, so, wie wir durch einen Riss in den Wolken einen Blick auf den klaren Himmel erhaschen können. Im Übergang und in der Unsicherheit der Veränderung liegt eine Möglichkeit zum Erwachen. Doch wichtig sind nicht die Veränderungen selbst, sondern was sie enthüllen. Sie sind der lebendige Pulsschlag, durch welchen wir den Tod kennenlernen. Denn die in unserem Leben so häufigen Veränderungen oder kleinen Tode sind ein lebendiges Bindeglied zum Tod. Sie drängen uns loszulassen und enthüllen die Möglichkeit, in diesem Zwischenraum den himmelsgleichen, leeren, offenen Raum der wahren Natur unseres Geistes zu erleben.[23]

Wir finden in diesen Lehren eine detaillierte Beschreibung des Sterbevorganges und Anweisungen zur spirituellen Sterbebegleitung. Dabei geht es darum, dass der Sterbende klar erkennt, was mit ihm geschieht. In jüngerer Zeit entstand auf dieser Grundlage im Westen eine eigene buddhistische Hospizbewegung.

Das Bardo Thödröl beschreibt differenziert die verschiedenen Stadien und die Visionen, die der Gestorbene darin erlebt. Es ist hier nicht der Raum, im Einzelnen darauf einzugehen, und das ist auch nicht der entscheidende Punkt. „Das Hauptprinzip der Visionen ist nicht so sehr ihr Aussehen, sondern wie sich ein Mensch auf sie bezieht."[24]

---

23 Sogyal Rinpoche, Der Tod, S. 21f.

24 Sogyal Rinpoche, Das Überleben des Bewußtseins, in: A. Weil, S. 229f.

Vom verblendeten, ungeschulten Geist werden diese Erscheinungen als etwas Äußeres und Bedrohliches wahrgenommen. Er erkennt sie nicht als Projektionen seines eigenen Geistes, erfährt sich nicht als eins mit ihnen. Aus diesem Entsetzen heraus versucht er verzweifelt, sich dieser Erfahrung zu entziehen. Aber wohin? In die vertrauten Strukturen und die vermeintliche Sicherheit einer neuen Inkarnation. So entsteht der Kreislauf der Wiederkehr.

Damit ist auch schon der Weg der Befreiung angedeutet. „Befreiung entsteht in dem Augenblick des Nachtodzustandes, wenn das Bewusstsein erkennen kann, dass seine Erfahrungen nichts anderes als der Geist selbst sind.“[25] Mit „Geist“ ist hier natürlich nichts Psychologisches gemeint, auch kein individuelles Ich, sondern das Ungeborene selbst.

Freilich kann das im Tod nur gelingen, wenn es im Leben bereits eingeübt wurde. Und durch den Tod lernen wir zu leben. Nochmal Sogyal Rinpoche:

> Tatsächlich begegnen uns ständig Bardo-Erfahrungen, da das Leben ja ein andauernder Prozess von Geburt, Tod und Übergang ist. Normalerweise werden diese Erfahrungen von uns jedoch übersehen, weil unser Geist von einer soliden Situation zur nächsten springt und die dauernden Übergänge in unserer Erfahrung ignoriert. Es geht in dieser Herangehensweise also darum, wie wir diese Möglichkeiten zum Erwachen nutzen können, die sich im Leben und Tod andauernd bieten. Indem wir uns der Lücke oder des Übergangs der Bardo-Erfahrungen klarer bewusst werden, sind wir besser vorbereitet, wenn sie im Moment des Todes besonders machtvoll auftreten.[26]

---

25 Kalu Rinpoche, Bardo, in: A. Weil, S. 211.

26 Sogyal Rinpoche, Der Tod, S. 26.

Sterben und Tod im Zen-Buddhismus – der Große Tod als Erwachen zum Leben

Zum Abschluss noch ein paar Worte zum Thema Sterben und Tod im **Zen-Buddhismus.** Ganz anders als im tibetischen Buddhismus hat hier das Thema Wiedergeburt praktisch keine Relevanz, sondern der Mensch wird auf den gegenwärtigen Augenblick zurückgeworfen.

Zu dem Zen-Meister Shaku Sōen kam ein Mann, der an einer tödlichen Krankheit litt. Anstatt ihn zu vertrösten, sagte Shaku Sōen: „Wenn du stirbst, dann stirb einfach."[27] Ist das herzlos? Aber was meint „einfach sterben"?

> Meister Tosotsu Jūetsu stellt die Frage:
> Ist man von Leben und Tod befreit, weiß man, wohin man gehen soll. Wenn die vier Elemente zerfallen sind, wohin geht ihr dann?[28]

Ja, wohin gehen wir, wenn wir sterben? Aber nach was wird hier eigentlich gefragt? Nach Glaubensvorstellungen nachtodlicher Existenz? Und wie findet sich die Antwort?

„Stirb einfach." Es geht um etwas völlig Einfaches. „Letztlich ist alles einfach. [...] Jedoch: das Einfache ist, da es uns das Nächste ist, zugleich das Äußerste."[29]

Yamada Kōun schreibt: „Will man konkret verstehen, wie das Leben nach dem Tod weitergeht, muss man tief in

---

27 Perle Besserman/Manfred Steger, Verrückte Wolken: Zen-Meister Zen-Rebellen, Berlin 1999, S. 177.

28 Mumonkan. Zen-Meister Mumons Koan-Sammlung. Übertragen und kommentiert von Kōun Yamada Roshi, München 2011, S. 288.

29 Jean Gebser, Verfall und Teilhabe, in: Jean Gebser, Gesamtausgabe V/II, Schaffhausen 1977, S. 11.

die eigene Natur schauen."[30] Und was zeigt sich dort? Was geht über den Tod hinaus?

> Ein Mönch fragte Dairyū: „Der Körper der Form wird zerstört. Was ist der unvergängliche Dharmaleib?" – Dairyū antwortete: „Im Herbst glänzt das Blätterwerk wie Brokat. Die Wasser des Tales leuchten himmelblau."[31]

Wir vergehen. Was ist das, was nicht vergeht? Als ob es zwei getrennte Dinge wären. Dairyu antwortet mit dem Bild einer Herbstlandschaft – einem Bild von Vergänglichkeit: nichts anderes ist das Unvergängliche, hier steht es dir vor Augen.

Wir verfehlen die Sache aber komplett, wenn wir das lediglich hinzudenken. Solange da noch einer ist, der eine Landschaft dort draußen betrachtet, können wir das nicht sehen. Erst wenn der Betrachter völlig verschwindet, wenn da nur noch das glänzende Blattwerk, die leuchtenden Wasser sind, kann sich das zeigen, was schon immer da ist. Nebenbei bemerkt: Diese philosophische Erläuterung verfehlt die Sache selbst natürlich auch komplett.

Nun, „im Herbst glänzt das Blätterwerk wie Brokat" – das mag sich auch ganz romantisch anhören und lässt sich scheinbar handhaben. Ernst wird es, wenn der eigene Tod anklopft. Dann zeigt es sich, ob wir das „Ungeborene" lediglich unserm Ich hinzugefügt haben. Gert Scobel berichtet aus einem Gespräch mit seiner Zen-Meisterin:

---

30 Kōun Yamada, Das Tor des Zen, S. 229.

31 Kōun Yamada, Die Niederschrift vom blauen Fels. Hekiganroku, Bd. II, München 2002, S. 278.

> Als ich Joan Rieck vor kurzem fragte, wie es möglich sei, ohne Angst vor dem Sterben und dem Tod älter zu werden und sehenden Auges gelassen dem zu begegnen, was unweigerlich kommen wird, antwortete sie, dass es ganz leicht sei. Man müsse nur sich selbst herauslassen.[32]

„Tief in die eigene Natur schauen" und „sich selbst herauslassen" meint im Zen das Gleiche.

„Den Buddhaweg ergründen heißt sich selbst ergründen. Sich selbst ergründen heißt sich selbst vergessen. Sich selbst vergessen heißt eins mit den zehntausend Dingen sein. Eins mit den zehntausend Dingen sein heißt Körper und Geist von uns selbst und Körper und Geist der Welt um uns fallen zu lassen"[33], so fasst Dōgen Zenji den Zenweg zusammen. Es ist dieser grenzenlose Augenblick in seiner Unfassbarkeit, in dem alles präsent ist. Thích Nhất Hạnh schreibt in einem Gedicht:

> Ich komme stets gerade erst an, um zu lachen und zu weinen, mich zu fürchten und zu hoffen.
> Der Schlag meines Herzens ist Geburt und Tod von allem, was lebt.[34]

Wenn mir das zur Erfahrung wird, dann kann ich auch auf die Frage antworten: „Wenn die vier Elemente zerfallen sind, wohin geht ihr dann?" Denn dann zeigt sich mein Gehen genau jetzt als nichts anderes als das Gehen des Un-

32 In: Kōun Yamada, Das Tor des Zen, S. 314.

33 Meister Dōgen, Shōbōgenzō. Die Schatzkammer des wahren Dharma-Auges, Bd. I, Heidelberg-Leimen 2001, S. 58.

34 Thich Nhat Hanh, Nenne mich bei meinen wahren Namen, Freiburg 1998, S. 91.

geborenen – lebend und sterbend frei von Leben und Tod. Dōgen schreibt:

> Akzeptiere Leben und Tod als Nirvāṇa. Hasse weder Leben noch Tod, und begehre nicht das Nirvāṇa. Nur dann bist du wahrhaft losgelöst von Leben und Tod.
> Im Leben gibt es nichts als Leben, im Tod nichts als Tod. Darum akzeptiere das Leben, wenn es kommt, als das, was es ist, und wenn der Tod kommt, akzeptiere ihn als das, was er ist. Verabscheue oder verlange keines von beiden.
> Leben und Tod sind das Leben Buddhas. Wenn du sie verachtest und verleugnest, verlierst du das Leben Buddhas. Aber wenn du dich an Leben und Tod bindest, verlierst du das Leben Buddhas auch. Nur wenn du weder Leben und Tod verabscheust noch das Nirvāṇa begehrst, wirst du den Geist Buddhas erfassen.[35]

Freilich setzt dies ein Sterben des isolierten Ego voraus, das man im Zen den „Großen Tod" nennt. Diesen Tod gilt es jetzt, mitten im Leben, zu sterben.[36] Ohne den Großen Tod geht einem nicht das Ungeborene auf, und so „gleicht man einem Gespenst, das in Sträuchern und Bäumen herumspukt"[37] (selbst wenn die Sträucher religiöse Etiketten tragen).

---

35 Dōgen Zenji's Shōbōgenzō. Die Schatzkammer der Erkenntnis des wahren Dharma, Bd. I, Zürich o.J., S. 44f.

36 Dieses Motiv findet sich in der Mystik aller Religionen, z. B.: Peter Hüseyin Cunz, Stirb bevor du stirbst! – Endlichkeit und Ewigkeit bei den Sufis (November 2016), https://www.mevlana.ch/stirb-bevor-du-stirbst/.

37 Mumonkan, S. 33.

Ist das nun spezifisch buddhistisch oder eine universelle menschliche Erfahrung? „Weißt du, ich habe gerade erkannt, dass ich dieselben Veränderungen machen muss, ob ich nun lebe oder sterbe. Gut zu leben und gut zu sterben ist dasselbe! Beides erfordert dieselben Veränderungen!" – so drückte es ein Sterbender aus.[38]

Wie stirbt man, wenn man sich im Leben auf diese Veränderungen eingelassen hat?

Bei Silvia Ostertag lesen wir: „Die Krankheit kam in die Soheit meines bedingten Seins hinein mit all den schmerzlichen Folgen und mit dem Geheimnis von großem Frieden und tiefem Glück." Das ist ein Hineinbrechen, gegen das man sich nicht mit irgendwelchen erbaulichen Gedanken oder auch spirituellen Tricks wappnen kann. „Jedes Mal fegt es mich mit all meinem Wissen und mit all meinen Fragen einfach weg." Und dann? Wie lebt man, wenn man aus dem Tod heraus lebt?

Im Christentum verdichtet sich dieses Geschehen in Tod und Auferstehung Christi. Vielleicht kann uns die Begegnung mit der Praxis des Buddhismus daran erinnern, dass es zu kurz greift, zu meinen, Christus habe das stellvertretend für uns getan und das genüge, sondern dass wir selbst da durchgehen müssen – wie dies auch Paulus schrieb: „Ich bin mit Christus gekreuzigt worden. Nicht mehr ich lebe, sondern Christus lebt in mir" (Gal 2,19f).

Meister Zhaozhou fragt: „Wie ist das eigentlich dann, wenn einer, der den großen Tod gestorben ist, nun im Gegenteil lebendig wird?" Was meint der „große Tod", und wie führt er ins Leben? Meister Yün-men sagte: „Erst

38 Scott Eberle, Das Lied der Dunklen Göttin. Sterben können heißt leben lernen, Uhlstädt-Kirchhasel 2011, S. 44.

wenn der Tote in dir ganz und gar getötet ist, erblickst du dich als Lebenden; und erst, wenn der Lebendige in dir ganz und gar lebendig ist, erblickst du dich als Toten."[39] Der evangelische Theologe und Übersetzer Wilhelm Gundert schreibt dazu, dass es sich hier

> nur um eines handelt, um den „großen Tod", den jeder, der zu wahrem Leben und zur Freiheit kommen will, einmal gestorben sein muss. Ein kühler Kritiker kann in diesem Ausdruck freilich eine Übertreibung finden und nüchtern feststellen: Dabei stirbt ja niemand. Es gibt nun aber einmal Menschen, und nicht nur auf dem Boden des Buddhismus, denen alles, was sie sind und haben, eines Tages so zerbricht, dass es ihnen wie ein Sterben ist. Und wenn sie nun, statt sich zu sträuben, diesen Tod aus innerstem Gefühl bejahen, weil sie von ihrer eigenen Einsicht in die Nichtigkeit des Daseins übermannt sind, so ist dies kein unverstandenes, gefürchtetes, gehasstes, kleines Sterben, sondern etwas Großes. Die Philosophie spricht von der absoluten Resignation. Das lässt sich hören, ohne dass es direkt wehtut. Den Zen-Leuten war es natürlich, das, was sie erlebten, konkret auszusprechen. So hat es auch ein Paulus gehalten. Er konnte sagen: Ich bin mit Christus gekreuzigt; ich sterbe täglich. Und soviel man auch zwischen Christentum und Buddhismus unübersteigbare Mauern aufrichten zu müssen glaubt, so wäre doch zu überlegen, wer in Hinsicht auf sein menschliches Erleben und Verhalten zu diesem eigentlichen Christentum den weiteren Weg

39 Bi-Yän-Lu. Meister Yüan-Wu's Niederschrift von der Smaragdenen Felswand. Verdeutscht und erläutert von Wilhelm Gundert, Bd. II, München 1967, S. 164.

hat, solche, die im Sinne Dschau-dschou's den „großen Tod" gestorben sind, oder Christen, denen jene Worte leerer Klang sind.[40]

Anstelle eines Nachwortes

Das Ziel des Lebens, sein einziges Ziel, ist – frei zu sein.
Frei wovon?
Nur frei, das ist alles.
Frei durch uns selbst; frei, traurig zu sein, Schmerz zu empfinden; frei, alt zu werden und zu sterben.
Das ist es, was unsere Seele ersehnt,
und diese Freiheit muss und soll sie haben.[41]

---

40 Ebd., S. 159, 169f.

41 Reginald Horace Blyth, zit. in: Besserman/Steger, S. 7.

„Sterbegröße" lernen

Wie Literaten auf das Sterben blicken

Erich Garhammer

Die guten Argumente der heutigen Bewegungen für würdevolles Sterben hätten kein anderes Ziel, als das Bündnis zwischen einer reaktionären Religion und einer progressiven Apparatemedizin zugunsten eines menschenwürdigen Sterbens aufzulösen. Denn beide – Religion und Apparatemedizin – würden letztlich nur ein höheres Krepieren zulassen, so die provokante These von Peter Sloterdijk.[1]

Der harte Vorwurf des Krepierens steht im Raum: Ist heutiges Sterben nur ein medizinisch begleitetes und verlängertes und seelsorgerlich sediertes Krepieren? Viele persönliche Geschichten könnten dazu erzählt werden.

Ich will in diesem Beitrag Geschichten von Literaten einspielen. Denn es kann kaum etwas berührender und präziser erzählt werden als durch die Literatur, so die Überzeugung des Lyrikers Philippe Jaccottet.

Würde im Hospiz

Zunächst aber möchte ich vier Erlebnisse anführen, die die Hospizseelsorgerin Karin Klemm berichtet hat. Sie wer-

1 Peter Sloterdijk, Du mußt dein Leben ändern. Über Anthropotechnik, Frankfurt am Main 2009, 666.

fen auch ein Licht auf ein würdevolles Begleitetwerden im Sterben:

Frau H. weiß, dass sie wegen ihrer halbseitigen Lähmung nicht mehr ansehnlich essen kann. Dennoch hat sie es sich nicht nehmen lassen, am gemeinsamen Mittagstisch ihre Mahlzeiten einzunehmen, zusammen mit den Mitarbeitenden und den anderen PatientInnen. Sie erfährt nun, dass sie nicht über das Maß an Hilfeleistung, das sie benötigt, definiert wird. Sie erfährt vielmehr, dass sie vermisst wird, wenn sie einen Tag der gemeinsamen Mahlzeiten auslässt. Und sie erfährt dadurch Ansehen. Karin Klemm: „Wir schauen hin, wenn sie den Kaffee verschüttet, das Dessert über das teilweise gelähmte Kinn rinnt. Dabei sehen wir vor allem eine Frau, die – wie wir – mit Appetit isst, in Gesellschaft und mit Genuss. Wir erleben eine Frau, die sich erinnert, wie früher die Makronen geschmeckt haben, und erzählt, woran sie diese Mahlzeit erinnert. Natürlich ist jemand dabei, der aufmerksam schaut, dass Frau H. sich nicht verletzt mit Heißem oder einem spitzen Gegenstand.

Aber im Mittelpunkt der Aufmerksamkeit ist kein Defizit von Frau H., sondern ihre Präsenz in unserer Tischgemeinschaft, die wir auf Augenhöhe mit allen am Tisch pflegen."

Herr S., der sich schon lange auf das Konzert am Abend gefreut hat, kam zu spät, weil die Pflegende ganz lange unterschiedliche Kissen ausprobieren musste, damit er so schmerzarm wie möglich in das Wohnzimmer geschoben werden konnte. Karin Klemm: „Wir warteten mit dem Beginn des Konzertes auf ihn. Dieses Warten konnte er gerade noch annehmen, ohne sich für die verursachte Verspätung zu schämen. Dass er aber die 30 Minuten wegen

der Schmerzen nicht ausgehalten hat und er während der Celloklänge zurück ins Zimmer musste, beschämte ihn zutiefst. Seine Scham erinnerte ihn daran, wie er einmal war und wie er immer noch sein möchte. Statt Kopfschütteln und abwertenden Blicken (die er befürchtete, weil das in Konzertsälen eine zu erwartende Reaktion wäre), gab es Mitgefühl der anderen ZuhörerInnen und eine Zugabe der Musikerin auf dem Gang vor seinem Zimmer. Damit erfuhr er, dass er nicht über sein Unvermögen und sein Defizit wahrgenommen wurde, sondern als Musikliebhaber, als das, was ihn schon viel länger ausmacht als die Erkrankung, an der er bald sterben würde. Er fühlte sich zuerst in seiner (für ihn identitätsstiftenden) Liebe zur Musik wahrgenommen, damit erfuhr er sich wahrgenommen in seiner Würde und sein Gefühl der Beschämung verlor an Kraft.“

Frau B., mit der Frau Klemm viele Gespräche über die Quellen, aus denen sie schöpfte, geführt hat, hat sich nie groß für ihre Funktion als Seelsorgerin interessiert. Sie steht zwar auf dem Namensschild, aber das hatte in den ersten Wochen keine Bedeutung für sie. Dann hörte sie eines Tages (Sonntag), dass sie gerade aus einem Gottesdienst der Nachbarpfarrei kam, den sie gestaltet hatte. Sie fragte verblüfft: „Was ist genau Ihre Funktion hier im Haus?“ „Ich bin Seelsorgerin, Frau B.“ Und ihre Verblüffung hielt an. Denn sie hatte bisher noch nicht erlebt, dass kirchliche Seelsorge echtes Interesse an ihrer Person zeigte: an den Quellen, aus denen sie schöpft, oder an ihrem persönlichen Erleben, wie es ist, im Alltag auf Unterstützung angewiesen zu sein. Früher erlebte sie kirchliche Handlungen in Gottesdiensten oder bei Ritualen mit leeren Formeln, außerhalb von echten Be-

ziehungen zur Seelsorgerin. Dabei erfuhr sie nie echtes Interesse an ihrer Person. Aus Frau B. wurde allmählich eine Patientin, die es schätzte, sich den Segen zusprechen zu lassen. Mit der Zeit begann sie, sich für Psalmen der Bibel zu interessieren, in denen das Dunkle und Schwere ungeschönt benannt wird und im Klagen und Hoffen das Schwere so vor Gott ausgesprochen wird, dass es verwandelt werden kann. Sie stellte ihre Klagen in einen religiösen Raum, den sie frei betreten und gestalten konnte.

Herr G., ein Patient mit katholischer Konfession, seit vielen Jahren von einer fortlaufenden Krebserkrankung befallen, rang sehr um seinen Selbstwert, weil er auf Unterstützung angewiesen war. Den Satz „Herr, ich bin nicht würdig, dass du eingehst unter mein Dach …" erlebte er in jeder Eucharistiefeier als entwürdigend. Er betete inzwischen „Herr, ich bin würdig, weil du mich würdig machst", so vertraute er der Seelsorgerin an. In jeder Kommunionfeier richtete ihn das auf und verband ihn mit dem letzten Geheimnis, auf das er zulebte. Damit eröffnete Herr G. allen anderen ebenfalls eine lebendige Mahlfeier auf Augenhöhe, eine Kirche, in der Würde erfahrbar wurde.

Würde im Hospiz – vier wunderbare Erzählungen der Seelsorgerin Karin Klemm. Würde für Menschen, die dem Tod ins Auge blicken. Kein Krepieren, im Gegenteil: würdevolles Leben bis zuletzt.[2]

---

2 Karin Klemm, Vertrauen kann ich, wenn ich glaube, in: LS (72) 2021, 433–435.

Marie Luise Kaschnitz: Nichts mehr in dir ist unverweint

Die Schriftstellerin Marie Luise Kaschnitz hat sich mit dem Thema Sterben aufgrund der schweren Erkrankung ihres Mannes Guido Freiherr Kaschnitz von Weinberg auseinandergesetzt. Ihr Mann, ein bekannter Archäologe, übernahm 1952 die Leitung des Deutschen Archäologischen Instituts in Rom, das noch der Kontrolle der alliierten Siegermächte unterstand. Die Rückkehr nach Rom bedeutete für das Ehepaar Kaschnitz eine glückliche, erfüllte, mit vielen Freunden angereicherte Zeit. Kurz vor einer Studienfahrt, auf der Guido die Summe seines Lebenswerkes in einer Strukturgeschichte der Mittelmeerländer ziehen wollte, erkrankte er schwer. Diagnose: Gehirntumor.

Die Gattin und Schriftstellerin, die sich fürsorglich um ihren Mann kümmert, hält fest: „Wege durch den Palmengarten mit meinem Mann, in den zwei Jahren zwischen Gehirnoperation und Tod.

Gnadenfristwege und Frieden nach der entsetzlichen Erregtheit vor dem Eingriff, Frieden und Euphorie … Die uns entgegenkommenden Spaziergänger merkten, dass etwas nicht in Ordnung war, und sehen uns mitleidig an. Seine Hand hing in meinem Arm, einmal war ich eine Geliebte, jetzt eine Pflegerin, aber ich bedauerte mich nicht. Keine Reise konnte ihm früher weit genug, keine Fremde fremd genug sein, und nun dieser lächerliche Palmengarten, der große Rundweg um die Gymnastikwiese, den Kinderspielplatz und die Staudenkulturen, der kleine Rundweg, die kleinen Pflanzenschauhäuser, das große Palmenhaus …“[3]

3 Zitiert wird nach den GW, erschienen im Insel-Verlag, Bd. 1–7, Frankfurt am Main. 1981–1989, hier 3, 424.

Während der Behandlung ihres Mannes im Krankenhaus der Barmherzigen Brüder in Wien wohnt Frau Kaschnitz in der Castellezgasse. In diesem Zimmer, in dem sie voller Hoffen und Bangen die Operation ihres Mannes abwartet und seine weitere Genesung erhofft, entstehen die Gedichte „Castellezlandschaft“:

Bald schimmelt im Kasten der Brotlaib Bald schweigt in
der Lade die Uhr Bald fallen die Briefe
Umsonst durch den Spalt Nisten im Staube wie Tauben
Weiß auf dem finsteren Flur

O dieser Geisterzwang Nach vielen Tränen
Aufzustehen der Mond scheint Nichts mehr in dir ist
unverweint Aber mitten im Zimmer
Hebst du die Arme drehst dich Ziehst lächelnd Schritt
um Schritt den rauen Schattenwalzer
zu gar keiner Musik.[4]

Mit der Erkrankung ihres Mannes geht ein Riss durch das Leben der Schriftstellerin: Sie ertrinkt schier in der Tränenflut. Kaschnitz kümmert sich aufopfernd um ihren Mann. Der Philosoph Hans Georg Gadamer, ein Freund des Hauses, schildert die Situation: „Ich war öfters bei den Kaschnitzens in dieser Zeit, und das hat mich wohl mit ihr besonders zusammengeführt. Man konnte gar nicht anders, als die ruhige Selbstverständlichkeit zu bewundern, mit der sie ihrem Gatten hilfreich und kameradschaftlich zugewandt blieb. Eine Frau mit ihrer geistigen Selbständigkeit vollbrachte damit eine Leistung der Zurückstellung, die ihren hohen menschlichen Rang spüren ließ.“

4 GW 5, 292.

Am 1. September 1958 starb Guido Kaschnitz. Für die Schriftstellerin brach eine Welt zusammen: In ihren Gedichten und in ihrer Prosa wird die Trauer sichtbar, jede Notiz ist eine Station in diesem Trauerprozess.

Mit dem Tod muß ich umgehen
Dem schwarzen Hengst,

Der sprengt mit der Schulter
Die sicheren Wände,
Der zerstampft mit dem Huf
Die geglätteten Dielen.
Sein Drahthaar zerriß meinen Vorhang,
Sein Eisatem blies mir die Scheiben blind,
Meine Gebete durchschoß er mit Verwünschung …

Deine Bettstatt verschwunden
Um deine Bücher Spinnenkränze
Auf dem Teppich Schnee …

Und Trost ist nicht, da du mein Trost gewesen
Und Rat ist nicht, da du mein Rat gewesen
Und Schutz ist nicht, da du mein Schutz gewesen
Und Liebe nicht, da ich um deinetwillen
Die Welt geliebt.[5]

Der Verlust wird Tag für Tag stärker gespürt; einzelne Situationen ruft sich die Schriftstellerin wach, ihre Trauer holt das verlorene Früher wie eine Linse heran:

Du sollst mir nicht zusehen wenn
Meine Fratzen den Spiegel zerschneiden
Wenn ich mich umdrehe nachts Fensterwärts wandwärts

---

5 GW 5, 305f. u. 310.

Und die Leintücher seufzen …
Einmal bedurfte es nur eines Wortes von dir
Und die Laufschritte in meinem Rücken fielen ab.
Nur deine Hand mir unter die Wange geschoben
und ich schlief.[6]

Ihren Zustand erlebt sie wie unwirklich: Sie weiß nicht mehr, ob sie selber es ist, die handelt, die lebt. Dieses nur äußerliche Existieren ist zugleich auch ein innerer Schutz:

Einen Körper zuweilen Leih ich mir aus
Da sitzt er zwischen den Freunden
Seine Hand macht Gebärden
Sein Mund sagt Worte
Ich entferne mich lautlos.
Wer überallhin kann
Will nirgendswohin
Wer frei ist erfindet ein Gitter
Aus Schatten und Mondstrahl.[7]

Diese Zurückgezogenheit, Abwesenheit, die nach außen durchaus den Schein der Normalität erweckt, beschreibt die Schriftstellerin in ihren Aufzeichnungen „Wohin denn ich“: „Ein weltaufgeschlossener Mensch macht, seines eigentlichen Lebensinhaltes beraubt, nicht plötzlich ein finster diabolisches Gesicht, er behält die Gesten seiner früheren Person bei, trägt sogar ihr Lächeln zur Schau … Mit der Maske seines früheren Wesens getarnt, lässt er seinem Stumpfsinn, seiner Gleichgültigkeit den weitesten Raum. An Beschäftigungen, die auch von

6 GW 5, 318.
7 GW 5, 371.

einem Krüppel ausgeführt werden können, fehlt es bekanntlich nicht.“[8]

Diese Zeit der Zurückgezogenheit, in der die Lebende am liebsten dem Verstorbenen nachsterben wollte, wird beendet durch ein überraschendes und unerwartetes Ereignis. Der Aufenthalt in der Seelenkammer, die keine Tür mehr nach außen zu kennen schien, ist beendet. Die Literatin fühlt sich zu neuer Aktivität fähig, der Beruf des Schreibens gibt ihr wieder Halt. In der Trauer hatte auch diese Brücke versagt:

Schreibend wollte ich
Meine Seele retten.
Ich versuchte Verse zu machen
Es ging nicht.
Ich versuchte Geschichten zu erzählen
Es ging nicht.
Man kann nicht schreiben
Um seine Seele zu retten.
Die aufgegebene treibt dahin und
singt.[9]

Was sie rettete, war der Telefonanruf, der sie zur Poetikdozentur nach Frankfurt einlud: Am Telefon war niemand anderer als der Rektor der Frankfurter Goethe-Universität Willy Hartner. Die Schriftstellerin erinnert sich noch genau: „Eines Tages bin ich zurückgekommen ... Jemand also drehte mich um, als ich schon im Begriff war, ganz zu verschwinden, tatsächlich hatte ich die Erde aufgekratzt, um dir zu folgen, und war mit Trauer unter den Nägeln,

8 GW 2, 382.
9 GW 5, 320.

denn die Erde hatte sich gesperrt. Der Jemand führte ein Telefongespräch mit mir."[10]

Die Bewegung der Trauer, dem Verstorbenen nachzusterben, ihm zu folgen, wird nun geöffnet auf ein neues Wahrnehmen der Welt und der Menschen: „Mit meiner stillen Todessehnsucht war es in diesen Wochen schon völlig vorbei. Von meinem Schreibtisch aufblickend, sah ich das Bild des Mannes, den ich verloren hatte, meines Mannes, wie ich zu seinen Lebzeiten arglos zu sagen pflegte, aber jetzt kam mir das Wort nicht mehr über die Lippen: Die Zeit, da ich ihn besessen hatte, war lang gewesen, aber die Ewigkeit war länger, aus ihr war er hervorgetreten, ihr gehörte er wieder an."[11] Sie konnte ihren Mann loslassen, ihn der Ewigkeit zurückgeben, sie konnte ihn Gott anheimgeben.

Reiner Kunze: Eines Tages wird uns in der Seele frösteln

Harald Weinrich hat in seiner monumentalen Studie „Knappe Zeit. Kunst und Ökonomie des befristeten Lebens"[12] nachgewiesen, dass das Wort „vita brevis, ars longa" sich auf die medizinische Kunst bezieht. Es ist dies der erste Satz der Aphorismen von insgesamt 87 Sentenzen im Werk des Hippokrates. Gemeint ist also: das Leben eines Arztes ist viel zu kurz, um die Heilkunst in ihrer Gänze kennen lernen zu können. Diese Erfahrung des „zu kurz" ist natürlich eine allgemeine Lebenserfahrung: Unser Leben ist zu kurz, um alles ausschöpfen zu können. Diese

---

10 GW 2, 381.

11 GW 2, 396.

12 Harald Weinrich, Knappe Zeit. Kunst und Ökonomie des befristeten Lebens, München 2004.

Erkenntnis kann zu drei Reaktionen führen: zur Panik, alles in kurzer Zeit erleben zu müssen, zur resignativen Verzweiflung oder zur hoffnungsvollen Gelassenheit. Die Theologie legt uns Letzteres ans Herz und scheint damit aber die stets präsenten anderen beiden Erfahrungen zu entwichtigen. Literatur zeigt den Weg zu dieser möglichen dritten Haltung, ohne die anderen Haltungen und Versuchungen auszublenden.

In seinem Tagebuch „Am Sonnenhang“ beschreibt Kunze ausführlich die letzten Lebenstage und das Sterben seines Vaters:

2. Januar

In der Nacht vom 23. zum 24. Dezember war mein Vater besonders ruhelos. Seit langem ist ihm der Tag zur Nacht und die Nacht zum Tag geworden, in jener aber kleidete er sich immer wieder von neuem an, um, wie er sagte, nach Hause zu gehen – er befand sich in seiner Wohnung –, oder um seinen Vater, der vor der Tür stehe, nicht länger warten zu lassen, oder um der Mutter zu folgen, die mit dem Handwagen vorübergegangen sei (ob er seine oder meine verstorbene Mutter meinte, weiß ich nicht).

Als ich ihn zum wiederholten Male dazu hatte bewegen können, Mantel und Pelzmütze abzulegen, begann er, eine Schlafdecke zusammenzufalten. So oft er sie jedoch auf dem Fußboden auswarf – es gelang ihm nicht, die beiden Enden zu fassen. Hilfe wies er zurück. ‚Das muß ich selber machen, das kannst du nicht‘. Plötzlich rollte er die Decke zusammen und formte sie zu einem Hufeisen, als wolle er sie auf einen Tornister schnallen. In einem unbewachten Augenblick trank er in der Küche versehentlich eine Fla-

sche Speiseöl zur Hälfte aus. Das Elend, das ihn gegen Morgen heimsuchte, entblößte ihn. Wir badeten ihn, wuschen seine Kleidung, verbrannten die Hausschuhe und trugen den Teppich in den Kohlenkeller.

Tagsüber verweigerte er die Nahrung. Am 25. morgens fiel er bewußtlos zu Boden und der Arzt wies ihn in ein Krankenhaus ein.

Bei unserem ersten Besuch nahm er uns kaum wahr. Wie ein Kleinkind spielte er unablässig mit seinen Fingern. Vor dem elektrischen Rasierapparat schreckte er zurück, doch als ich ihm zusprach und sagte, wer ich sei, beruhigte er sich und versuchte, mit der Zunge die Gesichtshaut zu spannen. Tags darauf brachte ich ihn mehrmals zum Lachen. Heute hat er uns nicht erkannt."

5. Januar

Gestern ist mein Vater gestorben. Er wäre im Juni fünfundachtzig Jahre alt geworden.

Sein größter Wunsch war es gewesen, so lange wie möglich in seiner Wohnung zu bleiben ,Wenn's nicht mehr geht, werden sie mich schon holen!' Er war ein Individualist und eine seiner größten Tugenden war Freigebigkeit. Als die schönsten Stunden, die ich als Erwachsener mit ihm verbrachte, werden mir jene in Erinnerung bleiben, in denen wir ausgiebig miteinander schwiegen."[13]

Aus dieser Erfahrung – dem Nesteln und Hantieren des Vaters mit der Schlafdecke – formte Kunze das Gedicht

13 R. Kunze, Am Sonnenhang. Tagebuch eines Jahres, Frankfurt am Main 1995, 11f.

Dann
eines tages wird uns in der seele frösteln,
und die landschaft wird uns zu knapp sein,
um sie zusammen zu ziehen
über der brust
Dann werden wir die säume abgreifen,
ob etwas eingeschlagen ist[14]

Dieses Gedicht umschreibt den Schauder des nahenden Todes: Es ist wie ein Frösteln in der Seele. Die Landschaft – sie steht für alles Erlebte, alles Erfahrene, alle äußeren Eindrücke – reicht in diesem Moment nicht mehr: Sie ist kein Schutz, keine wärmende Decke für die fröstelnde Seele in der Brust. Es gilt, die Säume abzugreifen, über alles Bisherige hinauszugehen, ob etwas eingeschlagen ist.

Die Erfahrung des Sterbens wird hier weder umschwiegen noch zerredet: Das mysterium mortis wird in diesem Text, der Angst und Hoffnung zusammenbindet, nicht gelöst, sondern bekommt einen poetischen Ausdruck. Poesie ist mehr, als sich sagen lässt, sie schafft einen Ausdruck für das Unaussprechliche, sie gibt der Sprache die Chance, für Unsagbares Wörter zu finden, die mehr dem Verschweigen zuneigen als eilfertiger Rede. Poesie ist die Kunst, mit Worten ein Geheimnis zu wahren, ihm eine Gestalt zu geben durch Sprache, ohne es sprachlich zu verraten. Poesie ist mehr als sich sagen lässt.

Die Sprache ist dabei ganz persönlich und doch schwingt in ihr auch eine geformte Sprache mit, hier die Kirchenliedtradition. Der Ausdruck „in der Seele frösteln“ erinnert an die Verszeile „Wenn mir am allerbängsten wird um das

14 Reiner Kunze, gedichte, Frankfurt am Main 2001, 283.

Herze sein" aus dem Lied „O Haupt voll Blut und Wunden" von Paul Gerhardt.

Thomas Hürlimann: Sterben, ein Bravourstück

Solch offenes Reden und Schreiben über Tod und Sterben findet sich auch bei Thomas Hürlimann. Thomas Hürlimann hat mit seiner Geschichte „Die Tessinerin" dem Sterben seines Bruders ein literarisches Memento geschenkt. Man muss wissen, dass der Bruder von Thomas Hürlimann kurz nach der Matura gestorben ist mit zwanzig Jahren. Und dass Thomas Hürlimann am Sterbebett dieses seines Bruders war und dass das für ihn das bis dato einschneidendste Erlebnis, die einschneidendste Erfahrung war. Er wollte immer über den Tod seines Bruders schreiben, aber er konnte es nicht, brachte es nicht fertig und hat es dann ganz anders zuwege gebracht. Er hat über die Tessinerin erzählt: eine Frau aus dem Tessin, die in das Schweizer Alpendorf Eutel einheiratet. Ein halbes Jahr Winter und ein halbes Jahr kalt. Man kann sich den Unterschied vorstellen zwischen dem Tessin, der verwöhnten Sonnenstube, und diesem Schweizer Alpendorf. Die Frau hat keinen Namen – die Tessinerin. Sie bleibt die Fremde in diesem Ort. Sie ist die Frau des Lehrers und sie wird krank. In dieser Geschichte wird ihr Sterben zuhause erzählt. Das häusliche Sterben wird hier nicht idealisiert, eher als eine Marter, eine Qual dargestellt. Das ganze Dorfauge schaut auf dieses Sterbehaus: „Die Tessinerin, die macht's auch nicht mehr lang." Der Dorfkommentar, der Kommentar vom Wirtshaus her, vom Stammtisch aus wird eingespielt. Obwohl sie im Dorf lebt, obwohl sie scheinbar eingebettet und beheimatet ist, bleibt das ein

fremder Blick, ein Fremdblick von außen. In diese Geschichte, in diese Erzählung der Tessinerin hinein montiert Hürlimann einen ganz anderen Text. Aus diesem Text habe ich ein Wort herausgenommen, das meinem Beitrag auch den Titel gegeben hat:

„Sterbegröße". Es heißt in diesem Text:

„Zug, den 19. Februar 1981

Mein Bruder war tagelang, nächtelang am Verenden. Fast vier Jahre war er krank. Er wusste, dass es die Krankheit zum Tode war. Er hat den Todeskampf, das letzte grausamste Stück der Sterbearbeit, als Todeskampf wahrgenommen. Er hat, immer wieder zu klarem Bewusstsein erwachend, über das Verenden gesprochen. Wenn ein Mensch verende, sagte er, verende alles. In allem, was sei, werde das Verenden sichtbar, nur noch das Verenden sei wirklich. Und in jedem Atemzug höre der Sterbende seinen letzten Atemzug, im Einbrechen der Nacht breche die Nacht herein, wenn er erwache, müsse er sich im Zimmer vorsichtig umsehen. Er könne alle seine Träume, wenn er nachdenke, sofort verstehen. Manchmal stelle er fest, dass er vielleicht stundenlang, nicht gedacht habe, nichts – was er wiederum einordnen könne ... Sterben sei Wahnsinn. Wie ein Wahnkranker fühle der Sterbende sich verfolgt. Alles, was er denke, träume, fühle, sehe, höre – es sei bestimmt von dieser einen, wahnsinnigen Idee: Du stirbst! Du! Diese Idee mache ihn groß und bedeutend, was niemand verstünde. Niemand anerkenne seine Sterbegröße, niemand vermöge seinen Todeskampf als Bravourstück zu bewundern. Spiele einer am Bett den Mitleider, sei dieser Mensch für ihn gestorben. Zwangsläufig sterbe alles,

alles um ihn herum. Sogar die Zeit vergehe, sie zerfalle, er ahne es.

Matthias, 26. September 1959–7. Februar 1980"[15]

Thomas Hürlimann hat hier seinem Bruder in der Erzählung der Tessinerin mehr oder weniger einen Grabstein gesetzt, ein Erinnerungsdenkmal und beschreibt aus der Perspektive des Sterbenden, wie er das erlebt und wie er das erfahren hat. Und mir gefallen diese beiden Sätze: „Niemand anerkenne seine Sterbegröße", „Niemand vermöge seinen Todeskampf als Bravourstück zu bewundern".

Ich bin der Überzeugung, dass das Wort „Sterbegröße" meinen Blick verändern kann. Wenn ich weiß und anerkenne, dass jeder Mensch jenseits aller Grenzen und jenseits von all dem, was äußerlich wahrzunehmen ist, eine Sterbegröße hat. Und diese Sterbegröße gilt es zu respektieren.

Dann springt die Erzählung wieder über in die andere Erzählung mit der Tessinerin: Der Lehrer aus Eutel versucht immer noch, seiner Frau ein letztes Wort, ein letztes Statement, einen letzten Satz abzulauschen. Wir kennen ja die Tradition der ultima verba, der letzten Worte, die ganz bedeutsam sein sollen. Und was sagt die Frau zu ihm? „Si, Senior, si, Senior." Und er: „Du kannst doch Deutsch mit mir sprechen." Er merkt nicht, dass sie noch einmal vor Augen hat, wie sie im Tessin Bedienung war, und sie versetzt sich noch mal zurück in diese Situation des Bedienens, in die Glanzzeit ihres Lebens.

Das ist ihre letzte Erinnerung. Das ist der Versuch von Thomas Hürlimann in diesem Buch, in dieser Erzählung, dieser Novelle: Sterben in ganz verschiedenen Perspektiven

15 Thomas Hürlimann, Die Tessinerin, Zürich 1981, 122f.

einzufangen. Keine Norm soll aufgestellt werden, sondern es ist der Versuch, eine eigene Erfahrung zu versprachlichen.

Peter Noll: Diktate über Sterben und Tod

Peter Noll, der Züricher Strafrechtler, hat eines Tages die Diagnose Prostatakrebs bekommen. Er beschließt: „Ich will mich nicht in die chirurgisch-urologisch-radiologische Maschine hineinbegeben. Ich möchte bewusst die Zeit, die ich noch habe, verbringen." Und er trifft sich am selben Abend mit dem befreundeten Schriftsteller Max Frisch, um ihm das zu erzählen. Und er sagt weiter zu ihm: „Du musst meine Totenrede halten. Ich erwarte von Dir, dass Du die Rede hältst."[16]

Immer mehr entdeckt Noll die Weisheit der ars moriendi. Die Zeit wird wichtig, das Leben wird intensiver, die Beziehungen werden anders: „Man lässt sich nicht mehr einspannen, vermarkten, ‚verterminieren', bis der Terminkalender voll ist. Dadurch wirst du isolierter, denn diejenigen mit den vollen Terminkalendern können frühestens auf 14 Tage etwas verabreden, du aber möchtest dich nicht verplanen, nicht auf so lange, weil du dann vielleicht keine Lust haben wirst. Niemand aber kann für heute abend oder morgen abend eine Verabredung eingehen."

Noll sieht sich in seiner Entscheidung bestätigt, dass es richtig war, keine medizinische Hilfe anzunehmen, er ist Mensch geblieben und nicht einfach Patient. „Hätte ich die Operation vornehmen lassen, so wäre ich Patient ge-

16 Vgl. dazu Peter Noll, Diktate über Sterben und Tod. Mit der Totenrede von Max Frisch, München-Zürich 2009.

worden, hätte mich definitiv in die Rolle des Patienten begeben, für den Rest des Lebens. So aber bin ich nicht Patient, zwar nicht kerngesund, sondern todkrank, aber eben nicht Patient. Bis zuletzt kann ich die Rolle des Gesunden und des Normalen ‚spielen'. Dabei handelt es sich eben nicht um ein Spiel, sondern um die Entscheidung zwischen zwei Existenzformen. Ich glaube immer noch, dass ich richtig gewählt habe; ich bleibe voll anerkannt, es gibt ein gewisses unbestimmtes Mitgefühl, jedoch nicht die peinliche Rücksichtnahme, die dem Patienten entgegengebracht wird, nicht das endlose Gesprächsthema über die letzte Operation, den weiteren Verlauf, über das, was die Ärzte gesagt haben usw., und wann man wieder ins Spital müsse."

Soweit es geht, versucht Noll seinen Alltag zu leben, hält Vorlesungen, geht zum Skilaufen und macht dabei wunderbare Erfahrungen und ganz neue Entdeckungen. Im Urlaub hat er vergessen die Bibel mitzunehmen, er wollte unbedingt die Propheten Jesaja und Amos nachlesen. „Ich bin dann in die einzige Buchhandlung gegangen, die es hier gibt, in Flims, und habe gefragt, ob sie eine Bibel haben. Nein, natürlich nicht. Wozu auch? Wo man sie bekommt? Vielleicht beim Pfarrer. Dafür haben sie Kräuterbücher, Pilzbücher, Kochbücher... Schon muss man sich schämen, in einer Buchhandlung laut nach der Bibel zu fragen, schon wäre es weniger auffällig, ein Pornoheft zu verlangen."

Frisch und Noll treffen sich immer wieder zwischendurch, tauschen sich aus. Vor allem aber machen sie noch Reisen miteinander. Sie fahren nach Nizza, nach Vence, wo Matisse kurz vor seinem Tod eine Kapelle der Dominikanerinnen gestaltet hat. Also Noll interessiert: Was kön-

nen Menschen, die todgeweiht sind, noch schaffen? Wie kreativ können sie sein? Das interessiert ihn. Sein besonderer Blick richtet sich auf Kostbares, aber auch auf Menschen, die in einer ähnlichen Situation waren wie er jetzt.

Beide fahren nach Ägypten, um sich die Pyramiden anzuschauen: Wie haben es die Ägypter gehalten mit Tod und Sterben? Dieser Ausflug endet tragisch. Sie müssen durch die Schweizer Notrettung abgeholt und nach Hause geflogen werden. Aber einen Versuch war es wert. Dann schildert Max Frisch in seinem Tagebuch „Entwürfe zu einem dritten Tagebuch" – es ist literarisch nicht mehr so wertvoll wie die anderen beiden Tagebücher – aus seiner Perspektive dieses letzte Jahr mit Peter Noll.[17] Max Frisch hält die Totenrede, nachdem Peter Noll gestorben ist, im Großmünster in Zürich. Und er erzählt dabei noch mal die gemeinsamen Stationen, das gemeinsame Gespräch, den Austausch miteinander. Zum Schluss seiner Totenrede hält er fest: „Kein Antlitz in einem Sarg hat mir je gezeigt, dass der eben Verstorbene uns vermisst. Das Gegenteil davon ist überdeutlich. Er hingegen, der Verstorbene, hat inzwischen eine Erfahrung, die mir noch bevorsteht und die sich nicht vermitteln lässt. Es geschähe denn durch eine Offenbarung im Glauben."

Also erneut der Respekt vor dieser Sterbegröße, auch vor der Erfahrung des Anderen, die er voraushat. Max Frisch hat selber eine interessante Konsequenz gezogen aus dieser Totenrede. Er hat vorher immer behauptet: Ich lasse mich einmal in der Bahnhofsbuchhandlung in Zürich aufbahren. Also quasi so, dass die Menschen einfach vorbeigehen

17 Max Frisch, Entwürfe zu einem dritten Tagebuch. Herausgegeben und mit einem Nachwort von Peter von Matt, Berlin 2010.

an mir, die ein Buch suchen vor einer Reise – Lektüre, damit es nicht zu langweilig wird im ICE. So sollen die Menschen ihn in Erinnerung behalten. Als er aber mitbekommen hat, wie eine Trauerfeier aussieht, hat es ihn so gerührt, dass er sein Testament geändert und sich in St. Peter in Zürich hat aufbahren lassen. Hier merken wir noch einmal, dass es wichtig ist, dass es ein Ritual gibt und dass es Worte gibt und eine Deutung für ein Geschehen, das uns eher die Sprache verschlägt.

Rainer Malkowski: Die Toten werfen Strickleitern über die Mauer

Rainer Malkowski, ein bekannter Lyriker, der an Krebs erkrankt und dabei fast erblindet, trifft alle Vorbereitungen, um mit dem Hubschrauber nach Zürich geflogen zu werden, um dort mit Hilfe des Sterbevereins „Exit“ dem Leben ein Ende machen zu können. Er geht noch einmal an seinem Bücherschrank entlang – das klingt jetzt wirklich abenteuerlich: – zieht daraus das Buch hervor von Hartmann von Aue: „Der arme Heinrich“ – mittelhochdeutsch. Und dieses Buch fasziniert ihn. Es geht darum, dass dieser arme Heinrich erkrankt, unheilbar krank wird, nach Salerno pilgert zu den berühmtesten Ärzten der damaligen Zeit. Die sagen ihm: Es gibt keine Hilfe mehr für dich, außer Du findest ein junges Mädchen, das sich für Dich opfert. Er geht nach Hause, erzählt das zu Hause, und im Gehöft, wo er lebt, ist ein junges Mädchen, das ihm das Leben retten möchte: Ich gehe diesen Weg mit. Die beiden machen sich erneut auf den Weg nach Salerno. Und als das junge Mädchen auf dem Tisch der Ärzte liegt und diese schon mit dem Messer nach ihr greifen, beobachtet der

arme Heinrich durch einen Spalt der Tür hindurch die Situation und gebietet Einhalt, lässt das nicht zu. Die beiden kehren nach Hause zurück und auf dem Rückweg heilt der Aussatz des armen Heinrich.

Was macht nun aber Rainer Malkowski in seiner Situation? Er übersetzt das Werk von Hartman von Aue neu ins Deutsche und entscheidet für sich: Ich möchte den Wunsch aufgeben, geheilt zu werden durch irgendein Zaubermittel. Ich willige ein.[18]

In einem Gedicht schreibt er: „Die Toten werfen Strickleitern über die Mauer."[19] Also, er spürt plötzlich: Diese Situation, auf die er zugeht, muss er nicht allein meistern, sondern da gab es Menschen vor ihm. Die sind jetzt nicht einfach fern oder weg, sondern sie werfen Strickleitern über die Mauer, und er kann dadurch in sein Sterben einwilligen. Für Margarete Malkowski, seine Frau, ist das Ganze wie ein Wunder gewesen. Sie sagte mir: Ich wüsste nicht, wie ich mit der anderen Situation zurechtgekommen wäre. Diese ließ mich leben.

Robert Gernhardt: Kein Talent zum Martyrium

Bei Robert Gernhardt dominiert ein ganz anderer Ton. Der Titel K-Gedichte macht deutlich: es geht um Krebs, Krebserkrankung und ihre Bearbeitung im Gedicht. Auch der Gedichtband „Später Spagat" enthält Krankheitsgedichte, im Ton von Heinrich Heine, der lange in der Matratzengruft gelebt und seine Spottverse über Gott losgelassen hat:

18 Hartmann von Aue, Der arme Heinrich. Nachdichtung von Rainer Malkowski, München 2003.

19 Rainer Malkowski, Die Herkunft der Uhr. Gedichte, München-Wien 2004, 79.

O Gott, verkürze meine Qual,
Damit man mich bald begrabe;
Du weißt ja, daß ich kein Talent
Zum Martyrtume habe

So macht es auch Robert Gernhardt. Kein weihevoller Ton oder kein Sich-Ergeben, sondern einfach noch mal alle Geschütze auffahren, die er sein Leben lang in Gebrauch hatte. Er war ja Lyriker und Parodist. Und wieso jetzt einen anderen Ton anschlagen? Passt doch nicht zu mir. Ein bezeichnendes Gedicht von ihm lautet „Von Fall zu Fall".

Herrgott! Ich fiel aus Deiner Hand
grad in des Teufels Krallen.
Doch hör! Der kleine Unterschied
ist mir nicht aufgefallen.[20]

Hier haben wir fast wie in der alten Ars moriendi die Sterbegesellschaft am Krankenbett. Gott und den Teufel – die versucherischen Teufelchen, die am Bett sind, und die Heiligen, die beistehen und Schutz bieten wollen. Man wird hin- und hergeschaukelt und die Pointe: Mir ist das gar nicht aufgefallen, dass ich im Grunde genommen da einen Herrschaftswechsel erlebt habe. Beide gleich grausam. Beide unmöglich. Nicht zu akzeptieren.

---

20 Robert Gernhardt, Gesammelte Gedichte 1954–2006, Frankfurt am Main 2006, 941.

Soll man seine Krankheit veröffentlichen? Vor diesen Fragen stehen nicht nur viele Menschen, sondern auch Literaten.

Der ungarische Schriftsteller Péter Esterházy war an Krebs erkrankt. Der Autor machte dies zunächst indirekt öffentlich bei der Eröffnung der Buchmesse im schwedischen Göteborg im September 2015. Die Rede des Autors wurde dort verlesen. Darin erwähnte der 65-Jährige die Krankheit nur als kleines Detail am Rande – inmitten heiter-ironischer Betrachtungen über das Wesen der Literatur. Mit seiner Krankheit begründete er sein Fernbleiben von der Buchmesse, deren Schwerpunkt ausgerechnet in diesem Jahr Ungarn war.

In der Passage über „Zauber und Rätsel" der Literatur schrieb Esterházy, diese füllten sein Leben aus – und er ergänzte: „Dies hat sich ein wenig geändert, darum bin ich nicht persönlich hier, jetzt versucht etwas anderes mein Leben zu erfüllen, also könnte ich auch über den Bauchspeicheldrüsenkrebs beschwingt und inspiriert sprechen, was ich jetzt dem Publikum erspare, aber machen Sie sich keine Hoffnungen, früher oder später werde ich auch länger darüber sprechen, I am afraid."

Péter Esterházy schrieb dazu dann sein Buch „Bauchspeicheldrüsentagebuch", das postum 2017 erschien. Hatte er vorher noch von der „ontologischen Heiterkeit" gefaselt, so war diese nun dahin, vielmehr stellte sich die onkologische Heiterkeit ein, was natürlich ironisch gemeint war.[21]

---

21 Péter Esterházy, Bauchspeicheldrüsentagebuch, Berlin 2017, 11.

Am 27. April 2016 hielt er für seinen Freund, den ungarischen Nobelpreisträger Imre Kertész, die Grabrede und bemerkte: „Bei einem Begräbnis zu reden, ist nicht gut. Und auch nicht schlecht. Man muss es einfach tun." Weil er sich keiner Tradition bedienen könne, könne er nur die größtmögliche Offenheit an den Tag legen. Bei einer Beerdigung muss man kein letztes Wort sprechen. Eine Beerdigung ist nicht das Ende von etwas, sondern der Beginn. Er denke dabei nicht an das ewige Leben, sondern an die Aufgaben, die uns der Tote hinterlassen hat.

Und er setzte hinzu: „Beten wäre gut, beten müsste man können. Kann man beten, wenn man unruhig ist? Ich weiß es nicht." Deshalb beendete er seine Rede mit den Worten: „Ich möchte gerne die Worte abreißen lassen, sie hinunterschlucken, damit Stille herrscht. Vor der wir fliehen."

Vom Gebet handelte auch seine Erzählung „Die Markus-Version"[22]. Es geht darin um seine beiden Großmütter christlichen und jüdischen Glaubens. Beide waren große Beterinnen, doch am Ende des Lebens verloren sie die Kraft des Betens. Sie näherten sich immer mehr dem Jesus des Markusevangeliums, von dem es keine Auferstehungserzählung gibt. Ihr Leben wurde zur Markus-Version.

Und so bleibt auch ihm am Schluss nur die Hoffnung auf das Betenkönnen. „Man muss sich häufiger an Gott erinnern, als wir Luft holen. Barmherziger Gott, verlass mich nicht. Wie weiter? Darauf erwarte ich von dir eine Antwort, denn das ist meine Frage. Du pflegst zu antworten, indem du nicht antwortest. Du kannst schön schweigen, mein Herr. Wenn ich dich frage, schweigst du, und wenn es

22 Péter Esterházy, Die Markus-Version. Einfache Geschichte Komma hundert Seiten, München 2016.

keine weiteren Fragen mehr gibt, wird das die wahre Antwort sein … Mach mich sehen. Erfülle die tote Ader meines einsamen Herzens, himmlische Güte." Diese Erzählung ist sein Vermächtnis geworden. Es ist geradezu der Verlassenheitsschrei Jesu – nicht ausgerufen mit der Hoffnung auf eine Antwort, sondern mit der Hoffnung, die Antwortlosigkeit ertragen zu können.

Sterbegröße lernen: Das Zeugnis eines Onkologen

Der Radioonkologe Martin Bleif, der früher an der Uni-Klinik in Tübingen war und jetzt in Göppingen eine Klinik leitet, war dabei, ein Handbuch über Krebs zu schreiben, „Krebs. Die unsterbliche Krankheit". Und just in dem Moment erkrankt seine eigene Frau mit 35 Jahren, ein Knoten in der Brust wird festgestellt. Und er ist nicht mehr nur Experte in dieser Krankheit. Er ist Mitbetroffener.

Wer einmal dieses Buch in die Hand nehmen wird, wird merken, dass dieses Fachbuch in einem ganz neuen Ton geschrieben ist: In der Einleitung zu jedem Kapitel beginnt er immer mit den Fragen seiner Frau: An welchem Zeitpunkt habe ich etwas falsch gemacht? Also die berühmte Warum-Frage. Was habe ich übersehen? Was hast du übersehen? Also permanent diese Fragen, die im Raum sind und an die er jeweils wieder fachlich seine Informationen zur Krankheit anhängt. Am Schluss des Buches schildert er das Sterben seiner Frau. Mit den Worten Rilkes, aber ganz anders gewendet. „Sie war jetzt die Seine, wenn auch nicht lachenden Munds."

Dann beschreibt Martin Bleif dieses Sterben: „Sie verbrachte die letzten zwei Wochen im Bett mitten im Wohn-

zimmer, umgeben von mir, ihren Eltern und Geschwistern und unserer kleinen zweijährigen Tochter. Die Selbstgewissheit der Gläubigen ist mir verwehrt. Mir versagt die Stimme. Daher lasse ich sie sprechen: Ihr steht an meinem Grabe – hier bin ich nicht. Ihr sucht mich an meinem Grabe – hier bin ich nicht. Fast eine kleine Auferstehungsgeschichte. Und Bleif mit seinen Worten: Mehr hab ich nicht zu sagen.[23]

Arbeiten an der Auferstehungsgestalt: Das Zeugnis der Theologin Irene Mieth

„Sterben und lieben. Selbstbestimmung bis zuletzt", so überschreibt der Moraltheologe Dietmar Mieth den Rückblick auf das gemeinsame Leben mit seiner Frau Irene.[24]

Er gibt Einblick in eine Ehegeschichte, in die Liebe zweier Menschen und in das Sterben des geliebten Menschen und in das Tagebuch von Irene Mieth, das sie in den sechs Wochen von der Diagnose ihrer Krankheit bis zu ihrem Sterben am 17. Januar 2017 geführt hat. Der Blick auf das gemeinsame Leben gibt Dietmar Mieth noch einmal Gelegenheit, über die gemeinsame Liebe nachzudenken. Er hatte das schon 1982 zusammen mit seiner Frau getan in dem Buch „Die Kunst zärtlich zu sein. Wege zur Sensibilität". Darin hatten beide ihr Leitmotiv für ihre Liebe formuliert: Zärtlichkeit als Gefühl für die Gestalt des anderen und die Sprache der Mystik als Ausdrucksgestalt für die gegenseitigen Erfahrungen. Zärtlichkeit hieß für sie

---

23 Martin Bleif, Krebs. Die unsterbliche Krankheit, Stuttgart 2013.

24 Dietmar und Irene Mieth, Sterben und lieben. Selbstbestimmung bis zuletzt, Freiburg-Basel-Wien 2019.

eine Mitte finden zwischen Nähe und Distanz, zwischen Erwählung und Alltagsgestalt, zwischen Ernst und Spiel, Schwere und Leichtigkeit, eine Mitte zwischen meditativer Ruhe und schöpferischem Tun, eine Mitte zwischen Resignation und Illusion, eine Mitte zwischen Vergeistigung und Verleiblichung.

Nun blickt er auf die gemeinsame Liebe, das gemeinsame Leben mit Irene und ihr Sterben zurück. Meister Eckart war für beide ein wichtiger Bezugspunkt: „Eines als eins, das ist nichts, zwei als zwei ist getrennt, doch zwei als eins, das ist hitzige stürmische Liebe." Dieses zwei als eins, dieses Leben im Dual, das ist kein Besitzstand, es braucht Kultivierung und Pflege. Für beide hieß das: Die Familie darf die Beziehung nicht schlucken, das Gespräch darf nicht sterben. Sie entwickelten eine Strategie zur Wiedererweckung von Gefühlen durch das erinnernde Erzählen.

Dann am 1. Dezember 2016 die dramatische Gewissheit: Ihre Schmerzen haben einen Grund, es wird Krebs diagnostiziert. Ihre Notizen: „Schmerz stechend scharf brennt wie Feuer, dumpf bohrend packend krallend Höllenqualen. Advent der Tod kommt zu mir nimmt mich mit an Weihnachten" (41). „Dass man am Ende seines Lebens nur noch Dankbarkeit empfindet wunderbar" (52). „Ich arbeite an meiner Auferstehungsgestalt und bemühe mich um Geduld, Geduld, Geduld" (57). Irene Mieth will sich ärztlich nicht mehr helfen lassen, sich keiner Chemotherapie unterziehen, sie verweigert die Notoperation.

Für ihren Mann ist das die schwerste Herausforderung seines Lebens: er muss die Selbstbestimmung seiner Frau intensiv verteidigen, obwohl er für sich die Operation gewählt hätte. Irenes Entscheidung, nicht alles zu tun, um am

Leben zu bleiben, empfindet er als Kränkung. Kränkung allerdings nicht als Vorwurf, sondern als tiefen seelischen Schmerz. Sie hält in ihrem Tagebuch ihren Glauben fest:

„Adieu meine Lieben wir sehen uns wieder im Himmel – mein Glaube" (120).

Für den Zurückgebliebenen ist Auferstehung eine tief empfundene Hoffnung. Marie Luise Kaschnitz mit ihrem Auferstehungsgedicht schenkt ihm dafür poetische Bilder: Gott kann nicht weniger sein als unsere Liebe, er muss mindestens mit ihr Schritt halten können. „Die Intensität der Liebe nimmt im Glauben das Reich Gottes vorweg. Das Reich Gottes ist die Ausbreitung der Leichtigkeit der Liebe ohne Verlust der Intensität. Dafür gibt es keine Vorstellungen, aber intensive Hoffnungen" (148).[25]

Fazit

Unser Ergebnis lautet: Literaten umschweigen nicht die Dramatik und Grausamkeit des Sterbens, aber sie haben keine Antwort darauf. Sie respektieren die Sterbegröße der Menschen auf ihre Weise – zwischen Diskretion, Protest und Akzeptanz. Es bleibt für alle Berufsgruppen eine Herausforderung – sowohl für Literaten, Ärzte und Theologinnen –; vom Sterben und von den Sterbenden nicht vollmundig oder zynisch zu sprechen, sondern ihre Würde bis zum Schluss im Blick zu haben und anzuerkennen.

---

25 Vgl. dazu Erich Garhammer, „Mehr erwarten Sie nicht nach dem Tod?" Auferstehung literarisch, in: ThPQ 170 (2022), 155–165.

Das Miteinander von Theologie und Medizin sichert dann nicht, wie Peter Sloterdijk zynisch bemerkt hat, „ein höheres Krepieren", sondern ermöglicht ein Sterben in Würde.[26]

26 Vgl. dazu Erich Garhammer, Kann Kunst im Sterben trösten? Ein literarisch-theologischer Grenzgang, in: Friederike Felicitas Günther und Wolfgang Riedel (Hg.), Der Tod und die Künste, Würzburg 2016, 343–361 (Würzburger Ringvorlesung 13), und Erich Garhammer, „Sterbegröße". Wie Literaten auf das Sterben blicken, in: LS 68 (2017), 88–92.

Der weint ja gar nicht!

Ursula Gubo

Dieser Satz begegnet uns immer wieder in der Arbeit mit trauernden Kindern, da Erwachsene eine völlig andere Vorstellung vom kindlichen Trauerverhalten haben.

Lacrima – Zentrum für trauernde Kinder, ein Angebot des Regionalverbandes Mittelfranken der Johanniter-Unfall-Hilfe e.V., hat es sich seit 2012 zur Aufgabe gemacht, Kinder auf ihrem Weg durch die Trauer zu begleiten und auch Aufklärungsarbeit zu leisten, wie Kinder dabei unterstützt werden können.

1. Grundgedanken zur Trauer

Trauer ist das größte persönliche Geschenk der Schöpfung und Evolution an jeden von uns, um das Werden und Vergehen um uns und in uns zu meistern und zu gestalten. Das einzig wirklich Beständige in unserem Leben ist die Veränderung, nichts bleibt für immer so, wie es ist, auch wenn wir uns das noch so sehr wünschen. Doch Veränderung macht den meisten Menschen Angst.

Trauer ist die uns Menschen angeborene natürliche Reaktion auf Verluste und Veränderungen, wenn man etwas verloren hat, das einem kostbar und wichtig war. Deshalb hat Trauer auch viel mit Liebe und Wertschätzung zu tun – niemand trauert um jemanden oder etwas, der oder das ihm nichts bedeutet. Die Trauer ist auch nicht

abhängig von der Länge, sondern von der Intensität der Beziehung.

Kinder lernen Verhaltensweisen und Bewältigungsstrategien durch Vorbilder. Die Trauerfähigkeit ist eine angeborene Ausstattung, die durch Leitbilder der nächsten Angehörigen und der Umgebung entwickelt werden muss. Auch Trauer braucht Vorbilder, damit gerade auch die Jungen lernen, dass Gefühle nicht versteckt werden müssen.

Es gibt viele Arten von Abschied und Verlust, z.B. Trennung, Umzug, Krankheit, Alter, Flucht, andere Lebenspläne, verlorene Ideale usw. Tod ist der Extremfall.

Trauer ist grundsätzlich keine Krankheit, sondern ein sehr komplexes Gefühl mit vielen Komponenten, wie Angst, Wut, Verzweiflung, Schuld, Scham, Hilflosigkeit, Schmerz, Erleichterung, Leere, Dankbarkeit. Allerdings kann Trauer krank machen, wenn man sie nicht verarbeitet. Trauer braucht Ausdruck, in welcher Form auch immer: reden, schweigen, weinen, malen, schreiben. Jeder hat seine eigene Art zu trauern und muss seinen eigenen Weg finden, um das Geschehen zu begreifen und zu akzeptieren. Es gibt dabei kein richtig oder falsch, jeder trauert. Verdrängen hilft auf Dauer nicht. Die Seele sucht sich *immer* ein Ventil, auch noch nach Jahren können psychische und physische Beschwerden auftreten, für die es auf den ersten Blick keine Ursache gibt.

Trauer kann man nicht loswerden, sie ist ein Teil von uns und im Wortsinn not-wendig, um den Verlust zu heilen, um die Not zu wenden.

Über die verschiedenen Trauermodelle haben diverse Autoren, wie beispielsweise Elisabeth Kübler-Ross oder Verena Kast, geschrieben. William Worden spricht von Traueraufgaben, die zu erledigen sind. Mittlerweile spricht

man eher von einer Trauerspirale oder von Trauer, die in Wellen kommt. Denn die Vorstellung von Trauerphasen impliziert ja, dass eine nach der anderen kommt und man dann mit der Trauer sozusagen fertig wäre.

Trauer ist ein aufwändiger Prozess des ganzen Organismus und der Persönlichkeit, um die Mitmenschen auf unsere Gefühle und unsere Situation aufmerksam zu machen. Es gibt Untersuchungen, die besagen, dass massive Trauerbewältigung 60–90% der eigenen Energie bindet! Deshalb spricht man auch von Trauerarbeit.

Der Mensch ist ein soziales Wesen, Trauer ist nicht für das stille Kämmerlein gedacht, sondern braucht Mitmenschen. Ungesehene Tränen sind verschenkte und manchmal verlorene Tränen. Tränen sind dazu da, gesehen, gehört, verstanden, akzeptiert und bestätigt zu werden.

2. Todeskonzepte von Kindern

Um zu verstehen, wie Kinder reagieren, muss man wissen, was bzw. wie sie den Zustand des Todes erfassen können. Dazu hat man vier Dimensionen festgelegt, die diesen beschreiben. Bevor Kinder diese Dimensionen nicht in ihrer Gänze verstehen können, können sie auch den Tod nicht wirklich begreifen:

- Nonfunktionalität: Jemand ist tot, wenn er nicht mehr atmet und das Herz nicht mehr schlägt, die Körperfunktionen stehen still.
- Irreversibilität: Der Tod kann nicht rückgängig gemacht werden, es gibt nur entweder-oder.
- Universalität: Es betrifft jeden von uns, alle Lebewesen müssen irgendwann sterben.

- Kausalität: Es gibt immer eine biologische Ursache, also jemand stirbt nicht wegen eines Unfalls, sondern wegen der körperlichen Schäden, z. B. Genickbruch.

Das Verständnis für den Tod ändert sich mit den Jahren

Kinder zwischen 0 und 1 Jahr entwickeln eine Objekt-/Personenpermanenz, sie spielen „Kuckuck-Spiele" und begreifen, dass Menschen und Dinge auch dann noch da sind, wenn sie sie nicht sehen können. Sie reagieren auf Veränderung und Trauer ihrer Bezugspersonen, bzw. auf das Fehlen der Bezugsperson und sie spüren deutlich, dass etwas anders ist.

Kinder zwischen 1 und 3 Jahren fangen an, zwischen belebt und unbelebt zu unterscheiden. Für sie ist der Tod eine kurze Abwesenheit, weil sie keine Zeitvorstellung haben und die Endgültigkeit nicht erfassen können („wenn der Opa fertig ist mit Totsein, spielt er wieder mit mir"). Typisch sind auch Cowboy-und-Indianer-Spiele („du bist tot und stehst wieder auf").

Kinder zwischen 3 und 5 Jahren befinden sich in der sog. magischen Phase und haben Allmachtsgedanken. Sie glauben, dass sie den Tod durch Verstecken verhindern, durch Wünsche hervorrufen oder abwenden können (Schutzzauberglaube). Sie glauben an die Umkehrbarkeit und die eigene Unsterblichkeit („nur die anderen sterben, ich nicht").

Für sie ist Tod ein vorübergehender Zustand („wenn die Oma im Grab wieder aufwacht, hat sie dann ein Handy dabei?") oder ein reduziertes Leben, graduell abgestuftes Lebendigsein („was isst der Papa im Himmel?") an einem anderen Ort.

Sie können nur äußere Gewalteinwirkungen als Todesursache erkennen, innere Verletzungen nicht, weil für sie nicht existent ist, was sie nicht sehen, fühlen oder hören können.

In ihrer Vorstellung sterben nur alte und böse Menschen. Es herrscht die sogenannte Affektisolation, scheinbare emotionale Gleichgültigkeit mit wenig Gefühlsäußerungen, viel Sachlichkeit („Oma, du bist alt, du stirbst bald“). Dies bedeutet aber nur, dass sie ihre Welt ordnen und ausloten wollen, wie wahrscheinlich es ist, dass jemand stirbt.

Kinder zwischen 6 und 8 Jahren stellen sich den Tod als Person vor, z. B. als Sensenmann oder Skelett. Ihr Interesse an der Peripherie des Todes ist sehr groß. Ihr Forscherdrang bezieht sich auf alles, was mit dem Thema zu tun hat. Was passiert bei der Beerdigung, wie ist das mit Verwesung etc.? Sie verstehen nun die Endgültigkeit und die Nonfunktionalität des Todes.

Sie fragen nach Ursache und Wirkung und erkennen, dass man nicht nur im Alter stirbt, sondern auch durch Krankheit, Unfall oder Mord. Gefährlich können gedankliche Verknüpfungen sein, die sie machen, wenn z. B. der Opa im Krankenhaus starb und sie deshalb nicht ins Krankenhaus gehen wollen, weil in ihrer Gedankenwelt auf Krankenhaus Tod folgt.

Kinder zwischen 9 und 12 Jahren nähern sich immer mehr dem Todeskonzept der Erwachsenen an. Hier kommt jedoch stark die Schuld- und Strafkomponente hinzu, also der Tod erfolgte als Schuld für eigenes Verhalten („wenn ich in der Schule besser gewesen wäre, wäre der Papa nicht gestorben“) oder auch als Strafe für Verhalten des Verstorbenen („er hat zu viel geraucht“), obwohl meist ganz andere Ursachen zu Grunde liegen.

Die vier Dimensionen des Todesbegriffes werden endgültig entdeckt und sie fragen sich, was danach kommt.

Kinder ab 12 Jahren haben alle wesentlichen Denkmuster, die auch Erwachsene haben. Sie beschäftigen sich sehr intensiv mit der Frage, was nach dem Tod passiert, mit eigener Sterblichkeit, und sie fragen nach dem Sinn von Leben und Tod.

3. Kinder trauern anders

Erwachsene glauben, dass sich Menschen, die trauern, in ihr Kämmerlein zurückziehen und stundenlang weinen. Wenn sie wieder rauskommen, ist alles wieder gut. Kinder sind komplett anders, sie springen in ihre Trauer wie in Pfützen, hinein und wieder hinaus. Sie lassen durch einen Schutzmechanismus nur so viel Trauer zu, wie sie in diesem Moment ertragen können.

Je kleiner Kinder sind, desto weniger drücken sie ihre Trauer mit Worten oder Tränen aus. Viel mehr passiert das durch Malen, Spielen, Schreien, Toben etc. Deshalb gibt es bei Lacrima immer mehrere verschiedene Räume.

Da Kinder keine Bewältigungsstrategien haben und nicht wissen, wie sie sich verhalten sollen, probieren sie einfach aus, was helfen könnte, den Druck abzubauen. Sie zeigen jede Art von Verhaltensweisen. Es gibt Kinder, die weinen, allerdings sehr selten. Kinder, die Fragen stellen zum Thema oder manchmal auch gar nichts sagen, sich zurückziehen und schweigen. Die Jungen zeigen sich oft aggressiv, widerspenstig und wehren alles ab, oder sie albern rum, machen Quatsch, lachen, kichern, während andere sofort von ihren toten Angehörigen erzählen möchten.

Es kann zu einer deutlichen Verschlechterung der schulischen Leistungen kommen oder auch zu einer großen Verbesserung, um dem Elternteil Freude zu machen. Und es gibt Kinder, die sich „normal“ und unauffällig verhalten. Das ist das Schlimmste, denn dann geht das Umfeld davon aus, dass alles prima ist und das Kind schon allein damit zurechtkommt.

Grundsätzlich ist jede Art von deutlicher Verhaltensänderung ein Alarmzeichen und sollte Anlass sein, da genauer hinzuschauen.

Genauso gibt es jede Art von möglichen Reaktionen bei Kindern.

Die körperlichen Klassiker, wie Bauchweh, Kopfweh, Erbrechen, Durchfall, Konzentrationsstörungen, Herzrasen, treten ebenso auf wie jede Art psychischer Reaktionen, wie Schmerz, Verzweiflung, Schock, Angst, Wut, Sehnsucht, Aggressivität, Hilflosigkeit, Dankbarkeit, Erleichterung, Todessehnsucht.

Wahrnehmungsreaktionen äußern sich z.B. im Verlust des Grundvertrauens ins Leben, in Sinnestäuschungen, der Angst, verrückt zu werden, im Nicht-Wahrhaben-Wollen und in Passivität.

Bei Verhaltensreaktionen können Regression, Rückzug, Abkapselung auftreten. Bei Jugendlichen sind selbstverletzendes Verhalten und auch Suizidversuche keine Seltenheit, ebenso die Erschütterung von Glaubensvorstellungen: „Es gibt keinen Gott, der würde nicht zulassen, dass mein Papa stirbt.“

Diese Aufzählung kann nur einen Bruchteil der möglichen Reaktionen zeigen, die Palette der auftretenden Verhaltensweisen ist ungleich größer, und alles ist in dieser Situation auch normal.

4. Wo finden Kinder Hilfe?

Ein Todesfall ist ein chaotischer und belastender Zustand. Das komplette Leben der Kinder ist von einem Augenblick zum nächsten völlig anders. Oft wissen sie nicht, mit wem sie reden, wem sie ihre Sorgen und Nöte anvertrauen können.

Den Eltern bzw. dem verbliebenen Elternteil wollen Kinder nicht noch mehr Kummer machen, als sowieso schon vorhanden ist. Sie funktionieren oft lange perfekt, werden in der Schule mitunter sehr gut. Generell herrscht das System der „gegenseitigen Schonung". Die Kinder sagen nichts, um Mutter oder Vater nicht traurig zu machen, und umgekehrt. Auf Dauer funktioniert das aber nicht. Für die Eltern ist es auch eine Gratwanderung zwischen Trauer und Stärke-Zeigen, beides kann die Kinder verunsichern.

In der Schule verstehen ihre Mitschüler sie nicht, machen manchmal sogar blöde Witze oder mobben sie. Lehrer nehmen nicht immer Rücksicht auf Trauernde, wobei es auch sehr verständnisvolle Pädagogen gibt, die den Kindern die Zeit geben, die sie brauchen.

Möglicherweise wollen Kinder, dass keiner etwas von ihrer Trauer weiß, denn dann können sie so tun, als wäre nichts passiert, sie bekommen keinen Exotenstatus. Wenn nicht darüber geredet wird, können sie ganz normale Kinder sein und sich vom Chaos zu Hause erholen.

Wenn sie Glück haben, haben sie gute Freunde, mit denen sie reden können, aber auch die fühlen sich irgendwann überfordert und hilflos.

Auch hier gilt: Wenn Kinder nicht drüber reden, kann das ein Rückzugsbereich sein, denn Trauer ist nicht das alles dominierende Thema.

Die Umwelt weiß nicht, wie sie mit Trauernden umgehen soll. Es herrscht Rat- und Hilflosigkeit. Es gibt viele Sprüche, die sicherlich gut gemeint, aber nicht hilfreich sind, z.B. „Zeit heilt alle Wunden", „Kopf hoch, das wird schon wieder", „Es muss doch jetzt mal wieder gut sein".

Gerade bei Geschwistertod sind Kinder „doppelte Verlierer". Die Eltern sind in ihrem Schmerz so gefangen, dass sie die Not ihrer Kinder nicht sehen können oder unfähig sind, zu handeln. Die Trauer und die Probleme der Kinder zählen nicht so viel wie die der Eltern, denen noch Mitgefühl entgegengebracht wird.

Nachgeborene Kinder können positive Stellvertreter sein, d.h., die Eltern sind glücklich, noch ein Kind bekommen zu haben. Die Gefahr besteht, dass diese Kinder überbehütet aufwachsen aus Sorge darüber, dass auch ihnen etwas passieren könnte. Leider kann es auch negativ werden, wenn das neue Kind nicht die Erwartungen der Eltern erfüllt, weil es eben eine völlig andere Person ist.

5. Was brauchen trauernde Kinder?

In erster Linie brauchen Kinder Alltag, Normalität und einen festen Rahmen, damit sie sich wieder auf Dinge verlassen können. Die Befriedigung der Grundbedürfnisse muss geklärt sein, denn je kleiner Kinder sind, desto mehr sind sie darauf angewiesen, dass sie versorgt und beschützt werden.

Verständnis, menschliche Wärme, Zuneigung helfen ihnen, das Erlebte zu ertragen. Sie brauchen Menschen, die Geduld mit ihnen haben und sie nicht zum Reden drängen, wenn es gerade für sie nicht passt.

Kinder haben ein Recht auf Ehrlichkeit, sie machen ansonsten ihre eigenen Phantasien zum Geschehen, die möglicherweise viel schlimmer sind als die Wirklichkeit, oder sie vertrauen ihren Bezugspersonen nicht mehr. Dies kann auch passieren, wenn man die Wahrheit zu verschleiern versucht oder sie, zu ihrem vermeintlichen Schutz, falsch informiert.

Es bedarf einer klaren Sprache und kindgerechter Information. Je kleiner Kinder sind, desto weniger verstehen sie Doppeldeutungen. Aussagen, wie „die Oma ist eingeschlafen" können zu Schlafstörungen führen. Oder „wenn wir den Papa verloren haben", kann man ihn ja suchen gehen. Besser ist es, die Dinge beim Namen zu nennen: Der Papa ist gestorben.

Kinder brauchen die Beteiligung, die Gelegenheit, Abschied zu nehmen. Wenn sie nicht dabei sein dürfen, kann schnell das Gefühl entstehen, schuld zu sein am Tod des Angehörigen.

Sie brauchen unbedingt die Möglichkeit, Gefühle auszudrücken, und dabei die Gewissheit, dass alle Gefühle o.k. sind, auch Fröhlichkeit und Wut, und dass sie nicht schuld sind an der Krankheit, dem Unfall. Dazu braucht es verlässliche Menschen, die ihre Fragen offen und ehrlich beantworten und sich vergewissern, dass sie mit der Antwort zufrieden sind, und die sie nicht einfach vertrösten oder abweisen.

Wichtig ist der Respekt vor ihrer Art, zu trauern, denn es gibt kein richtig oder falsch.

Ressourcen aktivieren und stärken ist ein großes Thema: Die Kinder sollen lernen, was ihnen hilft, wenn es ihnen schlecht geht. Sie brauchen auch die Hoffnung auf eine lebenswerte Zukunft, die anders, aber doch wieder schön werden kann.

Ihre Absicherung ist ein Thema, das sie sehr beschäftigt. Schnell kommt die Frage an den verbliebenen Elternteil, was passiert, wenn dieser auch stirbt. Fatal wäre hier, den Kindern zu versprechen, dass nichts passieren wird, denn das ist einfach nicht zu garantieren. Sie wollen wissen, wer sich im Ernstfall um sie kümmern wird. Es beruhigt sie, wenn diese Sachen geregelt sind.

Sie brauchen die Möglichkeit, sich körperlich zu spüren, sich auszutoben. Trauer hat viel mit Erstarrung zu tun und Bewegung löst diese. Oft herrscht große Wut in ihnen über den Tod des Angehörigen, die unbedingt ausgelebt werden muss. Bei Lacrima können sie es in einem geordneten Rahmen.

Schicksalsgenossen zu treffen, die Möglichkeit, mit ihnen zu sprechen, schafft mitunter große Erleichterung. Hier erfahren die Kinder in der Gruppe Verständnis. Sie sind erstaunt, dass es andere gibt, denen auch sowas passiert ist und denen es genauso geht. Nur derjenige, der die Situation erlebt hat, weiß, wie es einem geht. Niemand kann sich die Dimension eines solchen Schmerzes vorstellen.

Kinder brauchen einfach die Zeit und den Raum für ihre Trauer, was im normalen täglichen Geschehen nicht möglich ist.

6. Lacrima bietet die Möglichkeit, der Trauer Raum und Zeit zu geben

In der gesetzlichen Rentenversicherung waren 2013 deutschlandweit ca. 350.000 Anspruchsberechtigte für eine Waisenrente, d.h. Kinder und Jugendliche, die ein oder beide Elternteile verloren haben. In dieser Statistik sind die

Berufsgruppen, die eine eigene oder gar keine Altersversorgung haben, wie Beamte, Ärzte, Anwälte, Selbständige, nicht erfasst, d.h., die tatsächliche Zahl wird um einiges höher sein.

Jährlich sterben ca. 20.000 Kinder und Jugendliche, Fehl- und Totgeburten mitgezählt, die Zahl der verbliebenen Geschwister ist nirgends erfasst. Die Nicolaidis Stiftung spricht auf ihrer Homepage von bundesweit 800.000 betroffenen Kindern und Jugendlichen. Es gibt circa eine halbe Million Frühverwitweter zwischen 20 und 55 Jahren.

Die Kinder und Jugendlichen lernen in den Gruppentreffen, Gefühle zu erkennen, zu benennen und auszudrücken. Diese Fähigkeit ist ein entscheidendes Merkmal für psychische Gesundheit.

Hilfen bei einer physischen Verletzung sind eine Selbstverständlichkeit. Der Ablauf ist ein Automatismus, der einsetzt: Ist ein Pflaster ausreichend, ist ein Arztbesuch nötig oder muss gar der Rettungsdienst alarmiert werden? Hilfen bei einer psychischen Verletzung sind eine Seltenheit. Erstmal passiert gar nichts. Der Tod eines Elternteils oder eines Geschwisters ist eine schwere psychische Verletzung für Kinder und Jugendliche. Mittlerweile setzt hier, auch durch die konsequente Aufklärungsarbeit, ein Umdenken ein, und Eltern suchen sich für ihre Kinder verstärkt Unterstützung.

7. Das Konzept von Lacrima

Die Basis der Arbeit ist die regelmäßige, 14-tägig stattfindende Gruppenstunde. Die Kinder sind zwischen 5 und

12 Jahren und die Jugendlichen zwischen 13 und 18 Jahren. Sie treffen sich für ca. 1,5 bis 2 Stunden.

Außerdem gibt es eine Gruppe für junge Erwachsene, 18–30 Jahre. Diese Altersgruppe ist zwar bereits erwachsen, hat aber auf Grund eines Ortswechsels wegen Studium oder Berufsausbildung vor Ort keine Familie oder Freunde, die sie im Trauerfall unterstützen könnten.

Die Teilnahme an allen Lacrima-Angeboten ist konfessionell ungebunden und kostenfrei. Die Arbeit wird rein spendenfinanziert, da es dafür keinerlei finanzielle Unterstützung seitens der Städte, Gemeinden oder Krankenkassen gibt. Eine sehr traurige Tatsache, zumal sie in sehr hohem Maße Prävention gegen psychische Folgen unverarbeiteter Trauer leisten kann.

Der Betreuungsschlüssel der Gruppen von 2:1 (auf zwei Kinder kommt ein Betreuer) garantiert eine hohe Qualität der Begleitung. Die Mitarbeiter engagieren sich rein ehrenamtlich und werden für diese Aufgabe speziell geschult. Zur Erhaltung ihrer psychischen Stabilität werden regelmäßig Supervisionen angeboten. Zusätzlich finden Fortbildungen zu verschiedenen Themen statt, z. B. über Suizid und klare Sprache.

Die Gruppenstunde erfolgt nach einem festen Schema. Dieser Rahmen gibt den Kindern Verlässlichkeit, Beständigkeit und Halt und beginnt immer mit dem Eingangsritual, dem Entzünden einer Kerze für den Verstorbenen.

Danach gibt es ein thematisches Angebot. Das kann eine Geschichte sein oder ein Spiel zu einem Thema, welches in der letzten Stunde deutlich geworden ist, oder auch Aktionen zum Thema, etwa Entspannungsübungen, Rollenspiele. Ganz wichtig ist den Kindern die Möglichkeit, sich

austoben und dabei die angestaute Wut und Energie abbauen zu können.

Die Arbeit ist eine Mischung aus Erinnern an den Verstorbenen (Erinnerungskerzen basteln oder Schatzkisten), aus Ressourcen-Stärken (Pokale basteln: Was kann ich gut? Wofür habe ich einen Pokal verdient?) und aus Hoffnung-Geben auf ein Leben, das anders, aber trotzdem wieder schön werden kann.

Zum Abschluss dürfen die Kinder ihre Kerze wieder auspusten und sagen, ob es ihnen heute gefallen hat und, wenn ja, was.

8. Was kann man tun?

Immer wieder fragen Erwachsene, was sie tun können. Mit der Antwort „Zuhören – da sein – aushalten" sind sie meist nicht zufrieden. Dennoch ist dies das Einzige und gleichzeitig auch das Beste, was man in dieser Situation tun kann, denn an der Tatsache, dass ein Mensch gestorben ist, ändert sich nichts mehr.

Aktives Zuhören ist für viele Menschen sehr schwierig. Ihr Mitteilungsbedürfnis überwiegt die Bereitschaft, dem anderen die uneingeschränkte Aufmerksamkeit zu schenken. Doch ist es unerlässlich, um dem Menschen zu signalisieren, dass er gehört, gesehen und verstanden wird.

Da zu sein für den trauernden Menschen, sich nicht entmutigen zu lassen, wenn er Hilfe ablehnt, ihm immer wieder zu versichern: Ich bin für dich da, ist eine wichtige Unterstützung der Betroffenen. Dies kann durch Kleinigkeiten erfolgen, wie Essen vorbeibringen oder einen Ku-

chen, einen gemeinsamen Spaziergang oder die Beaufsichtigung der Kinder, damit der Elternteil einfach mal Zeit für sich hat.

Den Schmerz der Trauernden, ihr Weinen, ihre Verzweiflung auszuhalten und dabei die eigene Hilflosigkeit zu akzeptieren ist eine hohe Kunst und eine große Herausforderung an die Begleitenden. Hier ist unbedingt darauf zu achten, dass sie sich abgrenzen, um nicht ins „Mitleiden" zu kommen.

Immer wieder Gelegenheiten für die Kinder zu schaffen, ihrer Trauer Ausdruck zu geben, sind hilfreiche Beiträge, Trauern zu ermöglichen. Trauer muss Ausdruck finden, in welcher Form auch immer. Ansonsten sucht die Seele sich ein Ventil, möglicherweise durch körperliche Symptome oder nicht zuordenbare Schmerzen, und das auch noch nach Jahren. Trauer, die nicht verarbeitet wurde, wird irgendwann wieder zurückkommen.

Ein Zitat aus Astrid Lindgrens „Ronja Räubertochter" beschreibt die Situation unserer Kinder und Jugendlichen sehr treffend:

„Lange saßen sie dort und hatten es schwer, doch sie hatten es gemeinsam schwer, und das war ein Trost. Leicht war es trotzdem nicht."

Sie haben es nicht leicht, aber Lacrima kann sie ein Stück auf ihrem Trauerweg begleiten und unterstützen.

Vom Tod sprechen

Bilder von Abschied und Lebensfülle

THOMAS WABEL

I. Was Bilder auslösen

Arnold Böcklins Gemälde „Die Toteninsel“ – der Gipsabguss jener römischen Familie aus dem antiken Pompeji, die im Schlaf von dem Ascheregen zugedeckt wurde und sich noch umschlungen hält – die Fotografie einer verblühten Rose im Garten, vom ersten Raureif überzogen: Bilder, die etwas auslösen in dem Menschen, der sie betrachtet. Bilder, die wortlos zu sprechen beginnen, Vorstellungen vermitteln von dem, wovon Menschen wissen und was doch ein Rätsel bleibt, Vorstellungen von dem, wofür es schwer ist, Worte zu finden: der Tod als Abschied, der Tod als Grenze des eigenen Lebens.

Manche dieser Bilder mögen Erinnerungen wecken an eine Situation, in der ich dieses Bild einmal gesehen habe oder an einen Menschen, der mir dabei einfällt. Es mag auch sein, dass es mich dann dazu drängt, mich mit anderen auszutauschen, die dieses Bild auch sehen, ihnen zu erzählen von dieser Erinnerung oder diesem Menschen. Dann können Bilder dazu verhelfen, Worte zu finden – vielleicht sogar für das, was bislang wortlos geblieben ist.

Wer diese Erfahrungen teilen kann, der wird meine erste These verstehen.

These 1: Bilder wirken nicht bloß illustrierend. Auch sind Bilder nicht bloß (mehr oder weniger realistische) Abbildungen der Wirklichkeit. Bilder prägen unser Denken und Fühlen – auch da, wo wir wissen, dass es sich nicht einfach um Abbilder unserer Erfahrungswirklichkeit handelt. Deshalb können Bilder in Menschen etwas auslösen und etwas freisetzen – Worte vielleicht für etwas, das lange ungesagt blieb.

„Bilder" verstehe ich dabei in einem sehr weiten Sinn als das, worin Menschen eine Erfahrung zum Ausdruck bringen. Auch Worte können also in diesem Sinne ein Bild sein (etwa wenn wir metaphorisch vom Tod als der „letzten Reise" sprechen), ebenso Erinnerungen und andere innere Bilder. Sogar Musik kann zu einem Bild in diesem weiten Sinne werden. Eric Claptons „Tears in Heaven" oder Elton Johns „Candle in the Wind" sind bekannte Beispiele dafür, wie Musik auch und gerade in der Begegnung mit dem Tod eine Flut von Empfindungen auslösen kann und dadurch vielleicht Menschen ermöglicht, Worte für ihr Erleben zu finden.

II. Tod und Bilder vom Tod – gesellschaftliche Rahmenbedingungen

Im Jahr 1978 konstatierte der französische Historiker Philippe Ariès eine „Ausbürgerung" des Todes aus der Gesellschaft.[1] Der Tod, so Ariès, ist privatisiert und professionalisiert worden: Allenfalls in kleinen Orten gibt es noch den Brauch der Aufbahrung des Toten, so dass alle Ab-

1 Philippe Ariès, Geschichte des Todes (Dtv 30169), München (1982) [13]2015 (frz. Orig. 1978).

schied nehmen können, oder einen Trauerzug durch das Dorf zum Friedhof. Die Gestaltung des Abschieds wird in die Hände des Bestattungsunternehmens gelegt. Für Ariès geht dies in seiner Zeit einher mit einer gesellschaftlichen Tabuisierung des Todes.

Mittlerweile hat sich die Situation verändert. Nicht zuletzt durch die Hospizbewegung auch in Deutschland (seit 1996 ist die Hospizarbeit kassenfinanziert) hat das Sterben und das Reden darüber zunehmend seinen Platz in der Gesellschaft (wieder)gefunden. Es gibt ein breit gefächertes Angebot an unterschiedlichen Formen der Sterbebegleitung. Auch in Filmen und in Kinderbüchern ist ein ausgeprägtes Bewusstsein dafür zu finden, dass ein letzter Abschied gemeinsam gestaltet werden kann.[2]

Doch sieht sich das Reden vom Tod und die Begleitung Sterbender jetzt einer anderen Schwierigkeit ausgesetzt. Christlich-religiöse Bilder, Worte und Vorstellungen, die in den vergangenen Jahrzehnten und Jahrhunderten das Leben und das Sterben von Menschen begleitet haben, sind längst nicht mehr selbstverständlich. Wo die Worte aus Psalm 23 unvertraut sind, können sie dem Empfinden eines sterbenden Menschen nicht mehr Ausdruck verleihen, findet ein Mensch in innerer Not womöglich keinen Halt mehr in diesen Worten.[3] Dabei wäre es nicht nur in der

---

2 Zu dem hiermit Erreichten, aber auch zu manchen Ambivalenzen vgl. Dorothea Ugi, Den Tod vor Augen. Systematisch-theologische Blicke auf thanatologische Entwürfe (Marburger Theologische Studien 135), Leipzig 2020, 249–255.

3 „[E]ine über die christliche Binnenkultur hinausgehende, gemeinsame symbolisch-rituelle Kommunikation [ist] fast unmöglich" geworden. „[I]mmer weniger Menschen [können] auf einen bewährten, innerlich vorhandenen Schatz an Liedern, Gebeten, rituellen Elementen zurückgreifen." (Brigitte Enzner-Probst, Rituale in der

Begleitung Sterbender, sondern auch für die eigene Auseinandersetzung mit dem Sterben so wichtig, eine Sprache zu finden, die sich mit anderen teilen lässt. „[I]m Blick auf den letzten großen Übergang, den wir Sterben nennen, brauchen wir [...] solche heilsamen Bilder, die die Angst vor dem Unbekannten nehmen, die es einem Menschen erlauben, sich damit positiv, erwartend, hoffnungsvoll zu beschäftigen."[4]

Diese Beobachtungen führen mich zu einer zweiten These.

These 2: Der Zugang zur je individuellen „Bilderwelt der Seele"[5] im Bezug auf Tod und Sterben ist gesellschaftlich und kulturell vermittelt. Die verfassten Religionen, aber auch Kunst, Musik und Literatur sind an der Gestaltung und Vermittlung solcher Bilder beteiligt.

Was einem Menschen Halt zu geben vermag, ist nicht nur eine höchst persönliche, ganz individuelle Sache dieses einzelnen Menschen. Freilich ist jede Lebensgeschichte, in deren Verlauf einem Menschen bestimmte Bilder und Worte vertraut werden, besonders und unverwechselbar. Doch zugleich hängen diese Bilder und Worte nicht einfach unverbunden in der Luft. Sie sind Bestandteil unseres gemeinsamen Lebens in unserer Gesellschaft und zu unserer Zeit. Deshalb sind sie geprägt von der Kultur und Gesellschaft, in der wir leben.

Begleitung schwerkranker und sterbender Menschen, in: Lebendige Seelsorge 60 (2009) 4, 237–243, hier 238).

4 A.a.O., 240.

5 A.a.O.

Das bietet die Chance, neue Bilder zu entwickeln, mit denen wir ehrlich und tröstlich von Tod und Sterben reden können. Einige solcher Bilder werde ich später noch nennen. Zuvor stehen aber noch einige theoretische Bemerkungen dazu, warum Bilder in diesem oben bezeichneten weiteren Sinne so wichtig sind dafür, eine Sprache zu finden.

III. Worte finden

Es könnte jemand zurückfragen: Braucht es denn Bilder überhaupt? Für Kinder ist es sicherlich gut, sich mithilfe von Bildern eine Vorstellung von dem machen zu können, was Sterben und Tod bedeuten. Aber sind erwachsene Menschen, ist ein aufgeklärtes Weltverständnis auf solche Bilder angewiesen?

Ja, behaupte ich. Denn Bilder spielen eine wichtige Rolle dabei, Worte finden zu können – und Worte zu finden, mich zu artikulieren, das kann eine verändernde Kraft haben. Ich will dies mit zwei weiteren Thesen formulieren, die ich jeweils nachfolgend erläutere:

These 3: Wenn es mir gelingt, Worte für etwas zu finden, dann bringe ich damit nicht nur etwas Inneres nach außen hin zum Ausdruck. Es kommt dabei auch zu einer Wechselwirkung zwischen außen und innen: Die Worte, die ich finde, wirken zurück auf mein (seelisches und körperliches) Erleben.

Das, was ich sage, gewinnt eine Selbständigkeit – auch gegenüber mir selbst, der ich das gesagt habe. Das gilt nicht nur für das Sprechen vom Tod, sondern auch schon in ganz alltäglichen Beispielen. „Du bist mir wichtig“, sa-

gen wir oder „Mir liegt daran, dass Sie verstehen, warum ich diese Position vertrete". Indem ich so etwas sage, verändert sich etwas zwischen mir und dem Menschen, zu dem ich das sage. Wir merken das auch dann, wenn es schwer wird, etwas zu sagen, was ich eigentlich gern sagen würde.[6] Ich spüre in solchen Fällen, dass sich dadurch etwas verändern würde, und habe womöglich Angst vor dieser Veränderung.

Manchmal ist der Anlass dafür, Worte zu finden, von außen vorgegeben. So ist das beispielsweise bei der Debatte um assistierten Suizid, die durch die Entscheidung des Bundesverfassungsgerichts im Jahr 2020 ausgelöst wurde. Unabhängig davon, wie man zur Frage nach dem assistierten Suizid steht, ist es doch ein positiver Effekt dieser gesellschaftlichen Diskussion, dass Menschen über diese Fragen selbst ins Nachdenken und mit ihren Angehörigen ins Gespräch kommen:

Wie wünsche ich mir meinen Tod? (Wie) kann ich, (wie) können andere mein Sterben (mit)gestalten? Wenn ich dies einem anderen Menschen gegenüber einmal ausgesprochen habe, ist eine andere Wirklichkeit entstanden. Gerade weil es so schwer ist, hier Worte zu finden (sei es aus Angst, sei es aus Rücksichtnahme auf den anderen), haben diese Worte, wenn sie einmal gefunden sind, eine verändernde Wirkung.

Auch die Wirkung von Religion beruht zu einem großen Teil darauf, dass Sprache Wirklichkeit zu verändern vermag.

---

6 Zu der verändernden Wirkung dessen, Worte zu finden, vgl. Thomas Wabel, Den Schmerz zur Sprache bringen. Wechselwirkungen von Geist und Körper in religiöser Artikulation und der Aufbau von Resilienz, in: Praktische Theologie: Zeitschrift für Praxis in Kirche, Gesellschaft und Kultur 51 (2016) 2, 88–94.

These 4: Denn auch das Zustandekommen religiöser Erfahrung ist darauf angewiesen, dass ich eine Sprache für mein inneres Erleben finde: Ich vergegenwärtige mir mein Erleben, indem ich es zum Ausdruck bringe – und das tue ich unter Verwendung von Worten, Sprachbildern und Symbolen, die einer religiösen Tradition entstammen und von anderen Menschen geteilt werden, die auch dieser Religion angehören.[7]

„Da habe ich Gottes Geist gespürt" oder „Ich habe mich umgriffen gefühlt von einer höheren Macht" oder „In dieser Zeit gab es etwas, das mich getragen hat" – das sind Beispiele für solche Formen religiöser Sprache. Sie werden sich vielleicht erinnern an Situationen, in denen solche Worte genau dem Ausdruck verliehen haben, was Sie erlebt haben. Und doch ist Ihnen natürlich klar, dass das Sprachbilder sind, Metaphern, die einer Erfahrung Ausdruck verleihen, die gar nicht abwegig ist – und für die es doch besondere Worte braucht.

Damit ist nicht gesagt, dass dies „nur" Bilder sind und dass diesen Bildern in der Wirklichkeit nichts entspricht. Im Gegenteil – wäre es nicht eine wirkliche, das eigene Leben verändernde Erfahrung, die aus diesen Worten spricht, dann hätten Sie diese Worte nicht gebraucht. Und umgekehrt – indem Sie diese Worte gebrauchen, ermöglichen Sie anderen, zu verstehen, was Sie meinen, und ermöglichen ihnen damit zugleich, auch selbst eine ähnliche Erfahrung zu machen. Die Bilder, die in diesen Worten stecken, schaffen eine veränderte und verändernde Wirklichkeit.

7 Ich greife hier zurück auf die Theorie religiöser Erfahrung, die der katholische Philosoph Matthias Jung entwickelt (Matthias Jung, Erfahrung und Religion. Grundzüge einer hermeneutisch-pragmatischen Religionsphilosophie, Freiburg (Breisgau) 1999).

Das gilt auch für unser Sprechen vom Tod. Manche Bilder unseres Sprechens (vom Tod) sind von Dichtern kunstvoll gestaltet:

Komm, o Tod, du Schlafes Bruder
Komm und führe mich nur fort.
Löse meines Schiffleins Ruder,
Bringe mich an sichern Port.[8]

Andere solcher Bilder prägen unser Denken und Fühlen, seit wir unsere Muttersprache erlernt haben – Metaphern, die auch der Alltagssprache innewohnen: „das Zeitliche segnen", „die letzte Reise antreten" oder „sein Leben aushauchen".

Was eingangs für die visuellen Bilder zu beobachten war, die für uns etwas davon veranschaulichen, wie man sich den Tod vorstellen kann, das gilt auch hier: Diese Bilder und Worte lösen etwas aus – Beklommenheit, Aufatmen, innere Ruhe – und machen es möglich, dass ich in dieser Gefühlslage ein Verhältnis zu dem gewinne, was doch so schwer vorstellbar ist – der eigene Tod und der anderer Menschen. Deshalb ist es auch nicht unerheblich, mit welchen Worten wir zur Sprache bringen, dass ein Mensch gestorben ist, auch dann, wenn es nur um die bloße Mitteilung dieser Tatsache geht und wir gar nicht je-

8 Aus der Strophe 5 des Chorals „Du o schönes Weltgebäude" von Johann Franck (1649). Bekannt geworden ist der Text zum einen als Schlusschoral von Johann Sebastian Bachs Kantate BWV 56 „Ich will den Kreuzstab gerne tragen", zum anderen durch Robert Schneiders Roman „Schlafes Bruder" (Leipzig 1992) und dessen gleichnamige Verfilmung unter der Regie von Joseph Vilsmaier aus dem Jahr 1995.

mandem aus der Trauerfamilie gegenüberstehen. Das Bild, jemand habe seine letzte Reise angetreten, vermittelt beispielsweise auf ganz realistische Weise die Situation, in der die Hinterbliebenen jetzt sind. Sie bleiben zurück, können nur Abschied nehmen und leben jetzt ohne diesen Menschen weiter.

Aber auch in der Begegnung mit Menschen, die darum wissen, dass ihr Tod bald bevorsteht, können solche (Sprach-)Bilder eine außerordentliche Wirkung entfalten.

These 5: Bilder, die biblischen (aber auch anderen, etwa literarischen) Texten entnommen sind, können – wenn ein Mensch in ihnen einen Ausdruck des eigenen Erlebens findet – dazu verhelfen, dass Angst und körperliche Anspannung sich lösen.

Eindrucksvoll schildert der evangelische Ethiker Johannes Fischer eine Begebenheit aus seiner Zeit als Seelsorger. Er beschreibt die Reaktion einer Krebspatientin auf Verse aus dem 31. Psalm, die er ihr vorliest:

> „In deine Hände befehle ich meinen Geist; du hast mich erlöst, Herr, du treuer Gott.
> Ich freue mich und bin fröhlich über deine Güte, dass du mein Elend ansiehst
> und nimmst dich meiner an in Not und übergibst mich nicht in die Hände des Feindes; du stellst meine Füße auf weiten Raum." (Psalm 31,6.8–9)

Die Frau, die zuvor angespannt war vor Schmerzen, wird auf diese Verse hin ruhig und vermag sich zu entspannen. Das Bild des weiten Raumes ist das genaue Gegenbild zu der Beklemmung, die Schmerzen und Todesangst auslösen. Fischer analysiert auf folgende Weise, wie diese Wirkung zustandekommt:

> „Der Text fungiert als eine Art Medium, das es der Frau ermöglicht, die Krankheit mit allem, was sie an Leid, Angst und Verzweiflung bedeutet, vor Gott zu bringen und damit in ein bestimmtes Bezugssystem zu stellen, das durch diesen Psalm aufgespannt wird. [...] In Psalm 31 wird die Not, von der die Rede ist, an keiner Stelle mit Sinndeutungen in Verbindung gebracht. Sie bleibt vielmehr in ihrer Abgründigkeit stehen. [...] [D]er Psalm [stellt] eine Sprache zur Verfügung [...], die es ermöglicht, diese Erfahrung überhaupt zu artikulieren und damit eine Distanz zu gewinnen von der unmittelbaren Überflutung durch Angst und Verzweiflung.“[9]

Im Lesen und Hören von Texten und (Sprach-)Bildern der christlich-religiösen Tradition wirken – wie in den meisten Texten – die körperliche und die geistige Dimension des Erlebens zusammen. Dabei kommt den Ausdrucksformen der Religion ein Eigenwert zu, der für die Artikulation und Bearbeitung körperlichen und seelischen Leids relevant wird. (Religiöse)[10] Sprachformen ermöglichen es, in der Artikulation der Erfahrung von Krankheit, Schmerz und Angst in Distanz zu treten zur Unmittelbarkeit des Er-

9 Johannes Fischer, Krankheit und Sinn. Zur religiösen Wahrnehmung von Krankheit und ihren ethischen Implikationen, in: Ethik in der Medizin 23 (2011) 1, 53–61, hier 55.

10 In ähnlicher Weise gilt dies auch für literarische Texte, ebenso für Kunst und Musik (a. a. O., 56). Auf die nähere Verhältnisbestimmung von nichtreligiösen gegenüber religiös codierten ästhetischen Phänomenen muss hier verzichtet werden – vgl. dazu Thomas Wabel, Realpräsenzen. Ästhetik und Religion am Beispiel von Eduardo Chillidas „Kreuzaltar“, in: Wilhelm Gräb u. a. (Hrsg.), Ästhetik und Religion. Interdisziplinäre Beiträge zur Identität und Differenz von ästhetischer und religiöser Erfahrung (Religion – Ästhetik – Medien 2), Frankfurt am Main 2007, 283–305.

gehens und dadurch zu einer veränderten Art der (Selbst-)Wahrnehmung zu gelangen, die auch das körperliche Empfinden betrifft. In dieser Wirkung religiöser Texte und Bilder wird die Rückwirkung des Geistigen auf das Körperliche erfahrbar.

Auch Martin Luther hat um diese Wirkung der Bilder gewusst. In einer im Jahr 1519 entstandenen Trostschrift beschreibt er, wie ein ruhiges, angstfreies Sterben möglich sein kann.

> „Du musst den Tod nicht in ihm selbst noch in dir […] ansehen […], sondern deine Augen, deines Herzens Gedanken und alle deine Sinne gewaltiglich kehren von desselben Bild und den Tod […] ansehen nur in denen, die in Gottes Gnaden gestorben und den Tod überwunden haben, vornehmlich in Christus, danach in allen seinen Heiligen […]. Denn Christus ist nichts denn eitel Leben […], je tiefer und fester du dir dies Bild einbildest [d.h. einprägst] und ansiehst, je mehr des Todes Bild abfällt und von selbst verschwindet, ohne alles Zerren und Streiten und so hat dein Herz Frieden.“[11]

Bebilderte sogenannte Blockbücher aus der Zeit, in der Luthers Text entstand, zeigen, dass den Sterbenden manchmal ein Bild des Gekreuzigten vorgehalten wurde.[12] Plastisch wird dort dargestellt, wie in dieser Situation dämonische Wesen, die dem Sterbenden Angst einflößen, unter dem

11 Martin Luther, Sermon von der Bereitung zum Sterben (1519), in: Otto Clemen (Hg.), Luthers Werke, (1912) Berlin ^{6}1966 (sog. Bonner Ausgabe) Bd. I; 161–173, hier 165, 13–26 – von mir behutsam ans Hochdeutsche angeglichen.

12 Angelika Merk, Blockbücher des 15. Jahrhunderts. Artefakte des frühen Buchdrucks, Berlin/Boston 2018.

Bett verschwinden. Luther rechnet aber auch mit der Macht *innerer* Bilder – bei ihm: das Bild des Todes, der Sünde und der Hölle –, die den Menschen gefangen halten. Sich das Bild Christi einzuprägen und innerlich daran festzuhalten ist für ihn aber ein Weg, sich von der Angst zu lösen, die das Herz erfüllt.[13]

V. Warum „Lebensfülle"?

Dass ich im Titel von „Lebensfülle" spreche, ist erklärungsbedürftig. Ist denn der Tod nicht das Gegenteil von der Fülle des Lebens?

Auf ganz weltliche Weise hat der Apple-Gründer Steve Jobs seine Erfahrung zum Ausdruck gebracht, dass das Wissen um die Begrenztheit der eigenen Lebenszeit die Fülle und Intensität gelebten Lebens steigern kann. Im September 2005, nachdem er schon die Diagnose einer tödlichen Krebserkrankung bekommen hat, hält er an der Stanford University eine Rede für die Hochschulabsolventen das Jahrgangs. Darin formuliert er:

> „Mich zu erinnern, dass ich bald tot sein werde, ist das wichtigste Instrument, das ich je gefunden habe, um mir zu helfen die großen Entscheidungen im Leben zu treffen. Denn […] alle äußeren Erwartungen, aller Stolz, alle Furcht vor Peinlichkeit oder Versagen – diese Dinge

13 Eine sensible und allgemeinverständliche Interpretation von Luthers Text liefert Reinhard Schwarz, Das Bild des Todes im Bild des Lebens überwinden. Eine Interpretation von Luthers Sermon von der Bereitung zum Sterben, in: Joachim Heubach (Hrsg.), Gewißheit angesichts des Sterbens (Veröffentlichungen der Luther-Akademie e.V. Ratzeburg 28), Erlangen 1998, 32–64.

fallen einfach weg angesichts des Todes und lassen nur das übrig, was wirklich wichtig ist. Daran zu denken, dass ihr sterben müsst, ist der beste Weg, den ich kenne, um die Falle zu vermeiden, zu denken, dass ihr etwas zu verlieren habt. [...] Es gibt keinen Grund, nicht eurem Herz zu folgen. [...] Der Tod ist höchstwahrscheinlich die beste Erfindung des Lebens [...]. Er räumt das Alte weg, um Platz für das Neue zu schaffen."[14]

Die Erfahrung, dass das Leben intensiver wird, wenn es im Bewusstsein des eigenen Todes gelebt wird, spielt auch im christlichen Glauben eine Rolle. „Mitten im Leben sind wir vom Tod umfangen" (*media vita in morte sumus*) heißt es in einem gregorianischen Choral, der um 750 entstanden ist. Der 90. Psalm formuliert: „Herr, lehre uns bedenken, dass wir sterben müssen, auf dass wir klug werden" (Psalm 90,12). Und der 31. Psalm verwendet ein widersprüchlich erscheinendes, zugleich aber trostreiches und realistisches Bild dafür, was es heißt, im Wissen um die Begrenztheit der eigenen Lebenszeit zu leben: „Meine Zeit steht in deinen Händen" (Psalm 31,16). Solche Bilder vom Sterben machen es möglich, Worte zu finden, und erschlie-

---

14 „Remembering that I'll be dead soon is the most important tool I've ever encountered to help me make the big choices in life. Because [...] all external expectations, all pride, all fear of embarrassment or failure – these things just fall away in the face of death, leaving only what is truly important. Remembering that you are going to die is the best way I know to avoid the trap of thinking you have something to lose. [...] There is no reason not to follow your heart. [...] Death is very likely the single best invention of Life. [...] It clears out the old to make way for the new." (Steve Jobs, ‚How To Live Before You Die'. Commencement Speech, Stanford University, 6.9.2005 – meine Übersetzung).

ßen so die Fülle des Lebens, die aus dem Wissen um seine Begrenztheit resultiert.

These 6: Um die Begrenztheit der eigenen Lebenszeit (und die der Mitmenschen) zu wissen, ist eine Chance. Diese Chance für das eigene Leben zu realisieren, kann heißen, gegenüber den Menschen, die mir am wichtigsten sind, Worte zu finden für das, was mich wirklich bewegt. Das kann eine große Erleichterung bewirken – Erleichterung darüber, dass Wahrhaftigkeit möglich ist und dass das, was wichtig ist, nicht ungesagt bleiben muss.

Biogramme

Prof. Dr. Klaus Bieberstein

lehrte bis 2022 Alttestamentliche Wissenschaften am Institut für Katholische Theologie der Otto-Friedrich-Universität Bamberg.

Prof. Dr. Sabine Bieberstein

lehrt seit 2006 Neues Testament und Biblische Didaktik und seit 2013 auch Altes Testament und Biblische Didaktik an der Fakultät für Religionspädagogik und Kirchliche Bildungsarbeit der Katholischen Universität Eichstätt-Ingolstadt.

Neuere Veröffentlichung: Paulus schreibt den Gemeinden. Die sieben Briefe des Apostels aus dem Urtext übersetzt und kommentiert von Sabine Bieberstein, Martin Ebner, Hildegard Scherer und Stefan Schreiber, 2 Bände, Stuttgart 2020.

Prof. em. Dr. Erich Garhammer

Lehrstuhlinhaber für Pastoraltheologie an der Universität Würzburg 2000–2017,

vorher von 1991 bis 2000 in Paderborn.

Schriftleiter der Zeitschrift „Lebendige Seelsorge“ und Herausgeber der Reihe „Studien zur Theologie und Praxis der Seelsorge“.

Letzte Veröffentlichung: Meridiane aus Wörtern. Theopoetisches ABC, Würzburg 2021.

Ursula Gubo Dipl.Soz.Päd. (FH)

Leitung „Lacrima“ – Zentrum für trauernde Kinder, Johanniter-Unfall-Hilfe e.V., Regionalverband Mittelfranken

seit 2012

Dozentin und Seminarleiterin in verschiedenen Institutionen

seit 2012 bis heute

Ausbildung zur Lebens- und Trauerbegleiterin bei Dr. Jorgos Canakakis

2007–2008

2. Vorstand Kony e.V. Förderverein für verwaiste Eltern und Geschwister
seit 2009

Helmut Hof M.A.

Pädagogischer Leiter und Geschäftsführer in der Katholischen Erwachsenenbildung.

Mitglied der Kommission für den interreligiösen Dialog des Erzbistums Bamberg.

Zen-Praxis seit 1979.

Letzte Veröffentlichung: Was trägt in der Unsicherheit?, in: KEB@home. Mit Zuversicht aus der Krise. Wie Corona unser Leben, unsere Gesellschaft, unsere Theologie verändert, KEB im Erzbistum Bamberg e.V. (Hg.), Würzburg 2022.

Prof. Dr. Thomas Wabel

seit 2014 Lehrstuhlinhaber für Systematische Theologie und theologische Gegenwartsfragen am Institut für Evangelische Theologie der Universität Bamberg.

Er lehrte zuvor an der Pädagogischen Hochschule Weingarten und war zudem für mehrere Jahre als Gemeindepfarrer in der Evangelischen Kirchen in Hessen und Nassau tätig.

Les **Routards** *parlent aux* **Routards**

Faites-nous part de vos expériences, de vos découvertes, de vos tuyaux. Indiquez-nous les renseignements périmés. Aidez-nous à remettre l'ouvrage à jour. Faites profiter les autres de vos adresses nouvelles, combines géniales... On adresse un exemplaire gratuit de la prochaine édition à ceux qui nous envoient les lettres les meilleures, pour la qualité et la pertinence des informations. Quelques conseils cependant :

– Envoyez-nous votre courrier le plus tôt possible afin que l'on puisse insérer vos tuyaux sur la prochaine édition.
– N'oubliez pas de préciser l'ouvrage que vous désirez recevoir.
– Vérifiez que vos remarques concernent l'édition en cours et notez les pages du guide concernées par vos observations.
– Quand vous indiquez des hôtels ou des restaurants, pensez à signaler leur adresse précise et, pour les grandes villes, les moyens de transport pour y aller. Si vous le pouvez, joignez la carte de visite de l'hôtel ou du resto décrit.
– N'écrivez si possible que d'un côté de la lettre (et non recto verso).
– Bien sûr, on s'arrache moins les yeux sur les lettres dactylographiées ou correctement écrites !

En tout état de cause, merci pour vos nombreuses lettres.

Les Routards parlent aux Routards :
122, rue du Moulin-des-Prés, 75013 Paris

e-mail : • *guide@routard.com* •
Internet : • *routard.com* •

Routard Assurance *2015*

Née du partenariat entre *AVI International* et le *Routard, Routard Assurance* est une assurance voyage complète qui offre toutes les prestations d'assistance indispensables à l'étranger : dépenses médicales, rapatriement médical, caution et défense pénale, responsabilité civile vie privée et bagages. Présent dans le monde entier, le plateau d'assistance d'*AVI International* donne accès à un vaste réseau de médecins et d'hôpitaux. Pas besoin d'avancer les frais d'hospitalisation ou de rapatriement. Numéro d'appel gratuit, disponible 24h/24. *AVI International* dispose par ailleurs d'une filiale aux États-Unis qui permet d'intervenir plus rapidement auprès des hôpitaux locaux. *AVI International* est un courtier reconnu qui gère lui-même ses dossiers et garantit une réponse rapide et simple. C'est aussi la filiale d'un groupe (SPB) présent à l'international. Pour toutes vos questions : ☎ 01-44-63-51-00 ou par mail • *routard@avi-international.com* • Conditions et souscription sur • *avi-international.com* •

Édité par Hachette Livre (43, quai de Grenelle, 75905 Paris Cedex 15, France)
Photocomposé par Jouve (45770 Saran, France)
Imprimé par Lego SPA Plant Lavis (via Galileo Galilei, 11, 38015 Lavis, Italie)
Achevé d'imprimer le 30 avril 2015
Collection n° 13 - Édition n° 01
80/8905/4
I.S.B.N. 978-2-01-396036-6
Dépôt légal : avril 2015

PAPIER À BASE DE FIBRES CERTIFIÉES

hachette s'engage pour l'environnement en réduisant l'empreinte carbone de ses livres. Celle de cet exemplaire est de : 350 g éq. CO_2 Rendez-vous sur www.hachette-durable.fr